Michelle Hildebrandt
Die Patientenfänger

Michelle Hildebrandt

Die Patientenfänger

Wie man uns Krankheiten einredet

HIRZEL

In diesem Buch werden aus Gründen der besseren Lesbarkeit verschiedene Formen der Schreibweisen der Geschlechter verwendet. Weibliche und anderweitige Geschlechteridentitäten werden dabei ausdrücklich mitgemeint, soweit es für die Aussage erforderlich ist.

Bibliografische Information der Deutschen Nationalbibliothek
Die Deutsche Nationalbibliothek verzeichnet diese Publikation in der Deutschen Nationalbibliografie; detaillierte bibliografische Daten sind im Internet unter https://portal.dnb.de abrufbar.

1. Auflage 2021
ISBN 978-3-7776-2869-1 (Print)
ISBN 978-3-7776-2870-7 (E-Book, epub)

© 2021 S. Hirzel Verlag GmbH
Birkenwaldstraße 44, 70191 Stuttgart
Printed in Poland
Lektorat: Gertrud Menczel, Böblingen
Einbandgestaltung: semper smile, München
Satz: Satzpunkt Ursula Ewert GmbH, Bayreuth
Druck und Bindung: Drukarnia Dimograf, Bielsko-Biała

www.hirzel.de

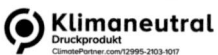

Inhalt

Vorwort

Seltene Erkrankungen, die bis vor Kurzem kaum bekannt waren und in der Medizin wenig Beachtung fanden, avancieren immer häufiger zur Modekrankheit. Bis vor wenigen Jahren war die Glutenunverträglichkeit eine Rarität, heute findet sich in jedem Supermarkt ein Regal mit glutenfreien Nahrungsmitteln. Die posttraumatische Belastungsstörung kannte man früher nur bei Kriegsversehrten, doch mittlerweile kann sie auch durch eine komplizierte Scheidung ausgelöst werden. Hört man sich im Bekanntenkreis um, weiß fast jeder von einer Allergie oder Nahrungsmittelunverträglichkeit zu berichten. Und auch die Umwelt wird immer bedrohlicher erlebt. Eine mögliche Strahlenbelastung durch Funkmasten wird ebenso kontrovers diskutiert wie die Langzeitfolgen durch Infraschall im Umkreis von Windkraftanlagen. Selbst Bionahrungsmittel scheinen nicht mehr sicher, da die Böden mit Schwermetallen und Pestiziden belastet sind. Nur in den seltensten Fällen lässt sich tatsächlich eine Schwermetallvergiftung nachweisen, doch die diagnostischen Möglichkeiten werden immer ausgefeilter, auch wenn sie nicht immer mit den naturwissenschaftlichen Gesetzen konform gehen.

Jede Normwertabweichung schafft neue Diagnosen, für die rasch eine passende Therapie zur Verfügung steht. Das Gebot der Stunde lautet Vorsorgeuntersuchung, und die schließt schon die Kleinsten ein. Der Sorge der Eltern, ob sich das Kind altersgemäß entwickelt, wird durch immer umfangreichere Screening-Untersuchungen Rechnung getragen. Und für jede Abweichung beim Sprechen, Laufen, Lernen und im Verhalten stehen Logopäden, Krankengymnasten, Ergotherapeuten und Psychotherapeuten zur Verfügung. Die Grenze zwischen unbändigem Temperament und ADHS scheint immer mehr zu verwischen, und neuerdings wird auch immer häufiger das Asperger-Syndrom diagnostiziert, wenn ein hochbegabtes Kind lieber allein spielt und ungewöhnliche Interessen hat.

Und auch der Machbarkeitsgedanke schafft immer neue Diagnosen. Es gibt fast keinen Körperteil mehr, der nicht durch eine Operation optimiert werden kann. Was nicht in das gängige Schönheitsideal passt, wird als krank wahrgenommen, und auch hierfür gibt es passende Diagnosen. Aus Reiterhosen wird ein Lipödem, und der Hängebusen wird zur Ptosis.

Doch wie wird eine seltene Erkrankung zur Modekrankheit, und wer hat ein Interesse daran? Diese Fragen will das Buch klären. In der Kritik stehen Pharmalobbyisten, Nahrungsmittelindustrie und Klinikkonzerne, die nach Profit und Gewinnmaximierung streben, manchmal dazu gezwungen durch die Struktur unseres Gesundheitswesens. Ebenso eine Gesundheitspolitik, die sich am vermeintlichen Wählerwillen orientiert und einerseits wirkungslose Globuli als Kassenleistung zulässt, andererseits vor allem Ärzte belohnt, die eine teure Überdiagnostik betreiben. Auch Heilpraktiker, die das Bedürfnis nach einer sanften Medizin und Spiritualität befriedigen, und Psychotherapeuten, die zunehmend Familie, Freunde oder Partner ersetzen. Dazu die Schönheitschirurgen, die vermeintliche körperliche Unzulänglichkeiten beseitigen, und nicht zu vergessen die Medien, die besonders gern Minderheiten hypen, die eine sensationelle Story versprechen.

Trotz aller Kritik haben viele vermeintliche Modekrankheiten natürlich einen realen Hintergrund. Es gibt Menschen, die durch langjährige Überarbeitung in eine Depression geraten sind, Jugendliche, die nicht nur eine heftige Pubertät durchmachen, sondern an einer Borderline-Persönlichkeitsstörung leiden, und Transsexuelle, die sich seit frühester Kindheit im falschen Geschlecht empfinden und so sehr darunter leiden, dass sie eine psychische Erkrankung entwickeln, auch wenn die Transsexualität nach allgemeinem Konsens keine Krankheit darstellt. Nur ist die Zahl der tatsächlich Betroffenen nicht so groß, wie uns Medien, Politik, Gesundheitskonzerne und Therapeuten suggerieren.

Wird eine seltene Erkrankung öffentlich wahrgenommen, ist das für die wirklich Betroffenen zunächst einmal ein Segen. Oft lange als Simulanten abgestempelt, werden die Patienten endlich ernst genommen. Viele haben eine jahrelange Odyssee von Arzt zu Arzt hinter sich, bis sie endlich eine Diagnose bekommen. Und nicht immer steht dann eine Behandlungsmöglichkeit zur Verfügung, denn seltene Erkrankungen sind teuer in der Erforschung, versprechen aber kaum Profit oder auch nur eine ausgeglichene Bilanz, da die Zielgruppe zu klein ist. Wenn sich Politik und Medizin jedoch für eine seltene Erkrankung interessieren, werden die notwendigen Gelder bereitgestellt, um die Erkrankung zu erforschen und eine adäquate Behandlung zu erreichen.

Es kann aber auch ein negativer Effekt eintreten: Wird die seltene Erkrankung zur Modekrankheit und damit schon geradezu zur Normalität, werden die wirklich Betroffenen nicht mehr ernst genommen und häufig mit ihrem Leiden alleingelassen. Im schlimmsten Fall wird eine Erkrankung erst erkannt, wenn schon Folgeschäden eingetreten sind.

Dieses Buch zeigt auf, wie Gesundheitspolitik, Nahrungsmittel- und Pharmaindustrie, Behandler, Medien und Gesellschaft zusammenwirken. Es gibt Beispiele, welche Chancen sich dabei für die Erforschung und Behandlung seltener Erkrankungen ergeben, aber auch, welche Hindernisse sich Betroffenen häufig in den Weg stellen. Außerdem wird beleuchtet, wo die Gefahr des Missbrauchs besteht und was im Einzelnen dazu führt, dass seltene Krankheiten zu Modekrankheiten avancieren und Gesunde zu Patienten gemacht werden. Schließlich soll das Buch den Leserinnen und Lesern anhand von konkreten Krankheitsbildern und Fallbeispielen eine Orientierungshilfe im Dschungel der »Modekrankheiten« geben.

Gut im Geschäft – wie Pharmafirmen von »Modekrankheiten« profitieren

Heilkundige hatten schon immer ein hohes Ansehen, und wer in der Lage war, Leiden zu lindern, wurde in der Regel gut bezahlt, wenn schon nicht mit Geld, dann in Naturalien. Mit den Fortschritten in Medizin und Technik entwickelte sich in den letzten 150 Jahren die Pharmaindustrie. Mittlerweile gibt es für viele Erkrankungen maßgeschneiderte Medikamente, die nicht mehr nur das Symptom lindern, sondern direkt die Krankheitsursache bekämpfen. Wie in anderen Branchen auch, ist der Markt in der Pharmaindustrie stark umkämpft. Es herrscht ein hoher Konkurrenzdruck, bahnbrechende Innovationen sind kaum noch zu erwarten, und wenn, dann nur mit langwierigen, teuren Forschungsarbeiten zu erreichen. Um neue Märkte ohne großen finanziellen Aufwand zu erschließen, werden daher zunehmend auch Laborbefunde ohne Krankheitswert oder Befindlichkeitsstörungen zu »Modekrankheiten« gemacht und das dazu passende Mittel gleich mit angeboten.

Von der Kräutermedizin zur modernen Pharma-industrie

Viele Krankheiten, die heute gut behandelbar sind, bedeuteten früher häufig Siechtum und Tod, allen voran die Infektionskrankheiten. Die meisten Menschen erreichten kaum das vierzigste Lebensjahr. Die Kindersterblichkeit war hoch. Seuchen zogen durchs Land und entvölkerten ganze Landstriche, junge Männer fielen Kriegen zum Opfer, und eine banale Blinddarmentzündung bedeutete den frühen Tod.

In den Anfängen der Menschheitsgeschichte gab es kein systematisches Krankheitskonzept, wie wir es heute kennen. Der Verlauf einer Erkrankung war nicht berechenbar, und Genesung oder Tod hingen meistens vom natürlichen Verlauf der Erkrankung ab. Die Heilung eines schweren Leidens erschien den Menschen daher häufig wie ein Wunder. Sie glaubten, Krankheiten würden von den Ahnen geschickt oder galten als Strafe Gottes. Dennoch gab es immer schon Menschen, die versuchten, den Kranken zu helfen. Hierfür nutzten Kräutersammler, Schamanen oder andere Heilkundige Erfahrungswissen, das von Generation zu Generation weitergegeben wurde. Anatomische Kenntnisse waren, wenn überhaupt, nur rudimentär vorhanden, und das Wissen über physiologische und biochemische Vorgänge im menschlichen Körper fehlte gänzlich. Die Behandlung war daher vor allem am Krankheitssymptom orientiert.

Trotzdem konnten Leiden häufig gelindert werden. So war bereits in der Jungsteinzeit etwa 5200 Jahre vor Christus die schmerzstillende Wirkung des Schlafmohnsaftes bekannt[1]. Und die Ureinwohner der südamerikanischen Anden kannten schon lange vor den spanischen Eroberern die fiebersenkende Wirkung von Chinin aus der Rinde des Chinarindenbaums, das die spanischen Konquistadoren im 17. Jahrhundert zur Behandlung der Malaria einsetzten[2] und bald darauf im großen Stil in Europa herstellen ließen. Interessanterweise sicherten sich die Jesuiten, sehr zum Ärger der Ärzte, bereits damals das Monopol beim Handel mit der Chinarinde[3]. Hippokrates, der 400 Jahre vor Christus lebte, wusste bereits um die blutstillende und entzündungshemmende Wirkung der Blutwurz-Pflanze.

Über Jahrtausende verstarben die Menschen vor allem an Infektionen, da man weder Viren noch Bakterien kannte. Doch schon früh machte man sich die entzündungshemmenden und, wie wir heute wissen, antibakteriellen Eigenschaften des Honigs zunutze, der zuweilen immer noch in der universitären Medizin zum Einsatz kommt, wie ich während meines Medizinstudiums erfahren durfte. Nach einer

Kaiserschnittentbindung hatte eine stark übergewichtige Frau Wundheilungsstörungen entwickelt. Nachdem alle herkömmlichen Mittel versagt hatten, verordnete der behandelnde Arzt, der einige Zeit für Ärzte ohne Grenzen in Afrika gearbeitet hatte, schließlich Honig, den er direkt aus einem Frühstückspäckchen in die Wunde fließen ließ. Und zu meiner Überraschung war die Wunde bereits nach wenigen Tagen verschlossen.

Schon frühzeitig verließ man sich bei der Behandlung von Krankheiten nicht nur auf Arzneien und spirituelle Rituale, sondern hatte das Zusammenspiel von Körper, Geist und Seele im Blick. Vor über 2000 Jahren entwickelte sich in Ostasien die chinesische Medizin, deren bekanntestes Verfahren, die Akupunktur, mittlerweile auch in der modernen westlichen Medizin angekommen ist. Grundlage der chinesischen Medizin bildet die alles durchdringende Lebensenergie, das Qi, das entlang von Leitbahnen, den Meridianen, durch den Körper fließt. Demnach werden Krankheiten auf ein Ungleichgewicht des Qi zurückgeführt. Die Therapie fußt auf fünf Säulen, um das Qi wieder ins Gleichgewicht zu bringen: der überwiegend pflanzlichen Arzneitherapie, der Akupunktur, der manuellen Therapien wie Shiatsu, der Bewegungstherapien wie Qigong und der Ernährung. Und auch Hippokrates empfahl bereits eine ganzheitliche Behandlung von Krankheiten. Er vermutete, dass Krankheiten durch ein Ungleichgewicht von Körpersäften (Blut, Schleim, gelbe und schwarze Galle) entstehen. Die Therapien umfassten Lebensführung, Diät, Bewegung und Maßnahmen wie Aderlass, Schröpfen und Abführmittel, um schädliche Säfte auszuleiten.

Im 1. Jahrhundert nach Christus entwickelte der aus Pergamon stammende Arzt Galen die Heilkunde entscheidend weiter. Von Hippokrates beeinflusst, erweiterte er durch sein Studium im heutigen Izmir und Reisen nach Alexandria, seinerzeit Hochburgen der Medizin, sein medizinisches Wissen, zu dem auch umfangreiche anatomische Studien beitrugen. So bekam er eine Vorstellung von den Organen und ihren Funktionen. Er verstand den Menschen als Leib-Seele-Einheit, die durch den Geist und die Materie beeinflusst wird. Er erweiterte die Viersäftelehre des Hippokrates und entwickelte quasi als erster Apotheker eine systematische Arzneimittellehre, die die nächsten 1500 Jahre Bestand haben sollte.[4]

Wohl auch, weil dem Spirituellen bei der Entstehung und Behandlung von Krankheiten eine so große Bedeutung zukam und das Christentum in der Tradition der Nächstenliebe stand, übernahmen in Europa ab 400 nach Christus die Klöster mit den ersten Hospitälern die Versorgung der Kranken. Darüber hinaus unterhielten Klöster große Bibliotheken. Die Mönche betrieben Forschung, und in den Klostergärten wurden Heilpflanzen gezogen. Um 1100 wirkte Hildegard von Bingen abseits der bis dahin männlich dominierten Medizin als erste bekannte Universalgelehrte. In »Causae et Curae« verband sie das damalige Wissen über Krankheiten und Pflanzen aus der griechisch-lateinischen Überlieferung mit der Volksmedizin ihrer Zeit.

Heilkundige stellten traditionell ihre Arzneien selbst her. Erst im 13. Jahrhundert kam es zur Arbeitsteilung zwischen Ärzten und Apothekern, die seither Medikamente auf Wunsch der Ärzte herstellten.

Mit dem Buchdruck fand das in den Klöstern konzentrierte medizinische Wissen eine rasche Verbreitung. In dieser Zeit trat Paracelsus auf den Plan, dessen Lehre im Wesentlichen auf der Alchemie fußte. Krankheiten entstanden demnach aus einem Ungleichgewicht der drei leiblichen Grundsubstanzen Schwefel, Quecksilber und Salz, die als Heilmittel Verwendung fanden.

Im 19. Jahrhundert schließlich vollzog sich ein Wandel von der Alchemie zur Chemie als einer systematischen Wissenschaft der Elemente. Der technische Fortschritt ermöglichte die Extraktion von Pflanzenwirkstoffen und die Herstellung von Medikamenten in Reinform. Die moderne Pharmazie war geboren, und seit 1875 wurde im Deutschen Kaiserreich das Pharmaziestudium für Apotheker vorgeschrieben.

Während die Herstellung von Arzneimitteln für den üblichen Gebrauch weiter in den Händen der Apotheker lag, entwickelte sich Ende des 19. Jahrhunderts eine Pharmaindustrie. Bereits früh kam es zur Monopolisierung. Die noch heute bekannten großen Konzerne wie beispielsweise Bayer und Hoechst waren ursprünglich Chemiefabriken zur Herstellung von Farbstoffen. Hoechst begann 1883 mit der

Produktion von synthetischen Arzneimitteln und ersten Impfstoffen. Bayer zog wenig später nach und sicherte sich 1899 das Patent für Aspirin, den Markennamen für die 1897 von Felix Hoffmann synthetisierte Acetylsalicylsäure[5]. Damit war erstmals ein universell einsetzbares, leicht herstellbares Medikament auf dem Markt, das aufgrund seiner schmerzstillenden, fiebersenkenden und antientzündlichen Wirkung noch heute auf der Liste der unentbehrlichen Arzneimittel der WHO steht.

Die Pharmakologie wurde zu einem eigenständigen Forschungsbereich, und seit der Jahrhundertwende explodierte der medizinische Fortschritt. Mit der Entdeckung von Bakterien als Krankheitserregern konnten Impfstoffe entwickelt werden. Und vor der Entdeckung des Penicillins wurden ab 1935 Sulfonamide als Antibiotika eingesetzt. Manchmal kam den Forschern der Zufall zur Hilfe, so wie Alexander Fleming, der sich nach seinem Sommerurlaub im Jahr 1928 zunächst darüber ärgerte, dass seine Bakterienkultur mit einem Schimmelpilz, Penicillium notatum, verunreinigt war. Als er jedoch genauer hinsah, stellte er fest, dass in der Umgebung des Pilzes keine Bakterien wuchsen. Zum Glück zog er daraus die richtigen Schlüsse und entdeckte so das Penicillin. An anderer Stelle wurde bei der Entwicklung neuer Medikamente auf Erfahrungswissen zurückgegriffen, wie zum Beispiel bei der Gewinnung des Wirkstoffs Digitalis aus dem Fingerhut, das noch heute zur Behandlung der Herzschwäche eingesetzt wird. Mit dem wachsenden Verständnis von Krankheitsursachen durch Erkenntnisse in der Anatomie, der Zellpathologie und Pathophysiologie und verbesserte Diagnostik bis auf die molekulare Ebene ist es heute möglich, nicht nur das Symptom einer Erkrankung zu lindern, sondern mit maßgeschneiderten Medikamenten direkt an der Ursache anzusetzen. Für die Infektionskrankheiten gibt es eine Vielzahl von verschiedenen Antibiotika, die je nach Erreger eingesetzt werden können. Und auch Virusinfektionen, bei denen Antibiotika wirkungslos sind, können mittlerweile durch sogenannte Virostatika behandelt werden. Dadurch haben HIV-Infektionen und Hepatitis C, die bis vor wenigen Jahren fast immer tödlich verliefen, ihren Schrecken verloren.

Nachdem die großen Infektionskrankheiten besiegt waren, stieg die Lebenserwartung rasant an, und andere Erkrankungen nahmen die ersten Plätze bei den Todesursachen ein, allen voran Herz-Kreislauf-Erkrankungen und Tumore. Wer heute mit Anfang 50 einen Herzinfarkt erleidet, hat dank der modernen Blutdruckmedikamente, Blutverdünner und Cholesterinsenker gute Chancen, die nächsten 25 Jahre zu überleben. Tumorerkrankungen stellen immer noch eine Herausforderung dar, doch dank verbesserter Chemotherapie sind einige häufige Tumorerkrankungen wie Brustkrebs, Darmkrebs und Leukämie im Kindesalter mittlerweile in vielen Fällen heilbar. Standen noch vor 50 Jahren nur wenige aggressive Chemotherapeutika zur Verfügung, die massive Nebenwirkungen in Form von Übelkeit und Haarausfall hatten, erfolgt die Tumorbehandlung heute individualisiert. Nicht mehr nur die Art des Tumors bestimmt die Behandlung, sondern die Eigenschaften der Tumorzellen selbst wie Zellstruktur, Wachstumsverhalten und Genetik. Aktuell weckt der Einsatz von monoklonalen Antikörpern große Hoffnungen in der Tumortherapie. Sie erkennen die spezifischen Merkmale der Krebszellen und unterstützen das Immunsystem bei der Bekämpfung des Tumors, während die gesunden Körperzellen verschont bleiben. Immerhin konnte dadurch in Einzelfällen die Überlebensrate von Patienten mit schwer behandelbaren Tumorerkrankungen wie Lungenkrebs oder Hautkrebs deutlich verbessert werden.

Von der Idee zum Medikament

Für Pharmaunternehmen, die zu Beginn der industriellen Massenproduktion das Patent für ein Medikament hatten, war die Herstellung von Medikamenten ein lukratives Geschäft, das mit der Entdeckung von neuen Medikamenten viel Profit versprach. Nach und nach wurden für die großen Volkskrankheiten immer besser wirksame und verträglichere Medikamente entwickelt. Und auch wenn es zum Beispiel bei der Behandlung von Tumorerkrankungen, Autoimmunerkrankungen und seelischen Erkrankungen noch Verbesserungspotenzial gibt, sind an anderer Stelle kaum Innovationen erforderlich. Die großen Volksseuchen scheinen besiegt. Der Markt ist gesättigt. Die größte Herausforderung stellt aktuell vermutlich die Demenz dar, die sich mit der zunehmenden Lebenserwartung weiter verbreiten wird. Eine wirksame Behandlung ist in weiter Ferne, und die aktuell auf dem Markt befindlichen Antidementiva wirken allenfalls im Anfangsstadium einer Demenz, und dann auch nur verzögernd. Eine Heilung ist gegenwärtig noch nicht möglich.

Heute ist die Entwicklung eines neuen Medikaments mit hohen finanziellen Risiken verbunden, denn mit dem medizinischen Fortschritt stiegen auch die Anforderungen an die Wirksamkeit und die Sicherheit eines Medikaments. Seit dem Contergan-Skandal 1961 wurden die Standards für die Zulassung eines Medikaments noch einmal verschärft. Bevor ein neuer Wirkstoff als potenzielles Medikament am Menschen getestet werden darf, muss eine Studie entworfen und anschließend von einer Ethikkommission genehmigt werden. Erst wenn die Zustimmung vorliegt, kann der Wirkstoff zunächst in einer geringen Dosis an gesunden Testpersonen geprüft werden. Untersucht werden zunächst Pharmakodynamik und Pharmakokinetik, das heißt, wie viel des in der Tablette befindlichen Wirkstoffs tatsächlich in das Blut gelangt, wie schnell das Medikament abgebaut wird und ob der Abbau eher über die Niere oder die Leber geschieht. Dann wird in einem zweiten Schritt wiederum an Gesunden nach der optimalen Dosis, der Einnahmehäufigkeit und möglichen Nebenwirkungen geschaut. Erst danach wird das Medikament an Erkrankten getestet, in der Regel doppelblind, das heißt, zwei hinsichtlich Alter und Geschlecht ähnlich zusammengesetzte Patientengruppen erhalten entweder das Medikament oder ein Placebo, und weder der Arzt noch der Patient wissen, in welcher Gruppe der Patient ist. Hierdurch soll eine Beeinflussung durch die unbewusste Erwartung des Patienten und des Arztes vermieden werden. Nur der Studienleiter kann anhand einer Kodierung zuordnen, welcher Patient das Medikament und wer das Placebo erhalten hat. Während die Studie läuft, werden die Patienten regelmäßig untersucht und nach Nebenwirkungen befragt. Dabei fließen alle Symptome ein, auch wenn sie unspezifisch sind und möglicherweise gar nichts mit dem Medikament zu tun haben wie beispielsweise Kopfschmerzen, die häufig auch spontan auftreten könnten. Tatsächlich werden auch bei den mit Placebos Behandelten mögliche Nebenwirkungen erfasst. Nach Abschluss der Studie wird entblindet, der Arzt erfährt, welcher seiner Patienten das Medikament und wer das Placebo erhalten hat. Auch die Nebenwirkungen in beiden Gruppen werden verglichen. Somit lassen sich unspezifische Symptome von echten Nebenwirkungen besser abgrenzen. Nur wenn sich das Medikament dem Placebo als überlegen erwiesen hat und die Nebenwirkungen tolerabel waren, wird im größeren Umfang an mehreren klinischen Zentren getestet.

Das alles kostet viel Zeit, Personal und Geld. Und birgt immer das Risiko, dass das Medikament doch nicht hält, was es versprochen hat, da es kaum bessere Effekte als das Placebo erzielt hat. Oder wegen intolerabler Nebenwirkungen nicht zugelassen werden kann. Von der Entdeckung eines potenziellen Wirkstoffs bis zur Markteinführung des Medikaments vergehen nicht selten zehn Jahre. Damit die Krankenversicherungen die Kosten übernehmen, bedarf es weiterer Anwendungsstudien, in denen die Überlegenheit des neuen Medikaments gegenüber den bisherigen Behandlungsstandards bewiesen werden muss. Denn um die hohen Entwicklungskosten wieder hereinzubekommen, sind die neuen Medikamente um ein Vielfaches teurer als die bisher eingesetzten Standardmedikamente. Damit die Erforschung neuer Medikamente nicht zum Verlustgeschäft wird, wurde der gesetzliche Patentschutz eingeführt, der auf 20 Jahre beschränkt ist. In dieser Zeit darf kein Konkurrenzunternehmen das Medikament herstellen und vermarkten. Allerdings beginnt der Patentschutz bereits mit dem Zeitpunkt der Patentanmeldung, noch bevor erste Studien durchgeführt werden. Nach Zulassung des Medikaments beträgt der Patentschutz eines neuen Medikaments daher durchschnittlich nur noch zehn Jahre. Läuft der Patentschutz aus, schlägt die Stunde der Nachahmer, die das Medikament als Generikum nun sehr viel günstiger auf den Markt bringen können, da für sie die Entwicklungskosten entfallen.

Den medizinischen Fortschritt kann sich nicht jedes Land leisten. In Westeuropa wird durch die gesetzlichen Krankenversicherungen ein hoher medizinischer Standard gewährleistet und sichergestellt, dass eine Erkrankung unabhängig von den Behandlungskosten nicht zur privaten Insolvenz führt. In Nordamerika sieht es schon anders aus. Dort ist die Entwicklung neuer Medikamente im Vergleich zu Europa häufig ein paar Jahre voraus, aber leisten können sich die neuen Medikamente nur sehr reiche Menschen. Die Allgemeinbevölkerung ist auf Spenden angewiesen oder bleibt ausgeschlossen. In anderen Teilen der Welt, zum Beispiel in Peru, existiert in den Großstädten zwar eine universitäre Medizin mit westlichem Standard, sie ist aber nur den wenigsten Einwohnern zugänglich. Als ich vor fünf Jahren durch die peruanischen Anden wanderte und einige Mitreisende an anhaltendem Durchfall erkrankten, erfuhr ich, dass eine adäquate Diagnostik und Behandlung nur in den Großstädten gewährleistet war und trotz Auslandskrankenversicherung auch nur gegen Barzahlung. Der Großteil der armen Landbevölkerung ist von der medizinischen Versorgung ausgeschlossen, weil sie sich sie nicht leisten kann und weil viele Andendörfer so abgelegen sind, dass die medizinische Versorgung nicht erreichbar ist. Für die arme Bevölkerung übernehmen bis heute Schamanen die Rolle der Ärzte, die Krankheiten mit Kräutern und spirituellen Ritualen zu lindern versuchen.

Pharmakonzerne sind in erster Linie Wirtschaftsunternehmen, und wie in anderen Branchen auch ist das oberste Ziel die Gewinnmaximierung. Die hohen Investitionskosten für die Entwicklung neuer Medikamente rechnen sich nur, wenn die Zielgruppe möglichst viele Menschen umfasst. Da nimmt es nicht wunder, dass kaum ein Anreiz besteht, Medikamente für seltene Erkrankungen zu entwickeln. Wenn weltweit nur 500 Menschen von einer Krankheit betroffen sind, lohnt sich die Investition nicht. Am Ende wäre das Medikament unbezahlbar. Pharmaunternehmen sind im Wesentlichen mit zwei Herausforderungen konfrontiert: den immens hohen Entwicklungskosten und einem relativ gesättigten Markt mit im Vergleich zu früher wenig Innovationspotenzial. Um trotzdem am Markt zu überleben und weiter zu wachsen, haben sie folgende Möglichkeiten:

— Grenzwerte können verschoben werden, um mehr Kranke einzuschließen. Beispiele: Bluthochdruck und Cholesterinspiegel.

- Bei Massenleiden wie Bluthochdruck können bekannte Medikamente leicht abgewandelt werden, um so unter neuem Namen wieder Patentschutz zu erhalten. Aber: Die Krankenversicherung bezahlt nur mehr Geld für ein neues Medikament, wenn es in Vergleichsstudien mit der Standardbehandlung wirksamer ist oder weniger Nebenwirkungen hat.
- Die Indikation kann erweitert werden. Beispiel: Die ursprüngliche Kinderkrankheit ADHS wird neuerdings auch im Erwachsenenalter diagnostiziert und medikamentös behandelt.
- Normale körperliche Vorgänge wie das Altern und seine Begleiterscheinungen werden zu Krankheiten. Beispiele: Wechseljahre, Potenzstörungen.
- Befindlichkeitsstörungen werden zu Krankheiten. Beispiel: Reizdarmsyndrom.
- Seltene Krankheiten wie Glutenunverträglichkeit werden zum Massenphänomen gehypt.

Was nicht passt, wird passend gemacht: Grenzwerte

Mit dem Fortschritt der Medizin konnte sich die Lebenserwartung in den letzten 100 Jahren fast verdoppeln. Und anstelle der Infektionskrankheiten avancierten Herz-Kreislauf-Erkrankungen zur Todesursache Nummer eins. Das ist erst einmal nicht ungewöhnlich, denn Herz-Kreislauf-Erkrankungen sind Krankheiten des höheren Lebensalters. Am Ende bleibt das Herz stehen. Seit den Wirtschaftswunderjahren nahm die Rate an Herzinfarkten im jungen Alter – gemeint ist vor dem 50. Lebensjahr – sprunghaft zu. Betroffen waren vor allem Männer. Verschiedene Ursachen wurden vermutet. Nach den Hungerjahren wurde mit dem wirtschaftlichen Aufschwung mehr gegessen. Vor allem wurde fetter gegessen. Statt nur sonntags kamen nun fast täglich Fleisch und Wurst auf den Teller. Auch der Zuckerkonsum stieg. Die Menschen wurden immer dicker, und nicht wenige entwickelten einen Altersdiabetes. Und bis in die 1970er-Jahre wurde kräftig gequalmt, teilweise sogar in Arztpraxen. Erst die Aufklärungskampagnen, der Nichtraucherschutz der letzten Jahre und die massiven

Steuererhöhungen trugen dazu bei, dass die Zahl der Raucher deutlich zurückging.

Herz-Kreislauf-Erkrankungen sind mittlerweile dank moderner Pharmakotherapie gut behandelbar. Dennoch nehmen sie insgesamt zu. Und es trifft immer jüngere Menschen. Der sogenannte Altersdiabetes wird immer häufiger schon bei Menschen vor dem 30. Lebensjahr diagnostiziert und zunehmend auch bei stark übergewichtigen Kindern. Ebenso steigt die Häufigkeit von Schlaganfällen vor dem 50. Lebensjahr. Neben dem Nikotinkonsum wird das metabolische Syndrom als Hauptrisiko für Herz-Kreislauf-Erkrankungen angesehen. Beim metabolischen Syndrom vereinen sich Übergewicht, erhöhte Blutfette, Bluthochdruck und Diabetes zum »tödlichen Quartett«.[6]

Die gute Nachricht lautet, dass es eine ganz einfache Lösung gibt, um dem metabolischen Syndrom den Garaus zu machen. Bewegung und gesunde Ernährung. Leider sind die einfachen Lösungen nicht immer leicht umzusetzen. Bewegung ist mühsam. Es fehlt die Zeit, das Wetter ist schlecht, die Knie tun weh. Und das Überangebot an Nahrungsmitteln ist zu verlockend. Wer will schon ständig verzichten. Also muss eine andere Lösung her. Eine Pille. Die Bekämpfung des metabolischen Syndroms verspricht ein gutes Geschäft, und so wird seit Jahren in die Entwicklung von Blutdrucksenkern, Insulinpumpen, Diätpillen und Cholesterinsenkern investiert. Mit Erfolg. Die Menschen nehmen zwar nicht ab, aber Blutdruck, Blutzuckerspiegel und Blutfette lassen sich mittlerweile medikamentös gut einstellen. Und das ganz ohne Anstrengung und Verzicht. Und die immer noch steigende Lebenserwartung spricht für die Effizienz der Therapie. Da liegt es nahe, dafür zu sorgen, dass immer mehr Menschen die segensreiche Behandlung bekommen, auch wenn sie noch gar keine Symptome haben. Eine Möglichkeit ist das Verschieben der Grenzwerte, zum Beispiel beim Bluthochdruck.

Bis Anfang der 1990er-Jahre war der Grenzwert für einen erhöhten Blutdruck bei 160/100 mmHg festgelegt. Als normal gilt bis heute 120/80 mmHg. Zur Senkung des Blutdrucks standen bereits effektive Medikamente mit unterschiedlichen Ansatzpunkten zur Verfügung. Betablocker regulierten über die Betarezeptoren der Herzmuskulatur den Herzschlag, Kalziumantagonisten erweiterten die Gefäße für eine bessere Durchblutung, und Diuretika schwemmten Wasser aus und verminderten dadurch das Blutvolumen. Manchmal war die Kombination von allen drei Wirkstoffen erforderlich, daher wurde stetig nach neuen, noch besser wirksamen Medikamenten geforscht. In den 1980er-Jahren kamen die ACE-Hemmer auf den Markt, die auf mehreren Ebenen wirken. Ihr Einsatz wurde schließlich zum Goldstandard der Behandlung des Bluthochdrucks. Mit den seit 1995 eingeführten Sartanen steht eine besser verträgliche Weiterentwicklung zur Verfügung, da die häufigste Nebenwirkung der ACE-Hemmer, der trockene Reizhusten, seltener auftritt.

Doch ab wann ist ein Bluthochdruck eigentlich behandlungsbedürftig? Der frühere Grenzwert von 160/100 mmHg ist heute nicht mehr gültig. In den 1990er-Jahren wurde die Hypertonie neu eingeteilt und die Grenze auf 140/90 mmHg gesenkt. Doch nach unten scheint es keine Grenze zu geben. Die American Heart Association (AHA) und das American College of Cardiology (ACC) bezeichnen mittlerweile schon Blutdruckwerte von 130 bis 139 mmHg systolisch und 80 bis 89 mmHg diastolisch als Hypertonie Grad 1.[7] Da stellt sich die Frage, ob es wirklich sinnvoll ist, den Blutdruck immer weiter nach unten zu korrigieren. Und für wen. Meine Oma litt zeitlebens unter hohem Blutdruck. Doch eigentlich ging es ihr gut. Bis ins hohe Alter unternahm sie täglich einen ausgedehnten Spaziergang, bei dem sie vermutlich die aktuell propagierten 10 000 Schritte am Tag locker erreicht hätte. Nur Arztbesuche fürchtete sie, musste sie sich doch jedes Mal eine Ermahnung anhören, sie solle abnehmen und auf ihren Blutdruck achten. Meine Oma hatte tatsächlich etwas Übergewicht, allerdings lag der BMI deutlich unter 30 kg/m² und war damit nach heutigen Maßstäben noch im grünen Bereich. Und ihr Blutdruck schwankte je nach Tagesform zwischen 140/85 und 180/90 mmHg. Vermutlich war er beim Arztbesuch immer etwas höher.

Tatsächlich gibt es die sogenannte Praxishypertonie, auch als Weißkitteleffekt bekannt. Der Arztbesuch setzt einige Menschen unter Stress und lässt vor allem den systolischen Wert ansteigen. Das war evolutio-

när vorteilhaft, um den Körper optimal auf Kampf oder Flucht vorzu-
bereiten und die Herzleistung zu steigern. Wenn es um die Frage geht,
ob ein behandlungsbedürftiger Bluthochdruck vorliegt, ist also eher der
diastolische Wert entscheidend, der erst ansteigt, wenn das Herz-Kreis-
lauf-System langfristig einer höheren Belastung ausgesetzt ist, zum Beispiel durch eine Erhöhung des Gefäßwiderstands, der gewöhnlich im
Alter zunimmt, da die Gefäßwände durch Fett- und Kalkablagerungen
an Flexibilität einbüßen. Kritisch wird es erst, wenn der diastolische
Wert dauerhaft über 90 mmHg liegt. Doch auch hier ist Vorsicht geboten. Die ehrgeizigen Bemühungen ihres Hausarztes, den Blutdruck zu
senken, bekamen meiner Oma gar nicht gut. Immer häufiger kam es vor,
dass sie plötzlich ohnmächtig wurde. Sobald der Rettungswagen an-
kam, ging es ihr schon wieder besser. Und der Notarzt gab Entwarnung.
Kein Schlaganfall, dafür aber ein hervorragend eingestellter Blutdruck:
120/80 mmHg. Was für junge Menschen optimal sein mag, war für meine Oma eindeutig zu niedrig. Mit 85 Jahren konnte man ihr durchaus
eine altersbedingte Atherosklerose zugestehen. Um die Durchblutung
aller Organe einschließlich des Gehirns zu gewährleisten, war ein sogenannter Erfordernishochdruck notwendig. Sank der Blutdruck zu stark,
vor allem in der Ruhephase nach dem Spaziergang, kam »oben« nicht
mehr genug Sauerstoff an, was die Ohnmacht auslöste. Meine Oma maß
von da an regelmäßig ihren Blutdruck und achtete darauf, dass er möglichst nicht unter 140 mmHg systolisch fiel. Und sie konnte sich noch
jahrelang darüber freuen, ihren Hausarzt überlebt zu haben.

Unbestritten ist eine Einstellung eines dauerhaft erhöhten Blutdrucks
lebensverlängernd, vor allem, wenn man schon einen Herzinfarkt erlitten hat. Und Menschen, die ständig Werte um 180/100 mmHg haben, haben ein nachweislich erhöhtes Risiko für die Entwicklung einer
Atherosklerose, die Hauptursache für Herzinfarkte, Schlaganfälle und
chronisches Nierenversagen. Das Tückische am Bluthochdruck ist, dass
man ihn meist lange nicht bemerkt, da er keine oder nur unspezifische
Symptome wie Kopfschmerzen oder Schwindel hervorruft. Und Bluthochdruck ist häufig, vor allem wenn man die korrigierten Grenzwerte
von 140/90 mmHg zugrunde legt. In einer 2013 veröffentlichten bundes-

weiten Studie zur Gesundheit Erwachsener in Deutschland DEGS1, die insgesamt 7096 Erwachsene im Alter von 18 bis 79 Jahren einschloss, wurde bei 12,7 Prozent der Frauen und bei 18,1 Prozent der Männer eine Hypertonie festgestellt. Bei den 70- bis 79-Jährigen waren beinahe 75 Prozent betroffen.[8]

Bluthochdruck kann durch Erkrankungen der Niere, der Gefäße oder durch endokrine Störungen ausgelöst werden. Doch in den meisten Fällen bleibt die Ursache unklar. Bis zu 95 Prozent der Betroffenen leiden unter der sogenannten essenziellen Hypertonie, was bedeutet, dass keine eindeutige Ursache gefunden werden kann. Es werden genetische Veranlagungen diskutiert, ebenso scheint der Lebensstil eine wichtige Rolle zu spielen. Rauchen, Alkoholmissbrauch, Übergewicht, Stress und Bewegungsmangel begünstigen Bluthochdruck. Ob Blutdruckwerte über 140/90 mmHg wirklich immer medikamentös behandlungsbedürftig sind, bleibt dahingestellt. Auf alle Fälle verspricht die flächendeckende Blutdrucksenkung ein Milliardengeschäft. Und je niedriger die Grenzwerte, desto mehr Menschen gelten als behandlungsbedürftig.

Wie die Verschiebung der Grenzwerte neue Patienten generiert, kann noch eindrücklicher am Beispiel des Cholesterins gezeigt werden. Im Rahmen des metabolischen Syndroms spielen auch die Blutfette eine wichtige Rolle. Nicht zuletzt gefördert durch die Antifettkampagnen, Schlagwort »low fat«, wurde von Ernährungswissenschaftlern bis in die 2000er-Jahre hinein propagiert, Fette zu meiden. Vor allem das Frühstücksei avancierte zum Bösen schlechthin. Mittlerweile weiß man, dass nicht alle Fette per se schlecht sind. Einige sind sogar besonders gut für die Gefäße, zum Beispiel pflanzliche Öle und Nüsse. Und auch das Frühstücksei ist mittlerweile rehabilitiert. Denn man weiß inzwischen, dass sich der Cholesterinspiegel durch Änderung der Ernährungsgewohnheiten nur geringfügig beeinflussen lässt. Der Körper stellt Cholesterin, das einen wichtigen Baustoff für Hormone und Zellmembranen darstellt, selbst her. Aufbau und Verwertung des Cholesterins befinden sich normalerweise im Gleichgewicht. Es gibt allerdings einige bekannte Fettstoffwechselstörungen, die familiär gehäuft auftreten. Dabei sind die gefäßschädigenden Triglyceride und das LDL-Cholesterin massiv erhöht, während das »gute« HDL-Cholesterin niedrig ist. Die Betroffenen haben nicht selten Cholesterinspiegel weit über 400 mg/dl. Bleiben die Betroffenen unbehandelt, drohen früher Tod durch Herzinfarkt oder Schlaganfall. Für diese Patienten sind die medikamentösen Cholesterinsenker, allen voran die Statine, ein Segen.

Ob die systematische Cholesterinsenkung großer Bevölkerungsteile wirklich sinnvoll ist, wird immer mehr infrage gestellt. In seinem Buch »Die Krankheitserfinder« setzte sich der Medizinjournalist Jörg Blech bereits kritisch mit den immer niedriger definierten Normwerten für den Gesamtcholesterinspiegel auseinander und beschrieb, wie Normwerte üblicherweise definiert werden. Diese werden in der Regel an jungen, gesunden Männern, zum Beispiel Rekruten, Sportlern, Blutspendern oder Studenten, ermittelt.[9] Abgesehen davon, dass etwa 50 Prozent der Bevölkerung, nämlich die Frauen, nicht erfasst werden, bilden die Probanden nicht gerade einen Querschnitt der Bevölkerung ab, deren Durchschnittsalter in Deutschland mittlerweile bei 47 Jahren liegt, Tendenz steigend. Es ist bekannt, dass der Cholesterinspiegel im Blut mit dem Alter ansteigt. Untersucht man Männer und Frauen in mittleren Jahren, liegt der Durchschnittswert für das Gesamtcholesterin bei 260 mg/dl. Dennoch wurden über Jahrzehnte große Bevölkerungsgruppen zu Patienten gemacht. Sehr zur Freude der Erfinder der Statine, die über die Hemmung der Cholesterinsynthese den Cholesterinspiegel senken. Mit der Cholesterinhysterie wurde ein Riesenmarkt geschaffen. Nicht immer zum Nutzen der Patienten. Denn die Statine haben auch Nebenwirkungen. Sehr häufig werden Muskelschmerzen beklagt, was dazu führt, dass sich die Betroffenen weniger bewegen. Da stellt sich die Frage, ob Menschen mit grenzwertig erhöhtem Cholesterinspiegel nicht mehr von einem täglichen Spaziergang profitieren würden als von der Einnahme der Statine. Im Übrigen erscheint der Normwert unter 200 mg/dl willkürlich festgelegt, da es keinesfalls erwiesen ist, dass Menschen, die diesen Wert überschreiten, automatisch ein höheres Herzinfarktrisiko haben. Inzwischen gehen sogar die kardiologischen Fachgesellschaften davon aus, dass der Cholesterinspiegel zum Teil überbewertet wird. Menschen in mittleren Jahren mit Werten um 250 mg/dl ohne weitere Risikofaktoren sollten sich nicht allzu viele Sorgen machen, zumal der Cholesterinspiegel schwankt und bei mehreren Messungen bis zu 100 mg/dl abweichen kann. Nur wenn Cholesterinwerte bei mehrfachen Messungen deutlich über 250 mg/dl liegen und andere Risikofaktoren vorliegen, ist der Einsatz von Statinen sinnvoll.

Alter Wein in neuen Schläuchen

Für Volkskrankheiten wie Bluthochdruck stehen mittlerweile eine Reihe wirksamer Substanzen zur Verfügung. Dabei gibt es verschiedene Substanzklassen, die unterschiedliche Angriffspunkte haben, wie bei den Blutdrucksenkern beschrieben. Der Vorteil ist, dass man bei Nebenwirkungen auf ein anderes Präparat wechseln kann, das ähnlich gut wirkt. Oder man kombiniert verschiedene Substanzen in der Hoffnung, dass sich die Wirkung addiert. Aufgrund der hohen Entwicklungskosten lohnt es sich für die Pharmaunternehmen kaum noch, Zeit und Geld in die Entwicklung neuer, andersartiger Wirkstoffe zu investieren. Was also tun, wenn der Patentschutz ausläuft? Eine Möglichkeit besteht darin, das bekannte Medikament etwas abzuwandeln und es dann unter neuem Namen und mit frischem Patentschutz auf den Markt zu bringen.

Ausgehend von der chemischen Grundstruktur des Wirkstoffs, können die Seitenäste modifiziert und dadurch die Eigenschaften eines Medikaments verändert werden. Durch das Anfügen eines Stickstoffatoms oder einer Hydroxylgruppe kann zum Beispiel die Bioverfügbarkeit erhöht werden, das Medikament wird besser aufgenommen oder langsamer abgebaut. Einige Wirkstoffe liegen als Prodrugs vor, das heißt, der eigentliche Wirkstoff wird erst durch die Verstoffwechselung im Körper freigesetzt. Das hat den Vorteil, dass am Zielort höhere Konzentrationen ankommen und man niedriger dosieren kann.

Alle Sartane zur Behandlung des Bluthochdrucks sind eine Weiterentwicklung aus Losartan. Mittlerweile sind zahlreiche modifizierte Wirkstoffe auf dem Markt, am bekanntesten sind Valsartan und Candesartan. Doch es gibt auch noch zahlreiche andere zugelassene Sartane. Da stellt sich die Frage, ob es wirklich so viele Abwandlungen braucht. In der Praxis beschränkt man sich meist auf einen Wirkstoff, der sich bewährt hat, in Deutschland ist Valsartan am gebräuchlichsten. Nach dem Motto »never change a winning team« haben es die abgewandelten Medikamente schwer, sich zu behaupten. Darüber hinaus wird die Behandlung aufgrund des Patentschutzes bei Neuzulassung deutlich teurer als bei den etablierten Medikamenten. Es braucht also gute Argumente, um die Krankenversicherungen zu überzeugen, die höheren Kosten zu erstatten. Hierfür muss sich das abgewandelte Medikament in Vergleichsstudien mit der Standardbehandlung als deutlich wirksamer oder nebenwirkungsärmer herausstellen.

Aus der eigenen klinischen Erfahrung kann ich berichten, dass Weiterentwicklungen nicht immer hielten, was sie versprachen. Zur Behandlung der Schizophrenie war zum Beispiel das moderne Antipsychotikum Risperdal mit dem Wirkstoff Risperidon gut etabliert. Es gibt Risperdal als Tablette für die tägliche Einnahme und als Depotpräparat Risperdal Consta, das nur alle zwei Wochen als intramuskuläre Spritze verabreicht werden muss, was vor allem Patienten zugutekommt, die dauerhaft eine antipsychotische Behandlung benötigen und Schwierigkeiten mit der täglichen Einnahme von Tabletten haben. Der Wirkstoff Risperidon funktioniert als Prodrug. Im Körper wird es zum eigentlich wirksamen Paliperidon abgebaut. Daher lag es nahe, Paliperidon direkt zu verabreichen, um einen schnelleren Wirkeintritt zu erreichen. Es musste nur dafür gesorgt werden, dass Paliperidon nicht vor dem Übertritt ins Blut durch das Verdauungssystem abgebaut wird und die Blut-Hirn-Schranke passieren kann, um dort zu wirken, wo es benötigt wird. Schließlich kam mit Invega der Wirkstoff Paliperidon in Tablettenform auf den Markt. Die Pharmavertreter leisteten gute Überzeugungsarbeit, und statt Risperdal setzten wir fortan Invega bei unseren Patienten mit schizophrener Psychose ein. Doch die Ernüchterung kam schnell. Anders als erwartet gingen die psychotischen Symptome unter Invega nicht schneller, sondern langsamer zurück, sodass wir nach wenigen Wochen wieder auf das bewährte Risperdal umstiegen. Dieses Beispiel zeigt, dass wohldurchdachte theoretische Überlegungen dem Alltagstest nicht immer standhalten. Ein nicht vorhergesehener Vorgang im Körperstoffwechsel hatte vermutlich dafür gesorgt, dass der Wirkstoff Paliperidon doch nicht in der benötigten Konzentration im Gehirn angekommen war. Solche Beobachtungen sind gar nicht so selten und haben schon das Aus für viele hoffnungsvolle Medikamente bedeutet.

Für den Wirkstoff Paliperidon gab es dennoch ein Happy End. Denn an anderer Stelle erwies er sich der Prodrug Risperidon tatsächlich überlegen. Als Depotpräparat Xeplion war er einfacher zu dosieren und wirkte wesentlich schneller als die Depotversion von Risperidon. Neben dem Wirkstoff selbst kommt es daher auch auf die Galenik, die Zusammensetzung und Darreichungsform des Medikaments, an.

Was für A gut ist, hilft auch B

Eine weitere Möglichkeit, eine neue Gruppe von Patienten zu gewinnen, besteht darin, die Indikation für ein bereits bekanntes Medikament zu erweitern. Dieser Coup gelang bei dem Wirkstoff Methylphenidat, der unter dem Handelsnamen Ritalin seit Jahrzehnten bei der Behandlung der Aufmerksamkeitsdefizit-Hyperaktivitätsstörung (ADHS) im Kindesalter zum Einsatz kommt. Unter der Annahme, dass es sich bei der ADHS um eine reine Kinderkrankheit handelt, war Methylphenidat bis zum Jahr 2011 nur für Kinder bis 18 Jahre zugelassen. Doch die ADHS endet keinesfalls mit dem 18. Geburtstag. Mittlerweile wird Methylphenidat immer häufiger auch Erwachsenen verschrieben. Entdeckt wurde es durch Leandro Panizzon, der bei der schweizerischen Firma Ciba arbeitete und den Wirkstoff Methylphenidat im Jahr 1944 zusammen mit seiner Frau im Selbstversuch testete. Während er bei sich selbst keine Wirkung verspürte, berichtete seine Frau Rita eine Leistungssteigerung beim Tennis. Ihr zu Ehren nannte er das Medikament Ritalin.[10]

Die ADHS ist keine neue Erscheinung. Schon 1844 beschrieb der Frankfurter Arzt und Psychiater Heinrich Hoffmann in seiner Geschichte über den »Zappelphilipp« einen Jungen, der am gedeckten Tisch nicht still sitzen konnte und beim Kippeln mit dem Stuhl das Tischtuch samt Schüsseln und Tellern herunterriss, während die Mutter hilflos zusah. Damit bildete Hoffmann ein Kernsymptom der Aufmerksamkeitsdefizit-Hyperaktivitätsstörung ab, nämlich die motorische Unruhe. Als weitere Kernsymptome gelten darüber hinaus die erhöhte Impulsivität und eine Störung der Aufmerksamkeit. Letztere wird in der Geschichte über »Hanns Guck-in-die-Luft« beschrieben. Hierbei steht nicht die Hyperaktivität, sondern die Unaufmerksamkeit im Vordergrund. Hanns wirkt hier verträumt und abgelenkt und stolpert deshalb auf dem Schulweg erst über einen Hund und fällt dann schließlich auch noch mit seiner Schulmappe ins Wasser.[11] Bei der Aufmerksamkeitsdefizit-Hyperaktivitätsstörung unterscheidet man heute grob zwei Formen: die einfache Aufmerksamkeitsstörung ohne Hyperaktivität wie bei Hanns Guck-in-die-Luft (ADS) und die kombinierte Form mit Aufmerksamkeitsstörung und Hyperaktivität (ADHS). Vor allem Letztere kann auch mit Störungen des Sozialverhaltens einhergehen.

Dass es sich bei der ADHS um eine Erkrankung handelt und nicht allein um die Folge einer schlechten Erziehung, wurde lange verkannt. Grundsätzlich bringen Kinder ein unterschiedliches Temperament mit. Und im Vorschulalter sind aufgeweckte und interessierte Kinder häufig motorisch unruhig und lebhaft. Doch nicht jedes lebhafte Kind leidet an einer ADHS. Betroffene werden meist im Grundschulalter auffällig. Während es den meisten Kindern in dem Alter gelingt, auf dem Stuhl sitzen zu bleiben und dem Unterricht zu folgen, müssen Kinder mit ausgeprägter ADHS immer wieder aufstehen und durch den Klassenraum rennen. Bei interaktiven Themen, die sie interessieren, können sie sich durchaus beteiligen. Doch sobald es langweilig wird, bricht die Aufmerksamkeit ab. Weiter besteht eine erhöhte Ablenkbarkeit durch die Sinne, vor allem Hören und Sehen. Man geht heute davon aus, dass die Filterfunktion des Gehirns eingeschränkt ist. Mit unseren Sinnen nehmen wir permanent eine Vielzahl von Sinnesreizen auf. Doch nicht alles, was unser Gehirn mit den Sinnesorganen registriert, gelangt auch in unser Bewusstsein. Wir wären mit den vielen Eindrücken völlig überfordert. Das Gehirn filtert daher unwichtige Informationen aus und lässt nur Wichtiges ins Bewusstsein.

Während meiner Schulzeit war ich regelmäßig nachmittags für eine Stunde mit dem Bus zum Judotraining unterwegs. Ich nutzte die Zeit, um Hausaufgaben zu machen und für Klausuren zu lernen. Solange im Bus eine gleichmäßige Geräuschkulisse herrschte, funktionierte das gut. Die Leute um mich herum führten Gespräche, aber den Inhalt blendete ich aus. Nur wenn jemand plötzlich laut lachte oder ein Thema interessant wurde, ließ ich mich kurz ablenken, war aber schnell wieder bei der Sache. So geht es den meisten Menschen. Leidet jemand an einer ADHS oder ADS, ist das nicht möglich. Jeder Gesprächsfetzen, das Bremsen und Anfahren des Busses, hupende Autos, das bunte Tattoo des Mädchens, das gerade einsteigt, alles lenkt ab. An Lernen wäre nicht zu denken. Das kann natürlich auch Schülern passieren, die kein ADHS oder ADS haben. Wenn sie keine Lust zum Lernen haben und sich gern ablenken lassen. Für eine gezielte Aufmerksamkeit beim Lernen braucht es neben Motivation und Willenskraft vor allem die Fähigkeit, sich zu konzentrieren und Umweltreize auszuschalten. Letzteres fehlt Menschen mit einer ADS beziehungsweise ADHS.

Während Kinder mit ADHS durch ihre motorische Unruhe und Impulsivität auffallen, werden Kinder mit ADS oft nicht erkannt. Aufmerksamen Lehrern fällt dann vielleicht die Diskrepanz auf, dass diese Kinder trotz guter intellektueller Fähigkeiten schlechte Noten schreiben, da sie vor allem das, was im Unterricht mündlich vermittelt wird, aufgrund der Aufmerksamkeits- und Konzentrationsstörung nicht aufnehmen können. Dadurch geht viel Lernstoff verloren. Unbehandelt erreichen die Betroffenen häufig einen geringeren Bildungsabschluss, als entsprechend ihrer Intelligenz eigentlich erreichbar wäre. Die Schwierigkeiten, sich zu konzentrieren, zu planen und dauerhaft bei einer Sache zu bleiben, führen häufig auch zu Problemen im Beruf und in Beziehungen. Auch die Unfallgefahr ist deutlich erhöht. Etwa 70 Prozent der Betroffenen entwickeln im Laufe des Lebens eine weitere psychische Störung. Besonders häufig sind Depressionen und Abhängigkeitserkrankungen. Alkohol und Drogen, vor allem Stimulanzien wie Amphetamine und Kokain, aber auch beruhigende Substanzen wie Cannabis, werden zur Selbstmedikation eingesetzt.[12]

Früher wurde die ADHS als reine Verhaltensauffälligkeit angesehen, doch mittlerweile konnte in neuropsychologischen Untersuchungen nachgewiesen werden, dass die Betroffenen Störungen im Bereich der Impulskontrolle, des Planens und Durchhaltens, der Affektregulation und der Aufmerksamkeitsleistung aufweisen. In bildgebenden Verfahren des Gehirns fanden sich strukturelle Auffälligkeiten in den Bereichen, die für diese Funktionen zuständig sind, vor allem im präfrontalen Cortex des Stirnhirns (Motivation, Planung und Impulskontrolle), in den Basalganglien (Lernen, Belohnungssystem) und im Kleinhirn (motorische Kontrolle). Das Gehirn ist in Regelkreisen organisiert. Tritt an einer Stelle eine Störung auf, sind auch die Funktionen an anderer Stelle beeinträchtigt. Die Behandlung ist daher vielfältig. Neben Stimulanzien wie Methylphenidat kommen ergänzend auch psychotherapeutische Verfahren zum Einsatz. Im Rahmen einer Verhaltenstherapie lernen die Betroffenen, überschießende Emotionen und ihre Impulsivität zu regulieren. Auch das Durchhaltevermögen kann bis zu einem gewissen Grad trainiert werden, während die Ablenkbarkeit durch die Störung der Reizfilterung durch Psychotherapie allein kaum zu beeinflussen ist. Bei milden Formen der ADHS kann Psychotherapie aber ausreichen. Einige Betroffene kompensieren auch viel durch Ausdauersport, der ebenfalls helfen kann, um die innere Unruhe zu besänftigen.

Kritiker der medikamentösen ADHS-Behandlung befürchten, dass die Dauerbehandlung mit Methylphenidat bei Kindern mit ADHS zu Veränderungen im Gehirn führen könnte. Tatsächlich ergaben Studien Hinweise auf Veränderungen an Gehirnrezeptoren, die allerdings eher erwünscht waren. Diese Veränderungen waren aber nicht von Dauer und bildeten sich nach dem Absetzen von Methylphenidat wieder zurück. Die Aussicht, lebenslang Medikamente schlucken zu müssen, erzeugt bei vielen Menschen Angst. Tatsächlich kann Methylphenidat aber ohne Probleme pausiert werden, wenn es nicht benötigt wird, zum Beispiel in den Ferien und am Wochenende.

Als Ursache der ADHS werden genetische Faktoren und Umweltfaktoren angenommen, wobei die genetischen Einflüsse überwiegen. ADHS tritt familiär gehäuft auf. Kinder von betroffenen Eltern oder Geschwister haben ein 5- bis 10-fach erhöhtes Risiko, an ADHS zu erkranken. Bei eineiigen Zwillingen sind in 70 bis 80 Prozent der Fälle beide betroffen. Genetische Untersuchungen konnten zeigen, dass Störungen im Bereich der Gene, die für Rezeptoren und Transporter der Hirnbotenstoffe oder für Synapsen codieren, an der Ätiologie (Ursache) der ADHS beteiligt sind. Dadurch werden passend zu den ADHS-Symptomen wichtige Hirnbotenstoffe, vor allem Serotonin oder Noradrenalin, nicht richtig weitergeleitet. Es gibt jedoch nicht **das** ADHS-Gen. Die Störungen können an verschiedenen Stellen auftreten, und eine wichtige Rolle spielen epigenetische Veränderungen. Hier kommen die Umweltfaktoren ins Spiel. Die Epigenetik ist ein noch recht neuer Zweig der Genetik. Nach der Entschlüsselung des menschlichen Genoms, von der man sich große Erkenntnisse über die Volkskrankheiten erhoffte, kam die Ernüchterung. Genetische Erkrankungen, die nach der Mendel'schen Vererbungslehre funktionieren, sind selten, da die Auswirkungen durch ein defektes Gen meist so ausgeprägt sind, dass sie nur in den seltensten Fällen mit dem Leben vereinbar sind oder mit einer schweren Behinderung einhergehen. Gene liegen in zahlreichen Kopien vor, und nur die wenigsten sind aktiv. Umweltfaktoren können dazu führen, dass inaktive Gene aktiviert werden und umgekehrt. Epigenetische Veränderungen geschehen lebenslang, einen Einfluss haben zum Beispiel Ernährung, Infektionskrankheiten und Stress. Mittlerweile weiß man, dass epigenetische Veränderungen schon im Mutterleib auftreten können. Bei der ADHS gelten mütterlicher Stress, Alkohol- oder Nikotinkonsum der Mutter, aber auch Weichmacher aus Kunststoffen und Feinstaub als Risikofaktoren. Allerdings sind diese Risikofaktoren nicht spezifisch für ADHS, sondern auch für andere psychische Erkrankungen wie Depressionen, Sucht oder emotionale Instabilität. Dies erklärt möglicherweise auch die häufigen psychischen Begleiterkrankungen (Komorbidität) bei einem Patienten beziehungsweise das Auftreten verschiedener psychischer Erkrankungen in einer Familie.

In den letzten Jahren rückte die ADHS immer mehr in den Fokus, und in der Tat gehört sie zu den häufigsten psychiatrischen Störungen des Kindesalters. Weltweit sind ca. 5,3 Prozent der Kinder betroffen und

2,5 Prozent der Erwachsenen. Das männliche Geschlecht ist dabei je nach Studienlage zwei- bis viermal häufiger betroffen als das weibliche Geschlecht. Die Diagnoserate ist in den letzten Jahren angestiegen. Betrachtet man jedoch die epidemiologischen Untersuchungen der letzten 30 Jahre, findet sich kein Anstieg.[13] Dass wir den Eindruck haben, die ADHS nehme kontinuierlich zu, liegt vermutlich zum einen daran, dass die ADHS im Bewusstsein von Kinderärzten, Eltern und Pädagogen präsenter ist und durch eine verbesserte Diagnostik früher diagnostiziert wird. Andererseits wird immer wieder diskutiert, ob die moderne Lebensweise mit der schnellen Kommunikation die Aufmerksamkeitsspanne prinzipiell reduziert. Fast jeder hat heute ein Smartphone und ist permanent erreichbar. Wir erhalten nonstop Nachrichten, statt Briefe oder E-Mails zu schreiben, kommunizieren wir zum Teil nur noch mit Satzfragmenten und Emoticons. Die Erwachsenen haben es aber immerhin noch gelernt, Bücher und Zeitungsartikel zu lesen und sich länger auf eine Sache zu konzentrieren. Welche Folgen es für die Entwicklung eines kleinen Kindes hat, das ständig mit kleinen Filmchen ruhiggestellt wird, noch bevor es richtig sprechen gelernt hat, bleibt abzuwarten. Sind bereits kleine Kinder permanentem Medienkonsum ausgesetzt, dürfte es für das sich entwickelnde Gehirn schwierig werden, Fähigkeiten wie Durchhaltevermögen und Bedürfnisaufschub zu entwickeln.

Nicht jedes Kind, das impulsiv und unkonzentriert ist, hat eine ADHS. Immer wieder werden Kinder aufgrund von massiven Verhaltensauffälligkeiten in der Kinder- und Jugendpsychiatrie aufgenommen. So wie Kilian, der schon in der Kita auffiel, weil er kaum zu bändigen war, immer wieder ausrastete und andere Kinder schlug. Der Kinderarzt diagnostizierte eine ADHS und verordnete Ritalin. Doch die Verhaltensauffälligkeiten blieben und nahmen mit dem Schuleintritt sogar noch zu. Nachdem Kilian von der dritten Schule zu fliegen drohte, kam er in die Klinik. Zur ADHS-Diagnostik gehört, dass neben bestimmten Tests auch das familiäre Umfeld sowie Krankheiten in der Familie beleuchtet werden. Bei Kilian zeigte sich, dass seine Mutter an einer psychischen Erkrankung litt und von vorneherein mit der Erziehung und Versorgung von Kilian überfordert gewesen war. Der Vater war leider auch keine Hilfe, da er seit Jahren im Ausland lebte und keinen Kontakt zu seinem Sohn hatte. Im Klinikalltag fiel auf, dass es Kilian durchaus gelang, zur Ruhe zu kommen, wenn er sich in einer ihm zugewandten, haltgebenden Umgebung aufhielt. Da er selbst darunter litt, so wenig Kontakte zu anderen Kindern zu haben, war er offen für Veränderungen seines Verhaltens. War er beim Spiel mal wieder ausgerastet, konnte es anschließend gut mit ihm besprochen werden, und mit der Zeit wurden die Impulsdurchbrüche seltener. Auch in der Klinikschule gelang es ihm durch intensive Betreuung, am Unterricht teilzunehmen und Neues zu lernen. Dabei konnte er sich durchaus konzentrieren. Die Diagnose einer ADHS wurde zunehmend infrage gestellt. Schließlich entschloss man sich, das Ritalin abzusetzen. Und nichts passierte. Die befürchtete Zunahme der Unruhe blieb aus. Tatsächlich fühlte Kilian sich besser, da er nun wieder mehr Appetit hatte und innerlich ruhiger wurde. Die Diagnose ADHS war nicht mehr aufrechtzuerhalten. Stattdessen sprach alles dafür, dass eine Störung des Sozialverhaltens vorlag, die sich im Rahmen der stationären Psychotherapie bereits deutlich gebessert hatte. Während des Klinikaufenthaltes wurde Kilians Mutter in die Behandlung miteinbezogen und es wurden Unterstützungsmöglichkeiten für beide etabliert, damit es auch nach dem Klinikaufenthalt gut für Kilian weitergehen konnte.

Dieses Beispiel verdeutlicht, dass die Diagnose einer ADHS von anderen Verhaltensauffälligkeiten abgegrenzt werden muss. Eine ADHS wird nicht im Vorbeigehen diagnostiziert, und die Diagnosestellung erfordert Erfahrung und die Berücksichtigung anderer Faktoren. Viel zu oft werden verhaltensauffällige Kinder, auch auf Druck von überforderten Lehrern und Eltern, mit Stimulanzien wie Ritalin behandelt, obwohl andere Ursachen wie Erziehungsfehler oder durch das familiäre Umfeld begründete Verhaltensauffälligkeiten zugrunde liegen. Diese Kinder profitieren nicht von Ritalin. Im Gegenteil. Viele leiden unter den Nebenwirkungen, allen voran schwere Appetitstörungen.

Lange Zeit galt die ADHS als Kinderkrankheit, die sich später »auswächst«. Doch heute weiß man, dass das nicht der Fall ist. Allerdings kann sich die Symptomatik im Laufe des Lebens ändern. Die äußerlich sichtbare Hyperaktivität geht im Erwachsenalter häufig zurück. Allerdings beklagen viele Betroffene weiterhin eine ausgeprägte innere Unruhe oder Nervosität und eine gesteigerte Impulsivität ebenso wie eine Störung der Aufmerksamkeit und der Konzentrationsfähigkeit. Da die Anforderungen an Erwachsene höher sind als im Kindesalter, treten Überforderungen am Arbeitsplatz und in Beziehungen deutlicher zutage. Die Betroffenen realisieren diese Schwierigkeiten und entwickeln dann nicht selten eine Depression. Wird bei Patienten mit der einfachen Aufmerksamkeitsstörung ohne Hyperaktivität ADS im Kindesalter häufig nicht erkannt, fallen die Betroffenen auch im Erwachsenenalter, abgesehen von einer gewissen Schusseligkeit und Empfindlichkeit, nicht auf.

Wie Frau B., die aufgrund einer schweren depressiven Störung bei mir in Behandlung war. Im Gespräch wirkte sie äußerst eloquent, war sehr belesen und an gesellschaftlichen Themen interessiert, zu denen sie sich eine differenzierte Meinung gebildet hatte. Umso überraschter war ich, als ich erfuhr, dass sie nur mit Mühe den Hauptschulabschluss geschafft hatte und lediglich als Aushilfskraft in einem Supermarkt beschäftigt war. Bisher hatte sie noch nie die Probezeit überstanden. Dabei war sie eine freundliche Person, die kein Konfliktpotenzial bot. Der Grund für die häufigen Jobwechsel waren die häufigen Fehler, die Frau B. unterliefen. Auch ihre jetzige Arbeitsstelle war gefährdet, obwohl sie bei den Kollegen und auch beim Chef sehr beliebt war. Frau B. wurde aufgrund ihrer Depression zunächst mit einem Antidepressivum behandelt, das sich positiv auf ihre Stimmung auswirkte und den Schlaf verbesserte. Die innere Unruhe, Unkonzentriertheit und die Fahrigkeit blieben jedoch weiterhin bestehen. In Kenntnis ihrer Lebensgeschichte und aufgrund der Symptomatik fiel der Verdacht schließlich auf eine bisher unentdeckte ADS, die sich schließlich in der neuropsychologischen Diagnostik bestätigte. Frau B. war dadurch sehr entlastet und stimmte einem Behandlungsversuch mit Medikinet Adult zu, einem erst seit 2011 für Erwachsene zugelassenen Medikament mit dem auch in Ritalin enthaltenen Wirkstoff Methylphenidat. Tatsächlich sprach sie sehr gut darauf an. Sie berichtete, dass sie sich nun beim Lesen besser konzentrieren und auch Fernsehdokumentationen länger folgen konnte. Nach ihrer Entlassung aus der Klinik ging sie wieder regelmäßig zur Arbeit und berichtete ein Jahr später im ambulanten Nachgespräch, dass ihr bei der Arbeit keine Flüchtigkeitsfehler mehr passierten. Das war auch ihrem Chef aufgefallen, der ihr schließlich einen unbefristeten Vertrag gegeben und mehr Verantwortung übertragen hatte.

Für Frau B. stellten sich die erst spät gestellte Diagnose einer ADS und die wirksame medikamentöse Behandlung als segensreich heraus. Wie anders hätte ihr Leben verlaufen können, wenn die Erkrankung schon im Kindesalter festgestellt worden wäre. Und für die Hersteller ist die Erweiterung der Zulassung von ADHS-Medikamenten ebenfalls ein Gewinn, da äußerst lukrativ. Daher wird ihr Einsatz bei Erwachsenen massiv beworben. In den letzten Jahren wurden Psychiater großzügig von den Pharmafirmen mit Informationsmaterial zur Behandlung einer ADHS im Erwachsenenalter versorgt, Werbung in Fachzeitschriften platziert und zahlreiche Anwendungsstudien veröffentlicht. Die Behandler sind mittlerweile auf ADHS im Erwachsenenalter sensibilisiert. Wie so oft kommt es dadurch jedoch auch immer wieder zu einer Wahrnehmungsverzerrung. Man sieht, was man erwartet. Aus meiner eigenen klinischen Erfahrung kann ich berichten, dass an unserer Universitätsklinik mit der Zulassung von Medikinet Adult plötzlich bei vielen erwachsenen Patienten, die neben ihrer Depression unter innerer Unruhe, Impulsivität oder süchtigem Verhalten litten, die Verdachtsdiagnose einer ADHS im Raum stand. Mit der Behandlung der zugrunde liegenden Depression besserten sich jedoch in der Regel die vermeintlichen ADHS-Symptome, und die Diagnose einer ADHS war vom Tisch.

Diese sorgfältige Abgrenzung scheint allerdings nicht immer die Regel zu sein. Tatsächlich übersteigt die unkritische Verordnung von ADHS-Medikamenten im Erwachsenenalter die erwartete Krankheitshäufigkeit um ein Vielfaches. Dies führt zu einer Zunahme von unerwünschten Nebenwirkungen. Neben Appetitmangel sind bei langfristiger Einnahme auch Schädigungen des Herz-Kreislauf-Systems möglich. Denn Methylphenidat wirkt bei Menschen ohne eine ADHS ähnlich wie andere Stimulanzien, zum Beispiel Amphetamine und Kokain. Neben innerer Unruhe und Gereiztheit ruft es einen erhöhten Blutdruck sowie Puls hervor. Außerdem bleibt die eigentliche Krankheitsursache unbehandelt, was unter Umständen zu einem längeren, unnötigen Leiden führt. Die paradoxe beruhigende Wirkung des Methylphenidat stellt sich nur bei Menschen ein, die wirklich an ADHS oder ADS leiden. Bei Verhaltensstörungen im Kindesalter, Depressionen oder Persönlichkeitsstörungen ohne die spezifischen neuropsychologischen Auffälligkeiten einer ADHS/ADS bleibt Methylphenidat wirkungslos.

Ob bei begründetem Verdacht eine ADHS zugrunde liegt, lässt sich leicht im Blindversuch testen. An verschiedenen Tagen erhält der Betroffene entweder Methylphenidat in niedriger Dosis, in höherer Dosierung oder ein Placebo. Da Behandler und Patient zunächst nicht wissen dürfen, was der Patient bekommt, stellt der Apotheker ein Kit mit äußerlich gleich aussehenden Tabletten zusammen. Der Patient nimmt nun täglich eine Tablette ein und bearbeitet dann verschiedene standardisierte Testaufgaben, die vor allem Aufmerksamkeit und Konzentration überprüfen. Am Ende kann man dann sehen, ob es einen Unterschied zwischen den beiden Dosierungen und dem Placebo gibt oder nicht. Methylphenidat wirkt quasi sofort oder auch nicht. Wenn es nicht wirkt, auch nicht in höherer Dosierung, ist eine ADHS unwahrscheinlich.

Die Behandlung mit Stimulanzien, insbesondere mit Ritalin, wird kontrovers diskutiert, da es zum einen den Ruch einer Droge hat, man andererseits auch fürchtet, lebhafte Kinder damit reihenweise ruhigzustellen. Wie oben dargelegt, funktioniert eine »Ruhigstellung« mit Ritalin bei verhaltensauffälligen Kindern ohne ADHS nicht. Daher darf man nicht vergessen, Ritalin wieder abzusetzen, wenn es nicht wirkt. Aktuell wird auch immer wieder über Studierende berichtet, die Stimulanzien als Lernhilfe nutzen. Sie bleiben dadurch länger wach und können tatsächlich die Nächte durchlernen. Doch der Effekt ist trügerisch. Denn bei den Studenten ohne ADHS hat sich gezeigt, dass das unter Stimulanzien Gelernte schlechter ins Langzeitgedächtnis überführt wird. Wenn das Wissen dann benötigt wird, ist es nicht abrufbar. Ob das an den Stimulanzien selbst liegt oder am fehlenden Schlaf, konnte noch nicht geklärt werden. Es ist aber bekannt, dass Schlaf, insbesondere der Tiefschlaf, wichtig ist, um Lerninhalte ins Langzeitgedächtnis zu überführen. Die Stimulanzien stören aber gerade den Tiefschlaf. Es empfiehlt sich also, doch lieber etwas früher mit dem Lernen anzufangen und in den Nächten vor der Prüfung auszuschlafen.

Das Normale wird zur Krankheit

Mittlerweile werden auch normale körperliche Veränderungen zur Krankheit erklärt, die Diagnose hierfür lautet »Alter«. Aus einer solchen Perspektive läuft das Leben eigentlich immer gleich ab: Man wird geboren, wächst heran, pflanzt sich eventuell fort, und dann geht es bergab. Frauen kommen in die Wechseljahre, die Haare werden grau, die Haut wird schlaff, und an den Oberschenkeln bildet sich Zellulite. Doch die Männer sind auch nicht besser dran, Stichwort »Prostata« und »Potenzstörungen«, vom Haarverlust ganz zu schweigen. Das ist eigentlich alles ganz normal, aber in der modernen Welt wird der natürliche Verfall nicht mehr akzeptiert. »Fit in die Kiste« lautet das Motto, das sich ein mir bekannter Marathonläufer auf sein T-Shirt drucken ließ. Und viele Alterserscheinungen lassen sich dank medizinischem Fortschritt behandeln. Zähne können durch Implantate ersetzt werden, sodass niemand mehr ein Gebiss tragen muss, solange er sich die Zahnarztkosten leisten kann. Hüften und Kniegelenke können ausgetauscht werden, und die Schönheitschirurgie rückt den Falten mit Botox und Facelifting zu Leibe. Pigmentflecken werden weggelasert, Brüste durch Implantate wieder in Form gebracht und die Dellen an den Oberschenkeln abgesaugt. Und es schlägt die Stunde der Hormonspezialisten, die neuerdings sogar die Wechseljahre des Mannes propagieren und die nachlassende Muskelkraft mit Testosteronpillen behandeln.

Für alle diese Erscheinungen gibt es medizinische Fachausdrücke, die suggerieren, dass hier eine Krankheit vorliegt. Hängebrüste werden beispielsweise in der internationalen Klassifikation der Krankheiten als »Ptosis mammae« mit der Nummer N64.8 aufgeführt. Und unter N95 sammeln sich die Beschwerden im Zusammenhang mit den Wechseljahren. Da die Übergänge zwischen Krankheit und normalem Alterungsprozess nicht immer eindeutig abzugrenzen sind, entbrennt immer wieder ein Streit um die Frage, ob Behandlungskosten von der Krankenkasse übernommen werden. Geht es rein um kosmetische Aspekte oder Lifestyle, muss der Patient die Kosten selbst tragen. Behandlungskosten werden nur übernommen, wenn eine krankheitswertige Funktionsstörung vorliegt. Wenn jemand aufgrund eines Hüftschadens nicht mehr gehen kann und drohende Pflegebedürftigkeit durch eine Operation abgewendet werden kann, bezahlt die Krankenkasse die Operation. Die Aussichten, dass die Kosten für eine Bruststraffung und Implantatversorgung von Hängebrüsten übernommen werden, gehen gegen null. Das Leiden daran ist vor allem seelischer Natur, und es gilt unter seriösen Psychiatern der Grundsatz, dass man seelische Leiden nicht mit dem Messer kuriert. Dies sehen leider nicht alle Psychiater so, die gern mal Gefälligkeitsatteste ausstellen. Wenn das Attest des Psychiaters für die Kostenübernahme nicht weiterhilft, wird gern der Orthopäde ins Feld geführt, der schwere Haltungsschäden durch die hängenden Brüste diagnostiziert. Zum Schluss kommt dann noch der Dermatologe, der Pilzinfektionen in den Brustfalten attestiert. Die Gutachterin, die den Fall im Auftrag der Krankenkasse prüft, beeindruckt das alles jedoch nicht, denn es gibt eine kostengünstige, wirkungsvolle und risikofreie Behandlung: ein passender BH.

Die Kostenübernahme für bestimmte Behandlungen erscheint nicht immer gerecht. Früher oder später werden wir alle altersweitsichtig. Wenn wir vorher schon kurzsichtig waren, brauchen wir eine Gleitsichtbrille. Die Kasse gewährt, wenn überhaupt, nur einen sehr geringen Zuschuss von 112 Euro. Für die Gläser. Das Gestell muss man selbst kaufen. Dabei summieren sich die Kosten für eine gute Gleitsichtbrille schnell mal auf tausend Euro. Ähnlich verhält es sich mit Zahnersatz und mit Hörgeräten. Es gibt eine minimale Kassenlösung, die jedoch kaum zufriedenstellend ist. Dem stehen die zahlreichen kostenintensiven Bandscheiben-, Hüftgelenks- und Knieoperationen entgegen, die anstandslos bezahlt werden. Während man dem vorzeitigen Gelenkverschleiß durch eine gesunde Lebensführung mit regelmäßiger Bewegung und einem gesunden Körpergewicht jedoch in vielen Fällen vorbeugen könnte, trifft der Sehverlust im Alter jeden, unabhängig vom Lebensstil.

An der Frage, ob Potenzstörungen eine behandlungsbedürftige Erkrankung oder ein Lifestyle-Problem sind, scheiden sich die Geister. Auf der Suche nach einem neuen Wirkstoff gegen Angina pectoris setzte eine Forschergruppe des Arzneimittelherstellers Pfizer Anfang der 1990er-Jahre große Hoffnungen auf die gefäßweitende Wirkung von Sildenafil. Erste Anwendungsstudien an Patienten enttäuschten jedoch, denn gegen die Herzbeschwerden war Sildenafil wirkungslos. Beinahe wäre das neue Medikament in der Versenkung verschwunden. Doch die Männer, die das Medikament getestet hatten, wollten es nicht mehr missen, denn sie berichteten über eine Nebenwirkung, die es schließlich zum Verkaufsschlager auf der ganzen Welt machen sollte: die Steigerung der Potenz. Die kleine blaue Pille kam schließlich 1998 unter dem Namen Viagra als Mittel zur Behandlung der erektilen Dysfunktion (Erektionsstörung) beim Mann auf den Markt. Um Viagra ranken sich viele Mythen, die wissenschaftlich nicht haltbar sind. Weder verlängert es den Penis noch steigert es die Lust. Und es wirkt nur, wenn die sexuelle Dysfunktion durch Gefäßschädigungen ausgelöst worden ist. Bei gesunden jungen Männern ist Viagra wirkungslos. Und auch bei Frauen, es sei denn, ihre Orgasmusfähigkeit ist durch die Einnahme eines Antidepressivums gestört.

Da die wiedererwachte Potenz des Mannes nicht zwangsläufig die Lust der Frau steigert, machten sich Forscher daran, das »Pink Viagra« zu finden. Mit dem Wirkstoff Flibanserin, der ursprünglich als Mittel gegen Depressionen zum Einsatz kommen sollte, glaubten sie fündig geworden zu sein.[14] Die weiblichen Versuchstiere waren nach der Fütterung mit Flibanserin sexuell aktiver. Während Flibanserin bei depressiven Frauen nicht überzeugte, berichteten einige Frauen immerhin über eine Zunahme der sexuellen Befriedigung. Sofort machten sich Wissenschaftler daran, die luststeigernde Wirkung von Flibanserin in einer groß angelegten Studie zu testen. Und tatsächlich nahmen die »sexuell befriedigenden Ereignisse« zu. Bei den Frauen, die Flibanserin erhalten hatten. Und bei denen, die nur Placebos bekommen hatten. Gegen die normalen Schwankungen des Lustempfindens konnte Flibanserin jedoch nichts ausrichten. Wie viel Lust normal ist und ob sexuelle Unlust krankhaft ist, wird auch unter Experten kontrovers diskutiert. Viele Frauen leiden nicht unter ihrer Unlust, sondern unter den Anforderungen, die an sie gestellt werden. Kommt es hierdurch zu Schwierigkeiten in der Partnerschaft, gibt es mit F52.0 »Mangel oder Verlust von sexuellem Verlangen« die passende Diagnose, die dann zumindest zur Kostenübernahme einer ambulanten Psychotherapie berechtigt. Von einer Psychotherapie können auch Männer mit sexueller Dysfunktion profitieren, wenn sie nicht durch Gefäßveränderungen, sondern durch zu hohen Erwartungsdruck oder Stress ausgelöst worden sind.

Die Frage, ob die Kosten für eine Behandlung mit der »Potenzpille« Viagra von den gesetzlichen Krankenkassen übernommen werden sollten, ist zum Politikum geworden. Die erektile Dysfunktion gilt nicht nur bei Medizinern als anerkannte Krankheit, sondern wurde auch in einem Urteil des Bundessozialgerichts (BSG) vom 30. September 1999 (AZ B 8 KN 9/98 KR R) bestätigt. Demnach müssten die gesetzlichen Krankenkassen eigentlich die Kosten für die Behandlung mit zugelassenen Medikamenten gegen Erektionsstörungen übernehmen. Allerdings ist in § 34 des SGB V, das alle Bestimmungen zur gesetzlichen Krankenversicherung zusammenfasst, geregelt, dass Arzneimittel von der Versorgung ausgeschlossen sind, »bei deren Anwendung eine Erhöhung der Lebensqualität im Vordergrund steht«. Das sahen einige betroffene Männer naturgemäß anders, da es sich aus ihrer Sicht nicht nur um ein Lifestyle-Problem handelte, sondern um eine Erkrankung mit erheblichen seelischen Auswirkungen. Doch vor dem Bundesverfassungsgericht hatten sie mit ihrer Klage keinen Erfolg. In der Urteilsbegründung des BSG-Urteils vom 6. März 2012 (AZ B 1 KR 10/11 R) hieß es dazu, der Ausschluss der Kostenübernahme sei gesetzeskonform und verstoße nicht gegen die UN-Behindertenrechtskonvention, da der Übergang zwischen krankhaftem und nicht krankhaftem Zustand in diesem Bereich hochgradig subjektiv sei.[15]

Wenn aus Befindlichkeitsstörungen Krankheiten werden

»Wenn du morgens aufwachst und du hast keine Schmerzen, weißt du, dass du tot bist.« Diese Binsenweisheit illustriert die allgemeine Erfahrung, dass wir immer wieder unspezifische Symptome an uns wahrnehmen, für die es keine medizinische Erklärung gibt. Mal kneift der Bauch, dann haben wir Kopfschmerzen, und an einem anderen Tag verspüren wir einen Juckreiz unter der Fußsohle. Es gibt Phasen, da fühlen wir uns müde und erschöpft, manchmal wird uns schwindelig, und an anderen Tagen drückt uns das Kreuz. Das ist völlig normal. Die Beschwerden dauern meist nur kurz an, und schon haben wir sie wieder vergessen. Es gibt aber Situationen, in denen diese als »Befindlichkeitsstörungen« titulierten Beschwerden nicht verschwinden. Die Betroffenen werden unsicher und fragen sich, ob vielleicht doch eine ernsthafte Erkrankung dahinterstecken könnte. Der Besuch beim Arzt, an dessen Ende der Satz steht »da ist nichts«, kann entlastend wirken, aber nicht immer. Bestehen die Beschwerden fort, folgt nicht selten eine Odyssee von Arzt zu Arzt. Laborwerte, Röntgenbilder, Ultraschall, MRT und weitere Diagnoseverfahren haben nichts Krankhaftes ergeben, und nachdem alle bekannten körperlichen Erkrankungen ausgeschlossen sind, steht am Ende die ernüchternde Diagnose: »funktionelle Störung«, »somatoforme Störung« oder »Somatisierungsstörung«. Dies sind die Bezeichnungen für anhaltende körperliche Beschwerden, für die es keine organische Ursache gibt und für die vor allem seelische Ursachen angenommen werden.

Nun gibt es zwei Möglichkeiten, zu reagieren. Wir sind erleichtert, nicht ernsthaft krank zu sein, und versuchen, das Beste daraus zu machen. Vielleicht haben wir schon eine Ahnung, was die Beschwerden ausgelöst haben könnte, der anhaltende Stress in den letzten Wochen, die schlechte Ernährung, eine falsche Sitzhaltung. Wir gehen diesen Fragen auf den Grund, ändern ein bisschen unseren Lebensstil, und alles wird gut. Die andere Möglichkeit besteht darin, dass wir den Arzt verfluchen, der uns als »Psycho« abstempeln will. Wir suchen noch drei weitere Ärzte auf, durchforsten das Internet nach allen möglichen Erklärungen und richten unser Augenmerk auf Berichte über Patienten mit rätselhaften Symptomen, die schließlich die Diagnose einer Krankheit erhalten haben, die auf der ganzen Welt nur in vier Fällen publiziert worden ist. Unsere Ärzte stoßen bald an ihre Grenzen und verfluchen uns als »Koryphäenkiller«. Die Frustration ist auf beiden Seiten groß. Dennoch finden sich immer wohlmeinende Freude, die uns einen ganz besonders tollen Heilpraktiker, Kinesiologen, Craniosacraltherapeuten oder einen anderen Spezialisten der alternativen Medizin empfehlen. Dort fühlen wir uns endlich ernst genommen und probieren in der Folge verschiedene Globuli, essen wahlweise nur noch vegan oder gehen zu einer kohlenhydratarmen, eiweißreichen Kost über. Jede neue Methode hilft ein bisschen. Aber die Beschwerden bleiben bestehen.

Viele Menschen können mit den funktionellen Beschwerden leben und richten sich und ihr Leben darauf ein. Aber es gibt auch schwere chronische Verläufe, die bis zur Frühverrentung führen können. Ein Beispiel hierfür ist die Fibromyalgie. Wichtig ist hierbei festzuhalten, dass die Betroffenen die Beschwerden, zum Beispiel Schmerzen, wirklich haben, auch wenn die medizinische Diagnostik keine Auffälligkeiten gefunden hat. Sie bilden sich die Symptome nicht ein und haben einen erheblichen Leidensdruck. Besonders leiden sie darunter, dass sie sich häufig nicht ernst genommen fühlen. Und dass die üblichen Medikamente keine Linderung verschaffen. Eine funktionelle Störung, die einen eigenen Namen trägt, ist das Reizdarmsyndrom.

Reizdarmsyndrom

Jeden Abend kurz vor der Tagesschau bekennt sich ein sichtlich gequälter Familienvater zu seinen peinlichen Darmbeschwerden. Zu allem Überfluss verkündet seine Tochter dann auch noch: »Papa hat ständig gepupst«, was der Vater mit einem verschämten »Ehmhäm« bestätigt. Doch dann hat ihm sein Arzt »dieses« Kijimea Reizdarm pro empfohlen. Und deutlich gelöst berichtet der Familienvater, seine Beschwerden seien seither »wie weg«.

Diese Werbekampagne besticht durch ihre Genialität. Denn die Wortwahl hat es in sich. Nach Einnahme »dieses« Kijimea mit dem unaussprechlichen Namen waren die Beschwerden »wie weg«. Das bedeutet im Umkehrschluss, die Beschwerden waren noch da, aber offenbar fühlte es sich so an, als wenn sie weg wären, eben »wie weg«. Anders als üblich versprechen die Vermarkter keine wundersame Wirkung, sondern geben sogar offen zu, dass das Medikament nur scheinbar wirkt. Dennoch ist es ein Verkaufsschlager.

Funktionelle Darmbeschwerden wie das Reizdarmsyndrom sind häufig. Laut epidemiologischen Untersuchungen sollen 10 bis 20 Prozent der Bevölkerung zumindest zeitweise darunter leiden, und Frauen sind häufiger betroffen.[16] Doch nicht jeder geht damit zum Arzt. Viele behelfen sich mit Hausmitteln wie Fencheltee, besorgen sich aus der Apotheke Abführmittel, stellen ihre Ernährung um oder probieren Probiotika, entweder in Form von überteuertem Joghurt mit »lebenden« Kulturen oder als Präparat aus der Apotheke. Der Übergang zwischen Darmbeschwerden als Befindlichkeitsstörung und Reizdarmsyndrom als Erkrankung ist fließend.

Die Beschwerden beim Reizdarmsyndrom sind individuell verschieden. Die meisten Betroffenen leiden unter Blähungen, Bauchschmerzen und Darmkrämpfen sowie Veränderungen der Stuhlfrequenz. Einige beklagen eine hartnäckige Verstopfung, andere Durchfälle. Um die Diagnose Reizdarmsyndrom zu stellen, müssen drei Bedingungen erfüllt sein: Die oben beschriebenen Beschwerden müssen mindestens seit drei Monaten bestehen. Der Leidensdruck muss so stark sein, dass die Lebensqualität erheblich beeinträchtigt ist und die Betroffenen medizinische Hilfe suchen. Und andere körperliche Erkrankungen, die typischerweise mit Darmbeschwerden einhergehen, zum Beispiel Zöliakie, entzündliche Darmerkrankungen wie Morbus Crohn oder Colitis ulcerosa, echte Nahrungsmittelunverträglichkeiten oder Darmkrebs müssen ausgeschlossen worden sein.[17] Diese Erkrankungen lassen sich zumeist durch Befragung des Patienten, Blut- und Stuhluntersuchungen sowie gegebenenfalls ergänzend durch Ultraschall und eine Darmspiegelung ausschließen. Beim Reizdarmsyndrom ergeben die genannten

Untersuchungen in der Regel keinen auffälligen Befund. Dennoch sind die Beschwerden echt, und die Betroffenen leiden.

Eine eindeutige Ursache des Reizdarmsyndroms ließ sich bisher nicht ausmachen, aber in einigen Fällen ging ein Magen-Darm-Infekt voraus. Bei bis zu 30 Prozent der Betroffenen war die Zusammensetzung der Darmflora gestört.[18] Ähnliche Befunde findet man auch nach der Einnahme von bestimmten Antibiotika, die dazu führen kann, dass sich die Anzahl und Diversität der Darmflora verändern. Allerdings besitzt die Darmflora eine gute Fähigkeit zur Regeneration, sodass sie sich nach einem Magen-Darm-Infekt oder nach Antibiotikagabe bei ausgewogener Ernährung innerhalb weniger Wochen erholen sollte. Prinzipiell ist die Zusammensetzung der Darmflora relativ konstant. Sie wird durch die Besiedelung kurz nach der Geburt geprägt und verändert sich lebenslang nur wenig. Eine kohlenhydrat- und fettreiche Ernährung begünstigt in einigen Fällen jedoch das Wachstum bestimmter Bakterienarten, die Kohlenhydrate besser aufschlüsseln. Darmbakterien unterstützen die Verdauung und die Aufnahme von Nährstoffen und Vitaminen. Außerdem unterstützen sie das Immunsystem und halten krank machende Bakterien in Schach.[19]

Sehr umstritten ist die These des *leaky gut*, des durchlässigen Darms, die im Zusammenhang mit dem Reizdarmsyndrom vor allem in der Alternativmedizin Verbreitung findet. Demnach soll die schützende Barrierefunktion der Darmschleimhaut durch ein Ungleichgewicht in der Darmflora, Nahrungsmittelunverträglichkeiten oder eine Pilzbesiedlung des Darms gestört sein und sie durchlässig für potenzielle Allergene, Bakterientoxine und Nahrungsmittelproteine machen. Der durchlässige Darm wird in der alternativen Medizin als Auslöser für unterschiedliche chronische Krankheiten angenommen, etwa Fibromyalgie, Autismus, das chronische Erschöpfungssyndrom (CFS), aber auch Migräne und Multiple Sklerose. Während bei entzündlichen Darmerkrankungen wie Morbus Crohn und Colitis ulcerosa nachweislich die Darmbarriere gestört sein kann und die gestörte Darmoberfläche bereits während einer Darmspiegelung und in der feingeweblichen Untersuchung der Darmschleimhaut erkennbar ist, finden sich beim

Reizdarmsyndrom keine sichtbaren Veränderungen.[20] Ein *leaky gut* soll zu Entzündungsreaktionen führen, die wiederum das Darmnervensystem reizen, was eine Störung der Darmbeweglichkeit zur Folge haben und Bauchkrämpfe, Blähungen, Durchfall oder Verstopfung auslösen soll. Tatsächlich ist beim Reizdarmsyndrom häufig die Darmbeweglichkeit gestört, wobei auch hier die Ursache nicht klar ist. Auch genetische Ursachen werden beim Reizdarmsyndrom diskutiert. Eine schwedische Untersuchung fand genetische Veränderungen an einem kohlenhydratspaltenden Enzym, das zur Unverträglichkeit bestimmter Zuckerarten führen soll, zum Beispiel Lactose, Fructose, Inulin, Mannitol oder Sorbitol, den sogenannten FODMAPs.[21]

FODMAP steht für *fermentable oligo-, di-, monosaccharides and polyols*. In einigen Untersuchungen führte das Vermeiden von FODMAPs in der Ernährung zu einer deutlichen Besserung des Reizdarmsyndroms. Allerdings werden sie auch als Süßstoffe verwendet und wirken bei den meisten Menschen mehr oder weniger abführend, aber nicht wegen einer Unverträglichkeit, sondern durch deren osmotische Wirkung im Darm. Vom eigenständigen Weglassen FODMAP-reicher Lebensmittel muss an dieser Stelle gewarnt werden, denn sie finden sich in vielen gesunden Lebensmitteln, die für eine ausgewogene Nährstoffversorgung notwendig sind wie Obst, Gemüse, Getreide- und Milchprodukte. Bei Reizdarmsymptomen, für die keine Ursache gefunden werden kann, sollten daher nur gezielte Auslassversuche einzelner Nahrungsmittel unter ärztlicher Begleitung erfolgen. Unverträglichkeiten gegen Lactose oder Fructose lassen sich im Übrigen auch ohne Auslassversuche leicht im Atemtest diagnostizieren.

Vorsicht ist vor unseriösen Verfahren aus der Alternativmedizin geboten. Ich erinnere mich noch sehr gut an einen Patienten, der mit einer langen Liste von Nahrungsmittelunverträglichkeiten in unsere Klinik kam, mit der selbst unsere Diätküche überfordert war. Eine Blutuntersuchung ergab schwere Mangelerscheinungen vor allem essenzieller Vitamine, die nur mit der Nahrung aufgenommen werden können. Der Frage, wie die Nahrungsmittelunverträglichkeiten diagnostiziert worden waren, wich der Patient lange aus. Schließlich stellte sich heraus, dass sein Heilpraktiker die Unverträglichkeiten durch Auspendeln festgestellt hatte. Es gibt zahlreiche Verfahren der alternativen Medizin, die vermeintliche Nahrungsmittelunverträglichkeiten feststellen sollen, unter anderem die Kinesiologie, bei der verdächtige Nahrungsmittel auf bestimmte Körperregionen gelegt werden. Der Kinesiologe drückt dann gegen den Arm des Patienten, und wenn der nicht gegenhalten kann, spricht das aus seiner Sicht für eine Allergie gegen das Nahrungsmittel. Weitere Methoden aus der Alternativmedizin sind Bioresonanz oder Elektroakupunktur. Eine andere Methode, die etwas seriöser daherkommt, aber dem wissenschaftlichen Nachweis nicht standhält, ist die Bestimmung von IgG-Antikörpern im Blut, die das Immunsystem bei Kontakt mit möglicherweise allergieauslösenden Stoffen produziert. Allerdings beweist das Auftreten von IgG keine Allergie, sondern lediglich, dass der Körper mit der Substanz in Kontakt gekommen ist und reagiert hat.

Letztendlich bedeutet das Reizdarmsyndrom eine Ausschlussdiagnose ohne klare Ursache. Die Behandlung richtet sich daher vor allem am Symptom aus. Bauchkrämpfe und Blähungen lassen sich durch Wärme und Tee – Fenchel, Anis, Kümmel – lindern. Bei Verstopfung empfiehlt sich ballaststoffreiche Kost, ergänzt durch Leinsamen und Flohsamen. Wichtig ist dabei, viel zu trinken, damit die Ballaststoffe quellen und ihre Wirkung entfalten können. Leider neigen die Betroffenen nicht selten dazu, potenziell schädliche Abführmittel zu missbrauchen. Vor allem starke Laxanzien auf Basis von Sennesblättern oder Glaubersalz können zu lebensbedrohlichen Elektrolytverlusten führen und bei Daueranwendung selbst eine anhaltende Verstopfung verursachen und die Beschwerden letztendlich noch verstärken. Wie eingangs erwähnt, kommen auch Probiotika zum Einsatz, Präparate mit ausgewählten Bakterienstämmen wie Kijimea. Untersuchungen zur Wirksamkeit von Probiotika kamen allerdings zu keinen eindeutigen Ergebnissen. Das Spektrum reichte von »absolut unwirksam« bis hin zu Verbesserungen in über 50 Prozent der Fälle, die vor allem die Regulierung der Stuhlfrequenz und Festigkeit betrafen. Hervorgehoben wurde dabei der Bakterienstamm Bifidobacterium lactis.[22] Am Ende profitiert jedoch vor allem der Hersteller. Und die Produktpalette wird stetig erweitert. Neben Kijimea Reizdarm sind nun auch Mittel gegen »Reizmagen«, Blähungen und Verstopfung im Angebot.

Da in der Regel keine organischen Ursachen für das Reizdarmsyndrom gefunden werden können und auch das FODMAP-Konzept umstritten ist, kommt der Psyche eine besondere Bedeutung zu. Und gerade beim Reizdarmsyndrom ist das naheliegend. Der Darm besitzt ein feines Nervengeflecht mit Verbindungen zum Gehirn, das sehr sensibel auf Stress reagiert. Man spricht auch vom »Bauchhirn«. Botenstoffe, die im Gehirnstoffwechsel eine wichtige Rolle spielen wie beispielsweise Serotonin, sind auch im Darmnervengeflecht wirksam. Wohl jeder kennt es, kurz vor einer wichtigen Prüfung im wahrsten Sinne des Wortes »Schiss« zu haben. Viele Depressive leiden unter Verdauungsstörungen, und beim Morbus Parkinson ist Verstopfung ein häufiges Frühwarnsymptom. Menschen mit Reizdarmsyndrom leiden öfter als nicht betroffene Menschen unter chronischen Rückenschmerzen, Depressionen oder einer chronischen Schmerzstörung, Krankheiten, bei denen die Psyche ebenfalls eine wesentliche Rolle spielt.[23] Bevor die Betroffenen viel Geld für teure, in ihrer Wirksamkeit zweifelhafte Behandlungen investieren und Mangelerscheinungen durch den Verzicht auf notwendige Lebensmittel riskieren, empfiehlt sich, die eigene Lebenssituation zu überdenken und bei anhaltenden Belastungsfaktoren gegebenenfalls psychotherapeutische Hilfe in Anspruch zu nehmen. Mit der Linderung von Stress und Depressionen entspannt sich in der Regel auch der Darm.

Nahrungsmittelindustrie

Ähnlich wie die Pharmaindustrie steht die Nahrungsmittelindustrie vor dem Problem, dass der Markt gesättigt ist, zumindest in den westlichen Industrienationen und zunehmend auch in Asien. Bis Mitte des letzten Jahrhunderts wurde der Speiseplan von dem bestimmt, was saisonal in der Region wuchs. Mit der Industrialisierung wurde es leichter, Nahrungsmittel in großen Mengen herzustellen. Fertiggerichte und Fast Food hielten Einzug in die Ernährung, und es wurde immer internationaler. Mit der Globalisierung gelangten exotische Früchte zu uns, die bis vor wenigen Jahren unbekannt waren, wie beispielsweise der Zimtapfel, den ich neulich auf einem thailändischen Fest erstmals probieren durfte und der dann zufälligerweise wenige Tage später in unserem Supermarkt angeboten wurde. Mittlerweile kann man fast das ganze Jahr über Erdbeeren bekommen. Großbauern bewirtschaften riesige Monokulturen, und die Massentierhaltung unter Einsatz von Antibiotika hat zu einer totalen Verbilligung von Fleisch geführt. Und die Nahrungsmittelindustrie ersinnt immer neue Tricks, um Lebensmittel noch günstiger zu produzieren. Wer glaubt, im Kirschjoghurt noch echte Kirschen zu finden, der irrt meistens. Statt Kirschen werden die viel günstigeren und unempfindlicheren Cranberries verwendet, die im Joghurt eine ähnliche Konsistenz wie Kirschen haben. Mit den entsprechenden Farb- und Aromastoffen gelingt die perfekte Imitation.[24]

Es gibt zwar immer noch regionale Erzeuger und kleine Manufakturen, doch das Gros der Lebensmittelherstellung und des Vertriebs ist mittlerweile in wenigen internationalen Konzernen angesiedelt, die nicht selten neben Nahrungsmitteln auch Batterien oder Waschmittel herstellen. Die Lebensmittelvielfalt ist so groß, dass Innovationen kaum noch vorstellbar sind. Um trotzdem im Geschäft zu bleiben, müssen sich die Nahrungsmittelkonzerne etwas einfallen lassen. Und da liegt es nahe, auf der jeweils aktuellen Gesundheitswelle mitzuschwimmen. Mit der Fresswelle in den Wirtschaftswunderjahren war ein völlig neues Problem aufgetaucht. Die Menschen wurden immer dicker. Bis dahin war das Leben immer wieder von Nahrungsmittelknappheit durch Kriege, Armut und Missernten geprägt. Doch mittlerweile gab es in Nordamerika und Westeuropa Essen im Überfluss. Ein Schuldiger für die Übergewichtsepidemie wurde schnell gefunden, der Zucker. Doch es gab Abhilfe: Zuckeraustauschstoffe und Süßstoffe versprachen in den frühen 1970er-Jahren, »das süße Leben leichter« zu machen. Leider hatten sie oft einen bitteren Nachgeschmack oder verursachten Blähungen. Da war es gut, dass es noch einen weiteren Übeltäter gab, das Fett. Es ist kein Zufall, dass sich zeitgleich mit der Vermarktung der Cholesterinsenker auch die Nahrungsmittelindustrie auf möglichst cholesterinfreie, zumindest aber fettarme Nahrungsmittel einstellte. Low-carb-Produkte drängten auf den Markt und versprachen nicht nur Genuss ohne Reue, sondern gaben auch noch die Erlaubnis dazu, im Cholesterinhype eigentlich verpönte Wurst zu essen, frei nach dem Motto »Du darfst«.

Ernährung ist längst nicht mehr nur das Stillen von Hunger, sondern Mittel zur Selbstoptimierung. Vermeintlicher Vitaminmangel wird durch Vitaminzusätze ausgeglichen, sogenannte Superfoods erobern die Obst- und Gemüsestände, zum Beispiel Goji-Beeren, denen aufgrund des hohen Gehalts an Vitamin C und Antioxidantien magische Wirkungen gegen alle möglichen Krankheiten und Alterungsprozesse zugeschrieben werden. Goji-Beeren finden sich nicht nur in Müslimischungen, sondern auch in Kapseln gepresst als Pille zum Einnehmen. Die Ökobilanz ist jedoch alles andere als gut, ganz zu schweigen von der Pestizidbelastung. Dem Vergleich mit heimischem Obst kann die

Goji-Beere nicht standhalten. Am Ende tut es auch die heimische Heidelbeere.

Die Geschichte des Gummibärchens illustriert die Ernährungstrends der letzten fünfzig Jahre. Als Kind mochte ich am liebsten die grünen Bärchen. Dann wurde festgestellt, dass der grüne Farbstoff im Verdacht stand, Krebs zu erregen. Die Grünen wurden blass, und mit der Farbe änderte sich der Geschmack. Kiwi statt Waldmeister. Seither bevorzuge ich die weißen. Mit der Biowelle in den 1980er-Jahren kamen die »gesunden« Gummibärchen ohne künstliche Farb- und Aromastoffe. Es gab sie zunächst nur in Bioläden, und sie schmeckten ungewohnt. Mittlerweile werden auch die herkömmlichen Gummibärchen mit natürlichen Farbstoffen versetzt, zum Beispiel mit Roter Bete. Dass die roten Gummibärchen trotzdem nach Himbeere schmecken, verdanken wir den zugesetzten Aromastoffen. Mit der Joggingwelle änderten die Bärchen ihre Form und wurden zu Turnschuhen mit weißer Sohle und zugesetztem Kalzium für starke Knochen. Einem vermeintlichen Vitaminmangel wurde durch den Zusatz von Vitaminen begegnet und erlaubte das Paradoxon »Vitamine und Naschen«. Irgendwann wurden die Gummibärchen »fettfrei«. Für Zuckerphobiker gibt es die zuckerfreie Variante, die jedoch bei »übermäßigem Verzehr«, der nicht näher definiert ist, »leicht abführend« wirken soll. Ein nicht wissenschaftlich fundierter Selbsttest ergab, dass bereits drei davon eine durchschlagende Wirkung hatten. Bis heute glauben einige Langstreckenläufer gern an den Mythos, mit Gummibärchen Knorpelschäden vorbeugen zu können. Ein Hoch auf die Gelatine, die inzwischen jedoch auch in Ungnade gefallen ist, besteht sie doch aus Schweineborsten, also Tier! Vor einigen Jahren warb eine Firma mit Rücksicht auf muslimische Naschkatzen damit, dass die Gummibärchen gelatinefrei und damit »halal« seien. Mit der veganen Welle wurden die gleichen Gummibärchen einfach umetikettiert, sie sind jetzt vegan. Außerdem gibt es Gummibärchen auch noch lactosefrei und glutenfrei.

Mit dem Zusatz von Vitaminen und Mineralstoffen oder Extrakten von Superfood suggeriert die Nahrungsmittelindustrie, einen vermeintlichen Mangel auszugleichen, der gar nicht vorhanden ist. Doch die Sorge um die Gesundheit lässt die Verbraucher zugreifen. Wir wollen beim Essen etwas für unsere Gesundheit tun, denn die ist permanent bedroht. Und das weiß die Nahrungsmittelindustrie für sich zu nutzen. Seltene Nahrungsmittelunverträglichkeiten wie Lactoseintoleranz und Glutenunverträglichkeit, bis vor wenigen Jahren kaum bekannt, scheinen sich rasant auszubreiten. Früher ein Nischenprodukt, füllen die lactose- und glutenfreien Produkte mittlerweile ganze Regalreihen in den Supermärkten.

Allergie gegen alles oder nur Unverträglichkeit?

Werden bestimmte Nahrungsmittel oder deren Bestandteile nicht vertragen, wird häufig eine Allergie verantwortlich gemacht. Doch echte Nahrungsmittelallergien sind selten. Häufiger sind Nahrungsmittelunverträglichkeiten.

Als Allergie wird eine überschießende Reaktion des Immunsystems gegen bestimmte, normalerweise harmlose Umweltstoffe, die sogenannten Allergene, bezeichnet. Beim ersten Kontakt bildet der Körper IgE-Antikörper gegen das Allergen, die dann auf den Mastzellen der Haut und Schleimhaut sitzen. Findet erneut ein Kontakt mit dem Allergen statt, docken die Allergene an den Antikörpern an und lösen eine Immunreaktion aus. Es kommt zur Histaminausschüttung, die für die allergischen Symptome wie juckender Hautausschlag, Schnupfen, Atemnot bis hin zum anaphylaktischen Schock verantwortlich ist. Bei Nahrungsmittelallergien können Bauchkrämpfe und Durchfälle auftreten. Allergien sind in hohem Maß genetisch bedingt. Leiden beide Elternteile unter einer Allergie, besteht eine 50-prozentige Wahrscheinlichkeit für das Kind, ebenfalls eine Allergie zu entwickeln. Nahrungsmittelallergien sind häufig Kreuzallergien. Menschen, die allergisch auf Birkenpollen reagieren, können im Laufe des Lebens eine Kreuzallergie gegen Äpfel oder Nüsse entwickeln. Das liegt daran, dass die allergieauslösenden Eiweißbestandteile der Pollen bestimmten Eiweißstrukturen im Obst oder in den Nüssen ähneln. Kreuzallergien verursachen in der Regel Symptome im Nasen-Rachen-Raum und an der Haut und selten im Darm.

Es gibt aber auch T-Zell-vermittelte Allergien, bei denen die Aktivität von T-Lymphozyten gestört ist. Ein Beispiel ist die Allergie gegen Gluten.

Nahrungsmittelunverträglichkeiten lösen hingegen keine Immunreaktion aus. Den häufigsten Nahrungsmittelunverträglichkeiten liegt meist ein Enzymmangel zugrunde, sodass bestimmte Nahrungsbestandteile nicht verdaut werden, wie bei der Lactoseintoleranz.

Lactoseintoleranz

Jana mochte noch nie Milch, daher trank sie auch keine. Zu Hause wurde viel Joghurt gegessen. Und für den Kaffee benutzte die Familie Kondensmilch. Manchmal bemerkte Jana Blähungen und Bauchschmerzen nach dem Genuss von zu viel Vollmilchschokolade oder Quarkspeisen. Doch sie dachte nicht weiter darüber nach. Als sie anfing zu arbeiten, machte sie jedoch eine merkwürdige Beobachtung: Von Montag bis Freitag stellten sich regelmäßig ab 10 Uhr Blähungen und Darmkrämpfe ein. An den Wochenenden und im Urlaub passierte nichts. Am Stress konnte es nicht liegen. Die Arbeit machte ihr Spaß, und die Kollegen waren nett. Allerdings wunderte sich Jana darüber, dass es keine Kondensmilch gab. Und so tat es Jana den Kollegen gleich, für die es selbstverständlich war, Milch in den Kaffee zu geben. Jana rätselte eine Zeit lang, wo ihre Darmbeschwerden herrühren könnten. Gab es eine Bedingung, die nur bei der Arbeit auftrat, immer um die gleiche Zeit? Das Team traf sich jeden Morgen kurz nach 8 Uhr auf einen Becher Kaffee mit Milch zur Besprechung. Als ein Kollege beim Eingießen die Milch verschüttete, ging es Jana plötzlich auf: Die Milch macht's! Eine Untersuchung beim Hausarzt verschaffte schnell Klarheit, Jana war lactoseintolerant. Kaffee mit Kondensmilch war für sie jedoch kein Problem, denn deren Gehalt an Lactose ist im Gegensatz zur Vollmilch nur sehr gering.

Dass Erwachsene unvergorene Milchprodukte vertragen, ist nicht selbstverständlich. Um den Milchzucker Lactose verdauen zu können, ist das Enzym Lactase erforderlich, das den Milchzucker in Galactose und Glucose aufspaltet. Passiert dies aufgrund eines Lactasemangels nicht, bleibt Lactose zunächst unverdaut im Darm und wird von den Darmbakterien vergoren. Dabei entstehen Gase, die Blähungen,

Darmkrämpfe und Durchfall verursachen, typische Symptome der Lactoseintoleranz. Im Säuglingsalter ist Lactase noch sehr aktiv, was biologisch sinnvoll ist, da Milch die Hauptnahrungsquelle in den ersten Lebensmonaten darstellt. Normalerweise wird ab dem zweiten Lebensjahr immer weniger Lactase gebildet, sodass Menschen in vielen Regionen der Erde als Erwachsene lactoseintolerant werden. Dennoch drohen keine Mangelerscheinungen, denn viele Kulturen haben gelernt, Milch durch Prozesse wie Käse- oder Joghurtherstellung verträglicher zu machen.

Vor etwa 7500 Jahren entstand in Europa eine Punktmutation im MCM6-Gen, die dafür sorgte, dass Menschen auch im Erwachsenenalter noch Lactase bilden. Im gleichen Zeitraum verbreitete sich in Mittel- und Nordeuropa die Milchwirtschaft.[25] Wer Milch als Erwachsener vertrug, hatte einen deutlichen Überlebensvorteil, denn Milch war anders als andere landwirtschaftliche Produkte wie Getreide immer verfügbar und durch den hohen Fettgehalt sehr nahrhaft. So konnte sich die Lactoseverträglichkeit in Europa über viele Generationen ausbreiten. Im deutschsprachigen Raum Europas sind nur etwa 15 Prozent der erwachsenen Bevölkerung lactoseintolerant, in der Weltbevölkerung liegt der Anteil bei 75 Prozent. Lactoseintoleranz ist daher auch keine Erkrankung, sondern eigentlich der Normalfall. Nur Menschen mit der genetischen Besonderheit vertragen Milch im Erwachsenenalter.

Dass Jana mittlerweile auf eine Fülle von lactosefreien Lebensmitteln einschließlich Vollmilch, Quark, Nussnougatcreme und Butter zurückgreifen kann, hat sie nicht zuletzt den Chinesen zu verdanken. Jahrelang wurde in Europa durch fehlgeleitete Subventionen und Anreize für die Bauern zu viel Milch produziert. Um die Milchflut sinnvoll zu nutzen, mussten neue Absatzmärkte geschaffen werden. Die Globalisierung und die Öffnung des asiatischen Raumes versprachen einen Ausweg. Europäische Milchkonzerne eroberten den asiatischen Markt, und die Asiaten, allen voran die Chinesen, fanden Geschmack an den Milchprodukten, die allerdings aufgrund der in China verbreiteten Lactoseintoleranz häufig nicht vertragen wurden. Um die Milchprodukte dennoch weiter verkaufen zu können, wurden lactosefreie Milchprodukte hergestellt, die mittlerweile auch überall in Europa zu bekommen sind. Und das europäische Geschäft mit lactosefreien Produkten lohnt sich ebenfalls, denn sie werden auch von Menschen gekauft, die eigentlich Milch vertragen, aber hoffen, dadurch ihren Darm zu entlasten. Viele, vor allem junge Menschen glauben, an einer Lactoseintoleranz zu leiden. Laut einem Report der Techniker Krankenkasse (TK) von 2017 hat sich die Häufigkeit der Diagnose Lactoseintoleranz in den vergangenen drei Jahren verdoppelt und bei den 18- bis 24-Jährigen sogar verzwölffacht[26], ohne dass eine Ursache dafür ausgemacht werden kann.

Einige Erkrankungen können eine vorübergehende Lactoseintoleranz auslösen, zum Beispiel Magen-Darm-Infekte oder eine längere Behandlung mit Antibiotika, die die Darmflora schädigen. In den meisten Fällen kommt es jedoch zur Erholung, und Milch wird nach einiger Zeit wieder vertragen.

Ob eine Lactoseintoleranz vorliegt, lässt sich mithilfe des H2-Lactose-Atemtests relativ einfach feststellen. Dabei wird nach zwölfstündiger Nahrungspause eine standardisierte Milchzuckerlösung getrunken und nach einer Stunde die Wasserstoffkonzentration der Atemluft gemessen. Bei Lactasemangel entsteht bei der bakteriellen Zersetzung des Milchzuckers im Dickdarm Wasserstoff, der ausgeatmet und mit einem Atemtestgerät gemessen werden kann. Eine ursächliche Behandlung der Lactoseintoleranz ist nicht möglich. Doch es reicht eine lactosearme Ernährung aus, um symptomfrei zu bleiben. Meist besteht trotz Lactoseintoleranz noch eine Restaktivität von Lactase, sodass die Verträglichkeit von Milchprodukten individuell ausgetestet werden kann. Joghurt und Hartkäse sind in der Regel lactosearm oder sogar lactosefrei und daher verträglich. Doch auch hier bedient sich die Nahrungsmittelindustrie eines Tricks, um mit der Aufschrift »lactosefrei« mehr zu verdienen. Nachvollziehbar ist der Aufpreis, wenn die Lactose aus der Vollmilch durch ein spezielles Verfahren gespalten werden muss, was einen gewissen Mehraufwand bedeutet. Dreist ist allerdings die Masche eines Käseherstellers, der seinen von Natur aus lactosefreien Käse aus dem Appenzeller Land neuerdings als »lactosefrei« vermarktet. Wird trotz Lactoseintoleranz dennoch Milchzucker verzehrt, droht kein langfristiger Schaden, denn Lactose greift die Körperzellen nicht an. Blähungen und Durchfälle vergehen nach wenigen Stunden und lassen sich durch Wärmflasche und Tee mit Fenchel, Anis und Kümmel lindern.

Die Sache mit dem Gluten

»Die Weizenwampe – Warum Weizen dick und krank macht«, »Dumm wie Brot – Wie Weizen schleichend Ihr Gehirn zerstört« und »Meide Getreide – Raus aus der Schmerzfalle Gluten« – so lauten die Titel mehrerer Bestseller, die seit 2011 die Ängste der Menschen vor Weizen, oder besser gesagt vor Gluten, schüren. Dabei wusste bis vor Kurzem kaum jemand, was Gluten eigentlich ist, geschweige denn, wie man es ausspricht. Für Interessierte: mit langem »E«. Das Eiweiß Gluten sorgt in Verbindung mit Wasser dafür, dass der Brotteig elastisch wird und nicht krümelt. Aufgrund dieser Eigenschaft wird Gluten auch als Klebereiweiß bezeichnet. Gluten findet sich nicht nur in Weizen, sondern auch in Dinkel, Roggen, Hafer und Gerste. Getreidearten wie Hirse, Mais und Reis sind hingegen glutenfrei. Für Menschen, die nicht an der seltenen Krankheit Zöliakie leiden oder an der kontrovers diskutierten Glutensensitivität, sind glutenhaltige Lebensmittel gut verträglich und medizinisch unbedenklich.

Die in den oben zitierten Büchern vertretenen Thesen halten einer wissenschaftlichen Überprüfung nicht stand. Und auch die propagierte Annahme, der Weizen sei aus Profitgier so sehr überzüchtet worden, dass sich der Glutengehalt vervielfacht habe, ist laut Hans Hauner, Inhaber des Lehrstuhls für Ernährungsmedizin der Technischen Universität München, nicht haltbar. Zwar habe sich das Saatgut über Jahrtausende verändert, aber der Glutengehalt im Weizen und anderen Getreidesorten sei seit Jahrzehnten stabil.[27] Dennoch meiden viele Menschen in der Annahme, etwas Gutes für ihre Gesundheit zu tun, glutenhaltige Lebensmittel, und mit Lady Gaga und Jérôme Boateng haben sie prominente Vorbilder. Doch der vermeintliche gesundheitliche Nutzen einer glutenfreien Ernährung steht in keiner Relation zu der realen Gefahr von schweren Vitaminmangelerscheinungen, insbesondere der B-Vitamine. Der Umsatz glutenfreier Produkte ist laut dem Marktforschungsinstitut Nielsen im Jahr 2015 um 32 Prozent auf mehr als 130 Millionen Euro gewachsen. Nahezu jeder Supermarkt hält ein Regal mit glutenfreien Lebensmitteln vor. Bäckereien verkaufen glutenfreies Brot, Restaurants glutenfreie Pasta, und kürzlich bekam ich eine Tafel Schokolade aus Spanien mit der Aufschrift »sin gluten« (ohne Gluten) geschenkt. Ähnlich wie andere Ernährungsmoden wie die streng vegane Ernährung verspricht der Glutenhype einen riesigen Markt, und alle großen Player im Lebensmittelsegment mischen mit. Die Einzigen, die neben den Lebensmittelherstellern von der riesigen Auswahl glutenfreier Lebensmittel wirklich profitieren, sind die Menschen, die unter Zöliakie leiden.

Zöliakie

Zöliakie ist eine entzündliche Erkrankung des Dünndarms, die Merkmale einer Allergie und einer Autoimmunerkrankung aufweist. Sie kann in jedem Lebensalter auftreten und bleibt manchmal lange Zeit ohne Symptome. Wie bei Heike. Irgendwann bemerkte sie, dass sie nicht mehr so leistungsfähig war. Sie fühlte sich immer häufiger müde und abgeschlagen, und ihre Haut wurde trocken und schuppig. Die Beschwerden schob sie zunächst auf die beginnenden Wechseljahre. Sie hatte schon immer eine rege Verdauung, doch plötzlich litt sie immer häufiger unter Durchfall und nahm trotz ausgewogener Ernährung rasant ab. Schließlich brach sie morgens auf dem Flur zusammen und kam in eine Klinik. In der Blutuntersuchung fielen massive Elektrolytstörungen und ein ausgeprägter Vitaminmangel auf. Aufgrund der Durchfälle wurde eine Spiegelung von Magen und Darm durchgeführt. Und im oberen Dünndarm, dem Duodenum, präsentierte sich das sogenannte Pflastersteinrelief, ein typischer Befund bei fortgeschrittener Zöliakie. In der feingeweblichen Untersuchung der entnommenen Gewebeproben fanden sich Abschnitte mit einer akuten Entzündung neben Abschnitten, in denen die Darmzotten bereits zugrunde gegangen waren. Weitere Untersuchungen und Befunde sicherten die Diagnose Zöliakie. Diese Diagnose bedeutete für Heike eine einschneidende Veränderung ihrer Ernährungsgewohnheiten. Denn fortan musste sie sich komplett glutenfrei ernähren, und das lebenslang. Zum Glück gab es mittlerweile so viele glutenfreie Produkte zu kaufen, dass sie selbst auf ihr geliebtes Brot und Pizza nicht verzichten musste. Schon wenige Wochen nach der konsequenten Ernährungsumstellung ging es ihr deutlich besser. Sie war wieder leistungsfähiger, nahm das verlorene Gewicht wieder zu, und die Durchfälle gingen zurück. Und die Magenspiegelung ein Jahr später zeigte eine deutliche Verbesserung des Befundes.

Menschen, die unter Zöliakie leiden, haben in der Regel eine genetische Veranlagung und besitzen ein bestimmtes Oberflächenantigen (HLA-DQ2/8) auf den Immunzellen. Die Oberflächenantigene ermöglichen die Unterscheidung zwischen »selbst« und »fremd« und sind auch für die Abstoßungsreaktionen bei Organtransplantationen verantwortlich. Etwa 30 bis 40 Prozent der Bevölkerung sind Träger von HLA-DQ2/8. Aber nicht jeder, der die Veranlagung für Zöliakie in sich trägt, erkrankt auch. Nur 0,5 bis ein Prozent der Bevölkerung leidet hierzulande an einer Zöliakie. Um eine Zöliakie auszulösen, müssen – wie bei vielen Autoimmunerkrankungen – noch andere Faktoren zusammenkommen, zum Beispiel eine Darminfektion, massiver und früher Kontakt mit Gluten oder die Einnahme bestimmter Medikamente. Die von Zöliakie Betroffenen besitzen spezifische Autoantikörper gegen das körpereigene Enzym Gewebstransglutaminase.[28] Die Dünndarmzellen werden dadurch fälschlicherweise als fremd erkannt und durch die körpereigene Abwehr zerstört. Neben dem Ausgleich von Mangelerscheinungen besteht die Therapie in einer lebenslangen konsequenten glutenfreien Ernährung. Wird diese eingehalten, können die Betroffenen beschwerdefrei leben und haben eine normale Lebenserwartung.

Glutensensitivität

In jüngster Zeit macht ein neues Krankheitsbild von sich reden, die Glutensensitivität. Während die Zöliakie aufgrund der eindeutigen Befunde leicht und sicher zu diagnostizieren ist, handelt es sich bei der Glutensensitivität um eine Ausschlussdiagnose. Die Betroffenen leiden häufig unter reizdarmähnlichen Symptomen. Anders als bei der Zöliakie sind die Befunde in der Magenspiegelung und den Blutuntersuchungen unauffällig. Insgesamt ist die Diagnose Glutensensitivität, die vor allem von der alternativen Medizin vertreten wird, umstritten. Die Glutensensitivität wird meist von den Patienten selbst vermutet, einige haben auch schon eine Zeit lang auf glutenhaltige Lebensmittel verzichtet. Ob wirklich eine Glutensensitivität vorliegt, lässt sich anhand einer doppelblinden Untersuchung, bei der Betroffene abwechselnd mehrere Tage eine standardisierte Ernährung mit oder ohne Gluten bekommen, feststellen. Für die Betroffenen ist dabei nicht erkennbar, welche Ernährungsform sie gerade erhalten, und auch die Untersucher wissen zunächst nicht, ob die von außen zusammengestellte Kost Gluten enthält oder nicht.

Mehrere Studien ergaben, dass die wenigsten, die bei sich selbst eine Glutensensitivität vermuteten, tatsächlich auf Gluten reagieren. Es gab sogar paradoxe Effekte: So beklagten nicht wenige Studienteilnehmer eine Verstärkung der Symptome während der gluten*freien* Phasen. Nur eine kleine Untergruppe profitierte tatsächlich von einer glutenfreien Ernährung mit einer Verbesserung der Beschwerden.[29] Ob es allerdings wirklich das Gluten ist, das für die »Glutensensitivität« verantwortlich ist, konnte bislang nicht eindeutig geklärt werden. Vermutet werden als Verursacher vielmehr andere Getreidebestandteile, die auch beim Reizdarmsyndrom eine Rolle spielen, zum Beispiel FODMAPs oder Amylase-Trypsin-Inhibitoren (ATI). Die ATI kommen in Getreide als natürliche Abwehrstoffe gegen Parasiten und Krankheiten vor und aktivieren auch beim Menschen das Immunsystem. Dadurch kann es zu leichten Entzündungsreaktionen im Darm kommen. Die meisten Menschen kommen damit gut zurecht. Es wird jedoch vermutet, dass Menschen mit einer Weizensensitivität empfindlicher auf die ATI reagieren. Im Weizen hat der Gehalt an ATI durch moderne Hochleistungszüchtungen im Vergleich zu den alten Sorten in den letzten Jahrzehnten um das Zwei- bis Dreifache zugenommen. Dinkel enthält im Vergleich zu modernem Weizen etwa halb so viele ATI. Eine glutenfreie Ernährung führt daher häufig zur Linderung der Beschwerden. Die Betroffenen müssen jedoch nicht lebenslang glutenfrei essen. Nach einer Karenz kann häufig mit einer gestuften Exposition begonnen und die individuelle Toleranzgrenze herausgefunden werden.[30]

Wer heilt, hat nicht immer recht

Arzt, Coach, Heilpraktiker, Geistheiler, Homöopath, Psychotherapeut, Ernährungsberater, Familienaufsteller, Kinesiologe und viele andere mehr. Unter diesen Bezeichnungen tummeln sich auf dem Gesundheitsmarkt viele Berufsgruppen. Wer medizinische oder psychologische Hilfe braucht, kann schnell den Überblick verlieren bei der Frage, wer der Richtige ist und, vor allem, seriös.

Einige der genannten Berufsgruppen sind nicht geschützt. Jeder kann sich Heiler nennen, doch die Grenzen des Erlaubten sind eng gesteckt, werden allerdings häufig nicht überprüft, solange niemand zu Schaden kommt. Es gibt anerkannte Heilberufe, die einen festgelegen Ausbildungsgang haben und mit einer Prüfung abschließen und deren Berufsbezeichnung gesetzlich geschützt ist. Hierzu gehören medizinische Fachangestellte, medizinisch-technische Assistenten, Ergotherapeuten, Krankenpfleger, Diätassistenten und Physiotherapeuten. Zu den akademischen Heilberufen zählen Ärzte, Apotheker und Psychotherapeuten. Voraussetzung für die Ausübung der Heilkunde ist die Approbation.

In Deutschland ist nur Ärzten die freie Ausübung der Heilkunde erlaubt sowie eingeschränkt Heilpraktikern.

Ärzte

Der Arztberuf gehört immer noch zu den beliebtesten und angesehensten Berufen, und so bewerben sich jährlich etwa 40 000 Abiturienten auf einen der 9000 Medizinstudienplätze in Deutschland. Entsprechend hoch sind die Anforderungen, und nur, wer den Numerus clausus von 1,0 schafft, kann direkt mit dem Studium beginnen. Für die große Mehrheit der Bewerber bedeutet das, lange Wartesemester in Kauf zu nehmen, sich einzuklagen, an einer teuren Privatuniversität oder im Ausland zu studieren oder sich über viele Jahre bei der Bundeswehr zu verpflichten. Wer trotz eines hohen IQ nur ein durchschnittliches Abitur hat, kann im Medizinertest punkten und damit den Numerus clausus umgehen. Da neben einer besonders guten Auffassungsgabe und einem überdurchschnittlich guten Gedächtnis auch noch andere Qualitäten im Arztberuf gefragt sind, bekommen auch die »normalen« Abiturienten eine Chance durch Auswahlgespräche und die Kombination verschiedener Faktoren wie abgeschlossene Berufsausbildung in einem medizinischen Beruf, Testergebnis, ehrenamtliches Engagement oder ein außergewöhnliches Hobby, das die Prüfer fasziniert.

Das Medizinstudium dauert mindestens zwölf Semester, gern länger, und in den ersten beiden Jahren sieht man so gut wie keine Patienten, jedenfalls keine lebenden. Dafür darf man im Anatomiekurs Leichen sezieren und die naturwissenschaftlichen Fächer Physik, Biochemie und Physiologie pauken. Am Ende des Studiums folgt das Praktische Jahr, in dem man unter dem Schutz eines ärztlichen Anleiters sein theoretisches Wissen an Patienten erproben kann. De facto wird man als kostenlose Arbeitskraft in der Klinik eingesetzt und übernimmt so verantwortungsvolle Tätigkeiten wie stundenlanges Blutabnehmen, das Suchen von Röntgenbildern, das Schreiben von EKGs und die Aufnahmeuntersuchung von Patienten. Nach dem Examen folgt eine mehrjährige Facharztweiterbildung, da man nach Abschluss des Studiums zwar eine Approbation erhält, aber nur mit Facharztweiterbildung eine Praxis eröffnen und mit den Krankenkassen abrechnen kann. Und auch die begehrten Oberarztstellen in der Klinik gibt es nur als Facharzt. Vorher ist man Assistent in Weiterbildung und muss sich bei schlechter Bezahlung in den Diensten die Nächte um die Ohren schlagen.

Während es in den 1990er-Jahren aufgrund von massiven Einsparungen im Gesundheitswesen, vor allem auch am ärztlichen Personal, noch die sogenannte Ärzteschwemme gab, wird mittlerweile ein Ärztemangel beklagt. Die Anzahl der Medizinstudenten hat zwar nicht abgenommen, aber der Arztberuf selbst hat an Attraktivität eingebüßt. Mit einer Hausarztpraxis wird man nicht mehr reich, und zunächst muss man mindestens 100 000 Euro aufbringen, um den begehrten Kassensitz zu erhalten, je nach Fachrichtung auch mehr. Wenn man Pech hat und die Praxis in einer Gegend mit vielen armen, alten und kranken Menschen liegt, die das Budget sprengen, droht am Ende schon mal die Insolvenz. Und als Chefarzt einer Klinik ist man schon lange nicht mehr der Halbgott in Weiß, sondern untersteht der kaufmännischen Leitung. Aufgrund dessen zieht es immer mehr Ärzte in Bereiche außerhalb der direkten Versorgung wie Behörden, Gutachterpraxen oder in fachfremde Berufe, wodurch sich der Ärztemangel weiter verschärft.

Da traditionell die sprechende Medizin am schlechtesten vergütet wird und am meisten Geld mit teuren Untersuchungen, der sogenannten Apparatemedizin, und mit speziellen Operationen verdient wird, haben sich einige Chirurgen auf Eingriffe spezialisiert, die vor allem den kosmetischen Bedürfnissen der Patienten entsprechen und in der Regel privat bezahlt werden müssen. Und man mag es kaum glauben, auch operative Eingriffe unterliegen Moden, wie zum Beispiel die heute häufig nachgefragte Korrektur der Schamlippen. Dies ist nicht ganz unproblematisch, denn jeder chirurgische Eingriff erfüllt rechtlich gesehen den Tatbestand der Körperverletzung. Erlaubt ist sie nur mit Einwilligung des Patienten nach vorheriger Aufklärung über Sinn und Zweck der Operation und über alle Risiken, bei der es am Ende immer heißt: Wenn alles schiefgeht, endet die Operation schlimmstenfalls mit dem Tod. Dies passiert jedoch zum Glück nur sehr selten, in der Regel rettet eine Operation Leben oder verbessert zumindest die Lebensqualität. Die Lebensqualität hängt neben der Gesundheit auch davon ab, ob man sich in seinem Körper wohlfühlt. Leider gibt es viele Problemzonen, die es zu bekämpfen gilt, und an der Stelle kommen die ästhetischen Chirurgen ins Spiel.

An dieser Stelle muss angemerkt werden, dass die ästhetische Chirurgie durchaus ihre Berechtigung hat, da sie Menschen, die durch einen Unfall oder durch eine Tumorerkrankung entstellt sind, ein Leben in Würde ermöglicht. Und wer unter einer krummen Nase leidet und sich eine Operation leisten kann, profitiert davon womöglich schneller und nachhaltiger als durch eine langwierige Psychotherapie. Dennoch wird die Nasenkorrektur in der Regel nicht von der Krankenkasse bezahlt, da die Krankenkassen dem Wirtschaftlichkeitsgebot nach § 12 SGB V unterliegen, das heißt, Leistungen werden nur erstattet, wenn sie notwendig, ausreichend, wirtschaftlich und zweckmäßig sind. Notwendig bedeutet, dass die Leistungen geeignet sind, Krankheiten zu erkennen, zu heilen, ihre Verschlimmerung zu verhüten oder Krankheitsbeschwerden zu lindern. Abweichungen von einer idealen Norm bei intakter Funktionsfähigkeit wie bei einer als zu groß empfundenen Nase gehören nicht dazu. Eine Ausnahme gilt, wenn die Abweichung entstellend wirkt. Dabei reicht das subjektive Empfinden des Betroffenen nicht aus. Maßgeblich für eine Entstellung ist der unmittelbare Eindruck durch Augenschein in üblicher Alltagskleidung. Die Entstellungen müssen objektiv so auffällig sein, dass sie schon bei flüchtiger Begegnung in alltäglichen Situationen, quasi »im Vorbeigehen«, bemerkt werden und Reaktionen der Mitmenschen wie Neugier, Betroffenheit oder Anstarren auslösen und dadurch die Teilhabe am Leben in der Gesellschaft erheblich beeinträchtigen.[31]

Gar nicht so selten empfinden Menschen einen vermeintlichen körperlichen Makel als Entstellung, auch wenn das für ihr soziales Umfeld nicht nachvollziehbar ist. Die übermäßige Beschäftigung mit dem fehlerhaften Körperteil kann krankhafte Züge annehmen. Die Betroffenen vergleichen ihr Aussehen ständig mit dem anderer Menschen, kontrollieren sich ständig durch Blicke in den Spiegel oder berühren zwanghaft den vermeintlichen Defekt. Auf der anderen Seite vermeiden sie Kontakte und ziehen sich immer mehr aus der Öffentlichkeit zurück aus Angst vor Blicken und abwertenden Bemerkungen. Das Leiden kann so stark werden, dass die Betroffenen eine Depression entwickeln und nicht mehr leben wollen. Hinter dieser Symptomatik steckt eine ernsthafte psychische Erkrankung, die *körperdysmorphe Störung*, eine wahnhafte Überzeugung, von einem körperlichen Defekt betroffen zu sein. Die Erkrankung wird leider häufig übersehen, da sich die Betroffenen so sehr schämen, dass sie sich niemandem anvertrauen mögen. Die genaue Häufigkeit kann daher aufgrund der hohen Dunkelziffer nicht bestimmt werden, Epidemiologen gehen von 0,7 bis zu 5 Prozent der Bevölkerung aus. Männer und Frauen sind gleich häufig betroffen, wobei Frauen vor allem unter ihren Brüsten, Hauterscheinungen und der Form ihrer Beine leiden, Männer eher unter dem Aussehen und der Größe ihrer Genitalien und der Körperbehaarung. Unter den Patienten, die sich in dermatologische oder plastisch-chirurgische Behandlung begeben, dürfte die körperdysmorphe Störung deutlich häufiger vorkommen.

Die Erkrankung beginnt meist in der Pubertät und verläuft häufig chronisch. Die Ursache ist nicht bekannt, es werden Störungen im Serotoninhaushalt, fehlerhafte Wahrnehmungs- und Bewertungsprozesse sowie eine zwanghafte Persönlichkeitsstruktur angenommen. Äußere Einflüsse wie das Schönheitsideal und gesellschaftliche Erwartungen spielen nur eine untergeordnete Rolle. Meistens bezieht sich die körperdysmorphe Störung zunächst nur auf einen Körperteil. Die operative Beseitigung des vermeintlichen Defekts bringt nur vorübergehend Entlastung, da die zugrunde liegende Störung nicht behandelt wird. Infolgedessen kann sich die Symptomatik auf andere Körperregionen verlagern. Das kann so starke Ausmaße annehmen, dass Schönheitsoperationen zur Sucht werden. Experten sind sich daher darin einig, dass eine Operation bei einer körperdysmorphen Störung kontraindiziert ist. Die Behandlung sollte in erster Linie psychotherapeutisch erfolgen. Als besonders wirksam hat sich die Verhaltenstherapie erwiesen, bei der die Patienten lernen, den vermeintlichen Makel zu akzeptieren und sich wieder nach und nach in der Öffentlichkeit zu zeigen. Unterstützend können Antidepressiva und gegebenenfalls auch Antipsychotika wirken.[32]

Fragwürdige Intimchirurgie
Ein vermeintlicher Makel an einem in der westlichen Welt bis vor wenigen Jahrzehnten völlig unbeachteten Körperteil ist die Größe und

das Aussehen der Schamlippen. Mitte der 1980er-Jahre wurde erstmals eine Operationstechnik zu Verkleinerung der inneren Schamlippen veröffentlicht, die zunächst wenig Beachtung fand. Doch seit Beginn der 2000er-Jahre nahm die Zahl der operativen Schamlippenverkleinerungen rapide zu. Schon 2005 wurden in Deutschland jährlich rund 1000 Schamlippenstraffungen durchgeführt, und vermutlich waren es noch viel mehr, da die Dunkelziffer hoch ist.[33] Vordergründig werden medizinische Gründe angeführt, um eventuell doch eine Kostenübernahme durch die Krankenkasse zu erreichen, was aber meistens aussichtslos ist, da große innere Schamlippen keine Erkrankung im eigentlichen Sinne darstellen. Dennoch wird die sogenannte *Hypertrophie der Schamlippen* in der internationalen Klassifikation der Krankheiten unter der Nummer N90.6 angeführt. Und es gibt sogar eine Schweregradeinteilung in vier Stadien, von Grad 1 mit gleich großen inneren und äußeren Schamlippen bis Grad 4 mit einer Vergrößerung der inneren Schamlippen einschließlich der Klitorisvorhaut bis hin zum Damm.[34] In der Begutachtung klagen die meist jungen Frauen über eine Reizung der Haut und Entzündungen durch Reiben mit der Kleidung und daraus resultierende Probleme beim Radfahren, Reiten und beim Sex. Dies verwundert, da Männer durch ihre um ein vielfaches größeren Hoden eher beeinträchtigt sein dürften, was von ihnen aber offensichtlich nicht als störend empfunden wird.

Die eigentliche Ursache für den massiven Anstieg der Intimoperationen liegt vermutlich in der Verunsicherung junger Frauen durch die zunehmende mediale Präsenz von nackten Frauen.[35] Darüber hinaus gibt es seit etwa 20 Jahren den Trend zur vollständigen Intimrasur. Dadurch wurde sichtbar, was bis dahin durch die Körperbehaarung verborgen war. Nackte Frauen werden in allgemein verfügbaren Erotikportalen, Magazinen und Softpornos heute in der Regel vollständig rasiert abgebildet. Als Standard gilt das Genital eines jungen Mädchens, das der Oberseite eines Brötchens gleicht, wobei die äußeren Schamlippen die inneren vollständig verdecken. Da dieses Idealbild bei erwachsenen Frauen jedoch so gut wie nie vorkommt, wird mit Grafikbearbeitung nachgeholfen.

Rein anatomisch betrachtet gibt es für die Größe und die Gestalt der großen und kleinen Schamlippen keinen Normalbefund, da sie von Frau zu Frau erheblich variieren können. Beim Kind sind die kleinen Schamlippen nicht sichtbar, da sie von den großen äußeren Schamlippen bedeckt werden. Unter den hormonellen Veränderungen wachsen die inneren Schamlippen in der Pubertät und ragen dann nach Abschluss der Reife über die äußeren Schamlippen heraus. Tatsächlich hat sich mal jemand die Mühe gemacht, die Länge der kleinen Schamlippen nachzumessen. Heraus kamen Längen zwischen 0,7 und 5 Zentimetern, der Durchschnitt lag bei 2 bis 3 Zentimetern.[36]

Die Zunahme der intimchirurgischen Eingriffe veranlasste den Hamburger Psychologen und Professor für Neurowissenschaften Erich Kasten zu einer Untersuchung über die ästhetischen Vorlieben von Männern und Frauen zum weiblichen Genital. Frauen bevorzugten vor allem kurze innere Schamlippen, die nicht über die äußeren Schamlippen herausragten. Ganz anders die Männer. Denen waren Größe und Form letztendlich egal, große oder kleine Schamlippen waren für sie ähnlich »erotisch« und »ästhetisch«.[37]

An dieser Stelle kann man sich fragen, wem dieses künstliche Schönheitsideal eigentlich nützt, außer mutmaßlich pädophilen Männern, der Pornoindustrie und einigen Schönheitschirurgen. Und ob es sich nicht um eine moderne Form der Unterdrückung der Frauen handelt. Allerdings leben wir in einer aufgeklärten Welt, und niemand zwingt die Frauen, sich das gesunde Genital operieren zu lassen. Die Frauen in einigen Gegenden Afrikas und Asiens haben diese Wahl häufig nicht, da auch heute noch rituelle Beschneidungen stattfinden. Dabei wird nicht selten neben den inneren Schamlippen auch die Klitoris entfernt, was das Lustempfinden erheblich beeinträchtigt. Und das alles aus traditionellen und zum Teil auch religiösen Gründen. Dahinter steckt oft der Aberglaube, dass eine als »unrein« geltende unbeschnittene Frau Unheil über die Familie bringe. Früher geschah die rituelle Beschneidung mit Einsetzen der ersten Regelblutung als Initiationsritus. Aufgrund mangelnder hygienischer Verhältnisse kam es immer wieder zu schwerwiegenden Komplikationen bis hin zu Sepsis und Tod. Heutzutage wird die

Beschneidung in einigen Kulturen schon im Kleinkindalter vorgenommen, damit sich das Kind nicht dagegen wehrt.

Die chirurgische Schamlippenverkleinerung wird als kleiner, harmloser Eingriff propagiert. Doch auch wenn sie von einem erfahrenen Operateur unter Einhaltung der hygienischen Standards durchgeführt wird, birgt sie Risiken, die gern bagatellisiert werden. Nach der Operation kann es durch die hohe Bakterienbesiedelung aus dem Analbereich zu Wundheilungsstörungen und Entzündungen kommen, außerdem zu Narbenproblemen mit Schmerzen und Sensibilitätsstörungen.[38]

Lipödem: Wenn Reiterhosen krankhaft werden

Ein anderer lukrativer Geschäftsbereich der ästhetischen Chirurgie ist das Fettabsaugen, die *Liposuktion*. Jeder, der schon mal eine Diät gemacht hat, weiß, wie mühsam Abnehmen ist. Und wie frustrierend, wenn nach kurzer Zeit alle verlorenen Kilos wieder zurückkehren. Und wenn wir Gewicht verlieren, dann leider an den falschen Stellen. Während das Gesicht schnell eingefallen wirkt, erste Fältchen noch deutlicher hervortreten und der Busen schrumpft, hält sich das Fett hartnäckig an Oberschenkeln, Hüften und Bauch, die Problemzonen der Frau. Wie schön wäre es, das Fett an den ungeliebten Stellen einfach wegzuschneiden. Das hat man tatsächlich versucht, aber mit zweifelhaftem Erfolg. Das Fettgewebe ist durchzogen von Blutgefäßen, Nervenzellen und Bindegewebe, und das großflächige Wegschneiden birgt erhebliche Komplikationsrisiken durch Blutungen, Fettembolien und Wundinfektion. Schließlich kam man auf die Idee, das Fett abzusaugen. Das sollte schonender sein, war am Anfang aber ebenfalls komplikationsreich und das Ergebnis eher enttäuschend, da sich häufig unschöne Dellen bildeten. Inzwischen hat sich die Technik des Fettabsaugens erheblich verbessert. Die Liposuktion findet in Tumeszenz-Lokalanästhesie statt. Hierfür wird das Fettgewebe vor dem Absaugen großflächig mit einem hochverdünnten Lokalanästhetikum infiltriert und anschließend mit vibrierenden Mikrokanülen abgesaugt. In einer Sitzung werden nie mehr als 3000 bis 4000 Milliliter entfernt, bei großen Fettansammlungen sind daher gegebenenfalls mehrere Liposuktionen erforderlich.

Dieses Verfahren ist relativ risikoarm und zeigt in der Regel ein gutes kosmetisches Ergebnis. Und die einmal entfernten Fettzellen wachsen nicht mehr nach, das Ergebnis ist daher nachhaltig.

Die Anzahl der Fettzellen wird in der Kindheit angelegt und bleibt nach der Pubertät konstant, auch nach strikten Diäten oder einer Magenverkleinerung.[39] Beim Fasten ändert sich nur das Volumen der Fettzellen. Doch das Fettgewebe ist nicht starr. Es werden zeitlebens neue Fettzellen aus Vorläuferzellen gebildet, gleichzeitig sterben Fettzellen ab. In der Kindheit vermehrt sich das Fettgewebe bei normalgewichtigen Kindern ab dem sechsten Lebensjahr jährlich um das 1,3-Fache, bei stark übergewichtigen Kindern bereits ab dem Alter von zwei Jahren um das 2,5-Fache. Mit Abschluss der Pubertät wird ein Gleichgewicht erreicht. Es sterben genauso viele Fettzellen ab, wie neue gebildet werden. Die einmal festgelegte Zahl an Fettzellen wird beibehalten.

Die Hauptursache für übermäßige Fettansammlungen ist Überernährung. Das Fettverteilungsmuster unterliegt hormonellen Einflüssen. Bei Frauen lagert es sich bevorzugt an den »Problemzonen« Hüften und Oberschenkeln an, bei Männern am Bauch. Schmale Schultern und breite Hüften stellen bei Frauen also eher den Normalzustand dar. Dennoch stören sich viele Frauen an ihren »Reiterhosen«. Sind sie ansonsten schlank, entsteht bei manchen der Wunsch nach einer Liposuktion. In einigen Fällen ist das Fettverteilungsmuster so extrem ausgeprägt, dass man von einer Fettverteilungsstörung spricht. Wird sie krankhaft, spricht man vom *Lipödem*, einer umschriebenen symmetrischen Fettvermehrung vor allem an den Oberschenkeln, seltener auch an den Oberarmen, während Waden und Unterarme relativ schlank bleiben. Das Lipödem betrifft fast ausschließlich Frauen und beginnt nach der Pubertät. Bei einer entsprechenden Veranlagung können hormonelle Veränderungen in der Schwangerschaft oder in den Wechseljahren das Lipödem fördern. Die genaue Ursache ist jedoch nicht bekannt, es werden genetische und hormonelle Einflüsse diskutiert. Männer sind nur betroffen, wenn bei ihnen eine hormonelle Störung, zum Beispiel aufgrund einer Leberzirrhose oder einer Hormonbehandlung, vorliegt.

Die Abgrenzung zur Adipositas, dem krankhaften Übergewicht, ist nicht immer einfach, da auch Frauen mit Lipödem insgesamt stark übergewichtig sein können. Umgekehrt können die Fettwucherungen bei extremem Übergewicht dem Erscheinungsbild des Lipödems ähneln. Am eindeutigsten gelingt die Abgrenzung bei ansonsten sehr schlanken Frauen, die das charakteristische Fettverteilungsmuster eines Lipödems aufweisen. Beim Lipödem finden sich neben der massiven Vermehrung des Fettgewebes auch Wassereinlagerungen im Gewebe, die anders als bei Ödemen aufgrund einer Lymphabflussstörung auf Druck nicht die typischen Dellen hinterlassen. Es werden drei Stadien unterschieden. Im ersten Stadium ist das Unterhautfettgewebe noch gleichmäßig verdickt, im zweiten Stadium wird es knotenförmig und bildet Unebenheiten, und im dritten Stadium finden sich zunehmende Veränderungen des Bindegewebes und ausgeprägte überhängende Fettwülste. Die Betroffenen klagen, vermutlich durch die Wassereinlagerungen, über ein Druck- und Spannungsgefühl, das im Laufe des Tages zunimmt, und über eine verstärkte Berührungsempfindlichkeit. Im fortgeschrittenen Stadium treten darüber hinaus vermehrt blaue Flecken auf. Diese charakteristische Symptomatik findet sich bei reinem Übergewicht nicht. Allerdings kann es auch bei sehr starker Adipositas zu Wassereinlagerungen und Lymphabflussstörungen kommen. In der Sonografie stellt sich das normale Unterhautfettgewebe bei der Adipositas eher echoarm dar, während es beim Lipödem durch den bindegewebigen Umbau wie »Schneegestöber« erscheint.

Das Lipödem gilt als fortschreitende Erkrankung, und es wird vermutet, dass sich neben dem Volumen der Fettzellen auch deren Anzahl erhöht, das Gleichgewicht zwischen Fettaufbau und Fettabbau möglicherweise an den charakteristischen Stellen gestört ist. In einigen Untersuchungen fanden Wissenschaftler eine Vermehrung von Vorläuferzellen, die sich später zu Fett- und Bindegewebszellen differenzieren können. Weiter fanden sie beim Lipödem eine vermehrte Durchlässigkeit und Brüchigkeit der Kapillaren im veränderten Fettgewebe, was die vermehrten Wassereinlagerungen und die Neigung zu blauen Flecken erklären könnte.

Erst im fortgeschrittenen Stadium finden sich auch Abflussbehinderungen des lymphatischen Systems, die die Wassereinlagerungen verstärken, und ein bindegewebiger Umbau in der Umgebung der Fettzellen, der das knotige Erscheinungsbild verursacht.[40]

Hinsichtlich der Häufigkeit des Lipödems gibt es keine gesicherten Daten aus großen Studien. Die wenigen veröffentlichten Zahlen stammen hauptsächlich aus lymphologischen Fachkliniken, dort machen sie 8 bis 18 Prozent der Patienten aus. Allerdings handelt es sich hierbei um eine ausgewählte Klientel. Im allgemeinen ambulanten Bereich reichen die Zahlen von 0,1 Prozent bis 7 Prozent. Die Diagnose Lipödem wurde in den letzten Jahren immer häufiger gestellt, wobei ein nicht unerheblicher Teil der adipösen Patientinnen fälschlicherweise die Diagnose Lipödem erhält, die nicht die Kriterien eines Lipödems erfüllen.[41]

Das Lipödem ist nicht heilbar, aber behandelbar. Betroffene beklagen, dass ihnen häufig geraten wird, abzunehmen und Sport zu treiben. Die krankhaften Fetteinlagerungen lassen sich durch Gewichtsreduktion und Sport allein tatsächlich nur wenig reduzieren. Dennoch sind eine ausgewogene Ernährung und Sport nicht verkehrt, da beides das generelle Wohlbefinden verbessert und, sofern vorhanden, das neben dem Lipödem bestehende Übergewicht reduziert und damit zumindest in geringem Ausmaß auch die Fett- und Wassereinlagerungen im Bereich des Lipödems reduzieren kann. Die wichtigste Therapie stellt die komplexe physikalische Entstauungstherapie KPE dar. Die Kombination von Lymphdrainage und Kompression. Zu Beginn der Behandlung sollte die Lymphdrainage zweimal täglich über drei bis vier Wochen stattfinden, was eine erhebliche Ödemreduktion bis zu 70 Prozent bringen kann. Um das Ergebnis zu halten, ist die Lymphdrainage allerdings lebenslang ein- bis zweimal pro Woche erforderlich, ebenso wie die tägliche Kompression durch entsprechend angepasste Strümpfe. In schweren Fällen kommt die eingangs beschriebene Liposuktion zum Einsatz, die den Vorteil hat, dass die entfernten Fettzellen nicht nachwachsen. Dennoch ist anschließend weiterhin die KPE erforderlich.

Bisher wurden die Kosten für die Liposuktion nicht regulär von den Krankenkassen übernommen, da die Diagnose Lipödem weiterhin kontrovers diskutiert wird. Patientenverbände konnten aber erreichen, dass seit 2019, zunächst befristet bis 31.12.2024, eine Kostenübernahme ab Stadium 3 gewährt wird, wenn bei gesicherter Diagnose die konservative Therapie mit KPE über sechs Monate nichts gebracht hat und der *BMI* – der Body-Mass-Index – unter 35 kg/m² liegt. Bei höherem BMI sollte vorrangig die Adipositas behandelt werden. Der Verband »Organisierte Selbsthilfe von Frauen mit Lipödem« hat diese Entscheidung als nicht weitreichend genug kritisiert, da aus ihrer Sicht im Stadium 3 eine Gewichtsreduktion auf einen BMI von unter 35 kg/m² nicht mehr möglich sei. Ein BMI von 35 kg/m² ist allerdings nicht unerheblich. Eine Frau mit einer Körpergröße von 165 Zentimetern muss 95 Kilogramm auf die Waage bringen, um ihn zu erreichen. Die Vertreter der Deutschen Gesellschaft für Phlebologie widersprechen dem Ansinnen der Betroffenen und stecken die Grenzen zur Liposuktion noch enger bei einem Körpergewicht unter 120 Kilogramm oder einem BMI unter 32 kg/m². Gleichzeitig sind sich Betroffene und Behandler einig, dass eine Behandlung des Lipödems frühzeitig, möglichst im Stadium 1, begonnen werden sollte, um ein Fortschreiten aufzuhalten. Mittlerweile laufen auch Studien zur Behandlung des Lipödems in den Stadien 1 und 2. Wenn am Ende der Frist 2024 Ergebnisse vorliegen, will der Gemeinsame Bundesausschuss von Krankenkassen, Kliniken und Ärzten, das höchste Gremium der Selbstverwaltung im Gesundheitswesen, über zukünftige Regelungen zur Kostenübernahme entscheiden.

Heilpraktiker

Wer ohne Medizinstudium heilkundlich tätig sein möchte, hat die Möglichkeit, als Heilpraktiker zu arbeiten. Grundsätzlich steht der Beruf des Heilpraktikers jedem offen, der den Hauptschulabschluss hat, mindestens 25 Jahre alt, nicht mit dem Gesetz in Konflikt geraten und geistig gesund ist. Voraussetzung ist das Bestehen einer einheitlichen staatlichen Prüfung zum Heilpraktiker, die von den Gesundheitsämtern in Form einer schriftlichen und einer mündlichen Prüfung abgenommen wird. Anschließend erfolgt die Erlaubnis zur Ausübung der Heilkunde gemäß Heilpraktikergesetz durch die zuständige Landesbehörde.

In Deutschland praktizieren etwa 45 000 Heilpraktiker. Ihnen stehen 450 000 Ärzte gegenüber.

Es gibt keine geregelte Ausbildung zum Heilpraktiker. Einige im DDH (Dachverband Deutscher Heilpraktikerverbände) organisierten Verbände bieten jedoch eine kostenpflichtige Ausbildung an, die zwischen ein bis drei Jahre dauert. Dort wird das für die Prüfung erforderliche medizinische Grundwissen aus den Bereichen Anatomie, Physiologie, Pathophysiologie, allgemeine Krankheitslehre einschließlich psychische Leiden, Erste Hilfe, Untersuchungstechniken einschließlich Spritzen geben und Blutabnahme, Umgang mit Patienten, Deutung grundlegender Laborwerte, Hygiene, relevante Gesetze und die Grenzen des Erlaubten vermittelt. Die Qualität der Ausbildung unterliegt allerdings keiner staatlichen Aufsicht, entscheidend ist das Bestehen der Prüfung. Die Prüfungsfragen zielen im Wesentlichen darauf ab, dass durch die heilkundliche Tätigkeit keine Schäden entstehen. Es handelt sich daher eher um eine Unbedenklichkeitsprüfung als eine Fachprüfung! Heilpraktiker haben Therapiefreiheit. Die großen Säulen bilden hierbei die Naturheilkunde, die Homöopathie und ausleitende Verfahren. Zumindest die Naturheilkunde ist unter Ärzten anerkannt, da die Basis unseres heutigen pharmakologischen Wissens aus der Naturmedizin herrührt und es Wirksamkeitsnachweise für Pflanzenmedizin gibt, zum Beispiel Johanniskraut gegen Depressionen, aber auch Digitalis aus dem Fingerhut gegen Herzrhythmusstörungen. An der Homöopathie scheiden sich die Geister. Und auch die anderen Verfahren sind umstritten. Einige Heilpraktiker bieten Irisdiagnostik, Akupunktur, Atemtherapie oder Osteopathie an. Manche besitzen Kenntnisse in der traditionellen chinesischen Medizin. Und als Zusatzqualifikation sind psychotherapeutische Verfahren wie die systemische Therapie, NLP, Hypnose und autogenes Training verbreitet. Letzteres kann zumindest von der Krankenkasse erstattet werden. Den möglichen Therapien sind keine Grenzen gesetzt. Vieles grenzt an Esoterik. Hierzu gehören auch die Kinesiologie, das Auspendeln von Nahrungsmittelallergien und die Geistheilung.

Verboten sind den Heilpraktikern die Verordnung verschreibungspflichtiger Medikamente, die Geburtshilfe und die Behandlung meldepflichtiger Infektionskrankheiten. Die Behandlung durch einen Heilpraktiker wird in der Regel nicht von der gesetzlichen Krankenversicherung bezahlt. Allerdings erstatten einige Krankenkassen die Kosten für eine homöopathische Behandlung, was kürzlich aufgrund der fehlenden wissenschaftlichen Grundlage eine politische Debatte ausgelöst hat. Warum soll die Solidargemeinschaft eine an sich wirkungslose Behandlung tragen? Die Krankenkassen verteidigten die Homöopathie, weil sie durch diese Zusatzleistung mehr junge, gesunde, zahlungskräftige Mitglieder gewinnen wollten. Letztendlich gab der Gesundheitsminister Jens Spahn im Sommer 2019 dem öffentlichen Druck nach und erlaubte weiterhin die Kostenerstattung der Homöopathie. Überspitzt formuliert: Wirkt nicht, schadet nicht und kostet nichts.

Man mag zu Heilpraktikern stehen, wie man möchte. Doch neben den esoterischen Scharlatanen gibt es auch sehr gewissenhafte Heilpraktiker, die sich ein hohes medizinisches Wissen erworben haben und ihre Grenzen einhalten. Ein guter Heilpraktiker erkennt ernsthafte Erkrankungen und bestärkt seine Patienten, die notwendigen medizinischen Untersuchungen wahrzunehmen und die von Ärzten verordnete Therapie einzuhalten. Er bietet lediglich Unterstützung zur Linderung der Krankheitssymptome aus der Naturheilkunde und anderen Verfahren an. Und er hört zu. Unabhängig von allen Verfahren wirken das Gespräch und die Zuwendung ohne Zeitdruck. Die Patienten fühlen sich ernst genommen und »gehört«. Leiden, die in der Schulmedizin wenig Beachtung finden wie Reizdarmsyndrom, Strahlensensibilität oder Umweltallergien werden hier anerkannt. Dabei spielt im Grunde nicht das Leiden selbst eine Rolle, sondern der Mensch, der ganzheitlich betrachtet wird. Der Heilpraktiker hört daher auch die Nöte und Sorgen der Patienten an. Wenn er nach einem langen Gespräch ein homöopathisches Mittel verschreibt, geht es dem Patienten allein schon deshalb besser, weil der Heilpraktiker Hoffnung, Verstehen und Zuversicht vermittelt hat.

Es gibt aber leider auch die schwarzen Schafe, die immer wieder mit zweifelhaften Therapien in die Schlagzeilen kommen, zum Beispiel Geistheiler, die Patienten von einer Tumoroperation abhalten, mit der

sie gute Chancen auf Heilung gehabt hätten, und damit deren Tod mit-
verantworten. Oder die Impfgegner.

Was Homöopathie mit Impfgegnern verbindet

Marius lief schreiend über den Klinikflur, riss dabei Stühle um und hätte beinahe noch einen Medikamentenwagen umgestoßen. Weder seine
Eltern noch das Pflegepersonal konnten ihn einfangen. Bis er schließlich
von Muskelkrämpfen geschüttelt zusammenbrach und ich hinzugeru-
fen wurde. Als ich auf die Station kam, fand ich ihn apathisch auf dem
Boden liegend. Ich war junge Stationsärztin in einer Epilepsieklinik,
und Marius war uns zur Abklärung einer schwer verlaufenden Epilepsie überwiesen worden.

Bis vor einem halben Jahr war Marius ein aufgeweckter und fröhli-
cher Junge gewesen. Doch als er nach den großen Ferien in die dritte
Klasse kam, war der bis dahin ausgeglichene Schüler plötzlich unruhig
und reizbar. Ständig wirkte er abgelenkt. In den nächsten Wochen san-
ken Marius' Leistungen rapide, und er wurde immer vergesslicher. Als
er schließlich unkontrollierbare Muskelzuckungen entwickelte, kam er
zu uns in die Epilepsieklinik. Aber litt er wirklich an Epilepsie? Der
Krankheitsverlauf passte irgendwie nicht dazu. Normalerweise verursacht Epilepsie keine Veränderung der Persönlichkeit und auch keine
Demenz. Marius' Zustand war mittlerweile jedoch so schlecht, dass es
kaum noch Hoffnung auf eine vollständige Genesung gab. Alles deu-
tete auf einen raschen Zerfall seines Gehirns hin. Doch was war der
Grund? Die fieberhafte Suche nach einem Krankheitsauslöser begann.
Nur wenn wir die Ursache fanden, so unsere Hoffnung, könnten wir den
weiteren Verlauf vielleicht noch stoppen.

Die Kernspintomografie des Gehirns erinnerte an das Bild, das wir
sonst nur bei fortgeschrittener Alzheimer-Demenz kannten. Und die
Untersuchung des Liquors, der Flüssigkeit, die das Gehirn umgibt, deu-
tete darauf hin, dass ein entzündlicher Prozess vorliegen könnte. Ein
Erregernachweis gelang jedoch nicht. Und außer mit einigen harmlo-
sen Erkältungen war Marius in den letzten zwei Jahren nicht krank
gewesen. Es gab auch keine Demenzerkrankungen oder andere neuro-

logische Erkrankungen in der Familiengeschichte. Die Untersuchung der Gehirnströme mittels EEG zeigte massive Veränderungen, die wir zunächst nicht deuten konnten. Bis wir bei unserer Internetrecherche auf einen Bericht über EEG-Veränderungen stießen, die typischerweise bei der sogenannten subakuten sklerosierenden Panenzephalitis (SSPE) auftreten. Dabei handelt es sich um die seltene Spätkomplikation einer Maserninfektion, die mit einer langsam fortschreitenden Entzündung des Gehirns einhergeht, bei der die Nervenzellen zugrunde gehen und durch funktionsloses Bindegewebe ersetzt werden. Und Marius' EEG-Veränderungen sahen genau so aus. Tatsächlich hatte Marius im Alter von zweieinhalb Jahren eine Maserninfektion durchgemacht. Da wir nun wussten, wonach wir suchen mussten, konnten wir mit einer Spezialanalyse Masernantikörper im Liquor nachweisen. Doch die Erleichterung der Eltern, dass wir endlich die Ursache gefunden hatten, wurde jäh zerstört. Denn für die SSPE gibt es keine wirksame Therapie. Hilflos mussten wir zusehen, wie Marius immer mehr abbaute, bis er schließlich ins Koma fiel. Fünf Monate später war er tot. Hier könnte die Geschichte enden, doch es kam noch schlimmer. Auch sein ein Jahr jüngerer Bruder erkrankte und starb ein Dreivierteljahr nach ihm. Beide Kinder waren im Kleinkindalter an Masern erkrankt. Nur der jüngste der drei Brüder blieb verschont. Er war als Einziger gegen Masern geimpft worden.

Doch was hat Marius' traurige Geschichte mit den Modekrankheiten zu tun? Und welche Rolle spielt dabei die Homöopathie? Masern gehören beileibe nicht zu den Modekrankheiten. Und wenn es nach der Weltgesundheitsorganisation ginge, wären sie inzwischen weitgehend ausgerottet. Was mit den weltweiten Impfkampagnen bei den Pocken gelang, ist bei den Masern leider gescheitert. Und es sieht momentan auch nicht so aus, als wenn sich daran so schnell etwas ändern würde. Seit den 2000er-Jahren nehmen die Maserninfektionen in Europa wieder zu. Eine Ursache stellt die Migration aus Ländern dar, die kaum Zugang zu Impfstoffen haben. Doch die größere Gefahr geht von den immer zahlreicher werdenden Impfgegnern aus. Und hier schließt sich der Kreis. Denn die Impfgegner finden sich vor allem unter den Anhängern der Homöopathie. Mit fatalen Folgen. Denn Marius' Geschichte ist kein Einzelfall. Mittlerweile häufen sich die Fallberichte über SSPE, die vor allem dann auftreten, wenn die Kinder zum Zeitpunkt der Maserninfektion unter zwei Jahre alt waren. Demnach liegt das Risiko für eine SSPE als Spätkomplikation zwischen 1:1700 und 1:3300 für Kinder, die zum Zeitpunkt der Maserninfektion unter fünf Jahre alt waren.[42]

Marius' Eltern hatten immer nur das Beste für ihre Kinder gewollt und gewissenhaft alle Vorsorgeuntersuchungen beim Kinderarzt wahrgenommen. Und selbstverständlich wollten sie auch die empfohlenen Impfungen durchführen lassen. Doch an dem Tag, an dem Marius geimpft werden sollte, erkrankte er an einem fieberhaften Infekt, sodass die Impfung verschoben wurde. Marius' Infekt hielt sich hartnäckig, doch seine Mutter scheute sich, ihm ein Antibiotikum zu geben. Stattdessen folgte sie trotz anfänglicher Skepsis dem Rat ihrer besten Freundin und suchte einen Homöopathen auf. Auch wenn sie nicht von der Wirkung der zuckerhaltigen Kügelchen überzeugt war, konnten sie ja zumindest nicht schaden. Und schlimmstenfalls könnte Marius immer noch das Antibiotikum des Kinderarztes schlucken.

Marius' Mutter fühlte sich in der homöopathischen Praxis wohl, das Ambiente war einladend und nicht so steril wie in einer Arztpraxis. Der Homöopath nahm sich viel Zeit und stellte sehr viele Fragen, die nicht nur Marius' Symptome, sondern auch die Situation der Familie, Sorgen und Nöte umfasste. Marius' Mutter konnte sich nicht erinnern, jemals so lange und ausführlich mit einem Arzt gesprochen zu haben. Schließlich verordnete der Homöopath die für Marius passenden Globuli und einen Tee. Und nach wenigen Tagen waren die Symptome verschwunden. Nun würde sie also bald den Impftermin nachholen können. Zur Sicherheit fragte sie jedoch den Homöopathen, wie lange sie noch warten solle. Und dann nahm das Unheil seinen Lauf.

Der bisher so bedächtige Homöopath rang sichtlich um Fassung. Er halte gar nichts von Impfungen, denn es sei überhaupt nicht sicher, ob die Impfungen wirklich vor Masern schützen, denn auch Geimpfte würden mitunter an Masern erkranken. Dieser ganze Impfwahnsinn sei eine Marketingstrategie der Pharmaindustrie, die nur am Profit interessiert sei. Deren Lobbyisten säßen in allen wissenschaftlichen und politischen Gremien und würden Studien, die die Schädlichkeit von Impfungen unter Beweis stellten, unter Verschluss halten. So wie die Autismus-Studie des renommierten Wissenschaftlers Wakefield, die einen eindeutigen Zusammenhang zwischen der üblichen Dreifachimpfung Masern-Mumps-Röteln und Autismus herstellte.[43] Doch statt Wakefield für seine bahnbrechenden Ergebnisse auszuzeichnen, werde er mit der Behauptung, er sei von Anwälten autistischer Eltern für diese Studie bezahlt worden, mundtot gemacht. Marius' Mutter bekam erste Zweifel. Und der Homöopath zog alle Register. Aus seiner Sicht sei es wichtig für die Entwicklung der Kinder, er sprach von »Ichwerdung«, wenn sie Kinderkrankheiten durchmachten. Nach ausgestandener Erkrankung könne man häufig einen Entwicklungsschub beobachten. Und grundsätzlich seien Masern eine harmlose Kinderkrankheit, die ein gesundes Kind ohne Probleme wegstecken könne. Komplikationen seien zwar möglich, träten aber so selten auf, dass die Vorteile, die Infektion durchgemacht zu haben, überwögen. Sie litten später zum Beispiel seltener an Allergien und Autoimmunerkrankungen wie Neurodermitis und Multiple Sklerose. Und selbst vor Tumoren sollten durchgemachte Infektionen schützen. Umgekehrt seien diese Erkrankungen bei Geimpften häufiger.[44]

Sichtlich aufgewühlt kehrte Marius' Mutter nach Hause zurück. Was sollte sie tun, wer hatte nun recht? Marius' Vater meinte, sie sollten dem erfahrenen Kinderarzt vertrauen. Doch Marius' Mutter beschloss, erst einmal abzuwarten. Impfen könne man später immer noch. In den nächsten Wochen hörte sie sich weiter um. Und in ihrem Bekanntenkreis fanden sich viele überzeugte Impfgegner. Einige empfahlen sogar Impfpartys, bei denen sich die nicht geimpften gesunden Kinder bei einem an Masern erkrankten Kind anstecken sollten, um die Krankheit zu durchlaufen und anschließend die Vorteile einer überstandenen Infektion zu genießen. So weit mochte Marius' Mutter dann doch nicht gehen. Schließlich beschloss sie, gegen die Einwände ihres Ehemannes, das Schicksal entscheiden zu lassen. Wenn Marius sich von allein anstecken würde, wäre es gut, wenn nicht, auch gut.

Meine anfängliche Wut auf Marius' Eltern verflog schnell, da sie so sehr unter Schuldgefühlen und unausgesprochenen Vorwürfen litten, dass es sie innerlich zerriss. Natürlich haben Eltern eine Verantwortung. Aber selbst aufgeklärte Menschen sind nicht immer immun gegen die Übermacht der sogenannten alternativen Medizin und ihrer Anhänger. Marius' Beispiel zeigt eindrücklich, was die vor allem in der Homöopathie beheimateten Impfgegner anrichten können. Dabei überrascht die Angst vor dem Impfen umso mehr, wenn man sich die Grundidee der Homöopathie anschaut. Denn beide Verfahren zielen letztendlich darauf ab, die Selbstheilungskräfte und das Immunsystem zu stärken, um mit Erkrankungen besser fertigzuwerden oder sie zu verhindern. Und anders als von den Impfgegnern behauptet, überwiegen die Vorteile der Masernimpfung gegenüber der Erkrankung. Laut Robert Koch-Institut sind schwere Nebenwirkungen der Impfung im Vergleich zu den Schäden durch eine Maserninfektion sehr selten. Demnach sterben etwa 100 von 100 000 Erkrankten an Masern. Schwere Nebenwirkungen der Impfung betreffen hingegen nur etwa 2 von 100 000 Geimpften.[45]

Als der deutsche Arzt Samuel Hahnemann 1796 das »Organon der Heilkunst« veröffentlichte, das in überarbeiteter Form bis heute gültige Grundlagenwerk der Homöopathie, waren Viren und Bakterien als Krankheitserreger noch nicht bekannt. Vielmehr ging man davon aus, dass Krankheiten von Miasmen, einer »krankheitsverursachenden Materie, die durch faulige Prozesse in Luft und Wasser entsteht«, verursacht werden. Andererseits war es bereits möglich, Menschen mit dem unschädlichen Sekret aus Kuhpocken wirksam gegen eine Pockeninfektion zu impfen, auch wenn man den Auslöser, das Pockenvirus, noch nicht kannte. Die Kuhpocken waren den Menschenpocken offenbar ähnlich. Schließlich hatte Hahnemann eine für seine Zeit geniale Idee: Wenn man eine Substanz wähle, die ähnliche Symptome wie die Erkrankung des Patienten hervorrufe, könne man damit die Selbstheilungskräfte stärken und den Patienten heilen. Um dem Patienten mit den meist giftigen Substanzen nicht zu schaden, verdünnte er sie.

Anders als in der Homöopathie behandelt man mit einer Impfung nicht das Symptom einer Erkrankung, sondern die Ursache. Dafür verwendet man entweder abgeschwächte Erreger oder deren Bestandteile, zum Beispiel das Tetanustoxin in einer unschädlichen Dosis. Vor diesem Hintergrund erscheint es zunächst unverständlich, warum Homöopathieanhänger keine Schwierigkeiten damit haben, hochgiftige Substanzen wie Arsen oder Quecksilber einzunehmen, aber vor den Impfungen mit abgeschwächten Erregern Angst haben. Mit naturwissenschaftlicher Logik kommt man an dieser Stelle nicht weiter. Immerhin sind die gebräuchlichen homöopathischen Mittel in der Regel so weit verdünnt, dass in der Arznei kein Molekül der Ausgangssubstanz mehr nachweisbar ist. Somit kann man zumindest sichergehen, dass die Globuli selbst nicht schaden. Ob sie nützen, ist hingegen eine reine Glaubenssache. Die von den Homöopathieanhängern verteufelte Schulmedizin sieht die Wirksamkeit vor allem im Placeboeffekt. Demnach braucht es zwei Faktoren, damit homöopathische Medikamente wirken können. Der Patient muss daran glauben und ebenso der verordnende Homöopath, was übrigens auch bei Kindern und Tieren funktioniert. Um Kritikern etwas entgegenzusetzen, verweisen Homöopathieanhänger gern auf das Gedächtnis des Wassers und die Quantenphysik. Fragt man allerdings genauer nach, bleiben sie die Antwort schuldig, was auch nicht verwundert, denn die Quantenphysik ist so kompliziert, dass sie von höchstens zwei Prozent der Bevölkerung wirklich verstanden wird.

Ein weiteres Beispiel für die gefährlichen Abwege der alternativen Medizin, das mich wirklich fassungslos machte, begegnete mir erst kürzlich im Rahmen einer psychiatrischen Begutachtung. Eine junge Frau hatte einen schwerwiegenden Suizidversuch überlebt, doch damit nicht genug: Durch den Sprung aus großer Höhe hatte sie eine Querschnittslähmung erlitten und saß nun im Rollstuhl. Trotz allem kämpfte sie sich tapfer zurück ins Leben, denn erstmals seit zwei Jahren ging es ihr wieder deutlich besser. Zu meiner Überraschung verlor sie sich nicht in Selbstvorwürfen, als sie ihren Leidensweg schilderte.

Zwei Jahre zuvor hatte alles begonnen. Die junge Frau war nach einer Trennung in eine andere Stadt gezogen und hatte eine neue Arbeit angefangen. Die anfängliche Euphorie des Neuanfangs war bald vorüber, und irgendwann stellten sich Schlafstörungen ein. Sie dachte viel nach, bekam Zukunftsängste und fühlte sich zunehmend abgeschlagen und müde und hatte keinen Appetit mehr. Schließlich suchte sie eine Heilpraktikerin auf, die sie gründlich befragte. Um ganz sicherzugehen, ließ sie noch eine spezielle Urinuntersuchung machen, dann stand die Diagnose fest: HPU, *Hämopyrrollaktamurie*. Obwohl ich über ein fundiertes medizinisches Wissen verfüge, hatte ich von dieser Erkrankung noch nie etwas gehört. Und auch bei meinen ärztlichen Kollegen hinterließ diese Diagnose Ratlosigkeit. Doch das war kein Wunder, denn die Heilpraktikerin hatte der jungen Patientin versichert, dass diese Stoffwechselerkrankung den allermeisten Ärzten unbekannt sei. Dabei leide etwa jede zehnte Frau und ein Prozent der Männer an HPU, einer Stoffwechselstörung, bei der der rote Blutfarbstoff Hämoglobin teilweise falsch gebildet werde. Um den Körper von dem fehlerhaften Hämoglobin zu entgiften, benötige er große Mengen an Vitamin B6, Zink und zum Teil auch Mangan, wodurch es auf Dauer zu Mangelerscheinungen kommen könne, was die Symptome der jungen Frau erkläre. Mit herkömmlichen Methoden sei die Erkrankung nicht feststellbar. Dafür bedürfe es eines speziellen Urintests, der ausschließlich von einem Labor in den Niederlanden durchgeführt werde.

Die Therapie war denkbar einfach. Die junge Frau sollte einfach über mehrere Wochen ein Kombinationspräparat mit Vitamin B6, Zink und Mangan einnehmen, und dann würde sie schnell wieder gesund.[46] Und tatsächlich schien diese Therapie zu helfen. Die junge Frau fühlte sich vitaler und bekam wieder mehr Appetit. Doch die Schlafstörungen blieben, und ihre Stimmung wurde zunehmend schlechter. Als sie die Heilpraktikerin erneut aufsuchte, wusste diese sie zu beruhigen. Offenbar hatte die so lange unerkannte Hämopyrrollaktamurie den Stoffwechsel bereits so geschädigt, dass sich Schwermetalle im Körper eingelagert hatten. Doch auch hierfür gab es eine passende Therapie, die Ausleitung. Schon bald würde es ihr besser gehen. Doch das tat es nicht. Und am Ende wusste die junge Frau keinen anderen Ausweg mehr als den Suizid.

Bereits in der neurochirurgischen Klinik wurde die junge Frau einem Facharzt für Psychiatrie vorgestellt, der eine schwere Depression diagnostizierte und ein schlafanstoßendes Antidepressivum verordnete. Während ihrer körperlichen Genesung stand ihr eine Psychologin zur Seite, mit der sie regelmäßig Gespräche führte. Und das Antidepressivum zeigte Wirkung. Endlich konnte die junge Frau wieder schlafen, der Appetit kehrte zurück, und nach wenigen Wochen besserte sich auch die Stimmung. Mithilfe einer stationären Psychotherapie gelang es ihr nach und nach, ihre gravierend veränderte Lebenssituation als Querschnittsgelähmte zu bewältigen.

Ich bewundere den Mut dieser jungen Frau, die sich nicht in Selbstvorwürfen erging, sondern ihr Leben wieder anpackte. Umso wütender macht es mich, dass ihr viel Leid erspart geblieben wäre, wenn ihre Depression rechtzeitig diagnostiziert und fachgerecht behandelt worden wäre. Doch statt die typischen Symptome einer Depression zu erkennen, versteifte sich die Heilpraktikerin auf die Diagnose der Pseudokrankheit Hämopyrrollaktamurie, für die es keine wissenschaftliche Grundlage gibt.[47] Und selbst als ihre Behandlungsmethode scheiterte, überwies sie ihre Patientin nicht zu einem Facharzt, sondern bediente sich auch noch der zweifelhaften Behandlungsmethode des Ausleitens.

Vom Ableiten und Ausleiten

Ausleitende Verfahren haben in der Medizin Tradition und dienen zur Entgiftung des Körpers von Ablagerungen in Form von Stoffwechselprodukten, Schwermetallen und Umweltgiften.

Basierend auf der Humoralpathologie, der aus der Antike stammenden Krankheitslehre von den Körpersäften, glaubte man bis in die Neuzeit, Krankheiten entstünden durch ein Ungleichgewicht der Körpersäfte. Das Leben im Überfluss führe zu Verunreinigungen und Vergiftungen des Körpers, denen mit ausleitenden Verfahren zu begegnen sei. Zur Anwendung kamen Aderlässe, Abführmittel und Erbrechen. In der alternativen Medizin kommt noch heute das Schröpfen zur lokalen Durchblutungsförderung durch Unterdruck zur Anwendung. Weiterhin verbreitet sind auch das Fasten und das dazugehörige Abführritual, von dem man sich eine »Entschlackung« verspricht. Sofern man gesund ist, kann dem Körper zeitlich begrenztes Fasten durchaus guttun. Die ominösen »Schlacken« wurden bisher allerdings vergeblich gesucht, der Darm ist schließlich kein Kohlekraftwerk. In Fastenkliniken wird die Hydrocolontherapie angeboten, im Prinzip ein Einlauf, über den der Darm kräftig durchgespült wird. Die »Schlacken« kann man währenddessen durch ein Rohr vorbeiziehen sehen. Dabei handelt sich in der Regel um Reste der Petersilie aus der abendlichen Fastenbrühe. Zu den ausleitenden Verfahren gehört auch das Schwitzen durch die Anwendung von warmen Wickeln, und auch die Sauna würde in diesen Bereich fallen.

Einige ausleitende Verfahren kommen auch in der Schulmedizin zum Einsatz, zum Beispiel der Aderlass bei der *Polycythämia vera*, einer abnormen Vermehrung von roten Blutzellen, oder der Einsatz von Blutegeln (*Hirudo medicinalis*) zur Verbesserung der Wundheilung nach Operationen. Die gerinnungshemmende und gefäßerweiternde Wirkung des Hirudins aus dem Speichel der Egel hemmt zum Beispiel die Abstoßungsreaktion nach einer Hautverpflanzung. Einige Heilpraktiker nutzen die Egel für den kleinen Aderlass, was nicht ganz ungefährlich ist, vor allem wenn die Egel an verschiedenen Patienten eingesetzt werden, da hierdurch Bakterien übertragen werden können. Egel eignen sich daher nur für die einmalige Verwendung.

Einige Erkrankungen führen zu Ansammlungen von Kristallen im Gewebe, die sich in der feingeweblichen Untersuchung unter dem Mikroskop nachweisen lassen. Hierzu gehören Harnsäurekristalle bei Gicht oder Amyloidablagerungen im Darm bei der seltenen Erkrankung *Amyloidose*. Ausleitende Verfahren sind hierbei allerdings wirkungslos. Entscheidend ist die Behandlung der Krankheitsursache, bei der Gicht zum Beispiel die Normalisierung des Harnsäurespiegels durch eine purinarme Ernährung, also der weitgehende Verzicht auf Fleisch und Alkohol.

Ein weiteres Einsatzgebiet für ausleitende Verfahren sind Schwermetallvergiftungen. »Frau durch Ayurveda-Medikamente vergiftet.« So lautete die Schlagzeile eines im Sommer 2015 im Magazin Der Spiegel veröffentlichten Artikels.[48] Demnach hatte eine 55-jährige Patientin seit

Wochen eine zunehmende allgemeine Schwäche, Missempfindungen, Geschmacksstörungen und Sehstörungen entwickelt, die sie zunächst auf eine Sommergrippe geschoben hatte. Erst nachdem sie nicht mehr selbstständig laufen konnte, suchte sie die Notaufnahme einer Hamburger Klinik auf. Nach umfangreichen Untersuchungen stand die Ursache fest: Die Frau litt unter einer Schwermetallvergiftung. Die Blutwerte für Quecksilber lagen etwa 6-fach über der Norm, und auch die für Blei waren deutlich erhöht.[49] Schließlich berichtete die Patientin über eine zweiwöchige Ayurveda-Kur in Sri Lanka Ende März 2015. Die dort empfohlenen ayurvedischen Medikamente hatte sie anschließend insgesamt über drei Monate eingenommen. Eine Analyse der Pillen ergab, dass in einem Medikament der Quecksilbergehalt 566 110-fach über der zulässigen Norm lag. Das Problem der Schwermetallvergiftungen durch ayurvedische Medikamente ist nicht neu. Schon 2004 berichtete das Deutsche Ärzteblatt darüber, räumte aber auch ein, dass in Europa hergestellte ayurvedische Medikamente hohen Sicherheitsstandards genügen und daher unproblematisch sein sollen.[50] Die hohe Schwermetallbelastung einiger in Indien hergestellter ayurvedischer Medikamente komme zum einen durch die Umweltverschmutzung, zum anderen aber auch daher, dass bei einigen ayurvedischen Produkten Schwermetalle zur Behandlung eingesetzt werden, die aus mineralischen Rohstoffen stammen. Normalerweise werden ungiftige Rezepturen verwendet, aber Fehler bei der Herstellung könnten eben doch zu Schwermetallvergiftungen führen.

Früher waren Schwermetallvergiftungen mit Blei, Quecksilber oder Cadmium bei bestimmten Berufsgruppen gefürchtet, vor allem in der metallverarbeitenden Industrie und bei Minenarbeitern. Bei andauernder Exposition lagern sich Schwermetalle in den Organen, den Knochen und im Gehirn ab. Die Folge sind Organschäden, neurologische Ausfälle und Tumorerkrankungen. Folgeschäden einer beruflich bedingten Schwermetallexposition sind als Berufskrankheit anerkannt und werden entschädigt, sind aber heute aufgrund von vorgeschriebenen Schutzmaßnahmen in Europa selten. Anders sieht es in Afrika, Indien und Südamerika aus, wo die Minenarbeiter kaum geschützt werden und beim Abbau der Erze auch Schwermetalle in Flüsse, Seen und ins Grundwasser gelangen und somit die Bevölkerung der umliegenden Dörfer geschädigt wird.

Durch Luftverschmutzung, kontaminierte Böden und Nahrungsmittel nehmen wir fortwährend Schwermetalle in geringen Konzentrationen auf. Normalerweise kommt der Körper damit zurecht und scheidet die Schwermetalle aus. Früher gab es ausgehend von den Bleirohren in alten Wohnungen immer mal wieder Bleivergiftungen über das Trinkwasser, was heute so gut wie nicht mehr vorkommt. Durch die Einführung des bleifreien Benzins ging auch die Luftbelastung zurück. Im Tabakrauch lassen sich Cadmium, Quecksilber, Kupfer, Arsen und andere Schwermetalle in geringen Konzentrationen nachweisen. Für eine Schwermetallvergiftung reichen die Konzentrationen nicht aus, aber neben dem Nikotin sind sie für die langfristigen gesundheitlichen Schädigungen durch das Rauchen verantwortlich.

Eine Schwermetallvergiftung lässt sich relativ einfach über die Bestimmung der Konzentration im Blut oder im Harn feststellen. Die Blutwerte zeigen den aktuellen Wert an und verraten noch nichts über die Langzeitbelastung. Will man überprüfen, ob eine chronische Belastung vorliegt, eignen sich die Haare, die Schwermetalle über Monate einlagern. Ablagerungen in den Knochen lassen sich über sogenannte Provokationstests mit Komplexbildnern wie EDTA nachweisen. Dabei werden die in den Knochen eingelagerten Schwermetalle herausgelöst und mit dem Urin ausgeschieden. Liegt die Konzentration über dem Vergleichswert vor der Provokation, spricht das für ein Depot in den Knochen.

Schwermetallvergiftungen werden seit den 1940er-Jahren mit Chelatbildnern behandelt, die oral oder als Infusion verabreicht werden. Sie sorgen dafür, dass die Schwermetalle aus den Depots freigesetzt und über die Niere ausgeschieden werden können. In der alternativen Medizin werden ebenfalls Chelatbildner zur Ausleitung eingesetzt, selbst wenn keine im Blut nachweisbare Schwermetallvergiftung vorliegt. Der fehlende Nachweis wird gern damit begründet, dass die Konzentration zu gering sei, um im Blut nachgewiesen werden zu können, und Ablagerungen im Gewebe nicht erfasst würden. Allerdings sind die oben beschriebenen etablierten Nachweismethoden so sensitiv, dass eine »echte« Schwermetallvergiftung nicht übersehen werden kann. Dennoch erfreut sich die Chelat-Therapie großer Beliebtheit. Das Gerücht, dass sich hiermit atherosklerotische Ablagerungen an den Gefäßwänden auflösen ließen, hält sich trotz fehlenden Nachweises hartnäckig. Wäre dies eine wirksame Methode, hätte sie längst die etablierte medikamentöse Behandlung der Atherosklerose mit Cholesterinsenkern, Blutdrucksenkern und Blutverdünnern ersetzt. Einige Heilpraktiker werben auch für den Einsatz von Chelatbildnern zum Fangen freier Radikale, die für Autoimmunerkrankungen, Tumoren und Alterungsprozesse verantwortlich gemacht werden. Ein Wirksamkeitsnachweis ist bislang nicht erfolgt. Und der unbedarfte Einsatz von Chelatbildnern ist auch nicht ganz ungefährlich. Denn es werden nicht nur Schwermetalle aus dem Körper geschwemmt, sondern auch wichtige Mineralstoffe und Spurenelemente, was zu Mangelerscheinungen, Herzrhythmusstörungen und Krampfanfällen bis hin zum Atemstillstand führen kann.

MCS (Multiple Chemical Sensitivity – Vielfache Chemikalienunverträglichkeit)

»Ich bin unheilbar krank.« Mit diesen Worten begrüßte mich Frau K., und in Anbetracht ihres kahlen Kopfes schien die Diagnose klar. Allem Anschein nach erholte sie sich gerade von einer Chemotherapie, denn die ersten Stoppeln begannen schon wieder zu wachsen. Doch weit gefehlt. Frau K. hatte keinen Krebs, sondern MCS, multiple Chemikalienunverträglichkeit. Dass einem davon die Haare ausgehen, war mir allerdings neu. Tatsächlich rasierte sich Frau K. regelmäßig mit der Begründung, dass sich Schwermetalle in den Haaren einlagern und eine schwere Allergie auslösen würden. Die Kopfhaut war schuppig und gerötet, und wie zur Bestätigung strich sich Frau K. immer wieder über den Kopf. Eine Untersuchung beim Dermatologen unserer Universitätsklinik ergab allerdings keine Anzeichen für eine Allergie, geschweige denn Einlagerungen von Schwermetallen. Die entzündete Kopfhaut war am ehesten auf die unsachgemäße Rasur zurückzuführen, und Frau K. wurde geraten, die Haare wachsen zu lassen. Diese Aussage beruhigte Frau K. keineswegs, sondern bestätigte sie in ihrer Ansicht, die Schulmedizin würde sie nicht ernst nehmen. Dabei war ihr Leidensdruck unverkennbar stark. Wir einigten uns schließlich darauf, uns auf die Behandlung ihrer Depression zu konzentrieren, die sie ursprünglich in die Klinik geführt hatte.

Unbestritten sind wir einer Vielzahl von Umweltbelastungen durch Feinstaub aus Teppichen, Druckertonern, Autoabgasen und Luftverschmutzung ausgesetzt, auch wenn sich die Luftqualität in den letzten 50 Jahren durch Filter, Katalysatoren und Reduktion der Kohlekraftwerke erheblich reduziert hat. Die Böden sind mit Schwermetallen, Nitraten und Pestiziden belastet, die wir über die Ernährung aufnehmen, ebenso wie die in der Tiermast eingesetzten Antibiotika und Mastmittel. Eine weitere Gefahr geht von Weichmachern in Kunststoffen aus, die sich in Lebensmitteln und Kosmetika finden. Nahezu alles scheint mit Aroma- und Duftstoffen versetzt zu werden. Düfte werden für die vermeintlichen Bedürfnisse der Kunden kreiert, und neben dem Duft nach frischem Brot, der einer Bäckerei entströmt, die nur noch Teiglinge aufbackt, gibt es auch so absurde Düfte wie »neues Auto«. Für alle diese Faktoren sind Grenzwerte definiert, die so niedrig liegen, dass sie weit unterhalb der Schwelle liegen, die bei gesunden Personen Reizungen oder toxische Wirkung ausweisen. Die meisten Menschen kommen mit den alltäglichen »Umweltgiften« gut zurecht.

Dennoch gibt es Menschen, die an vielfältigen, zum Teil unspezifischen Beschwerden wie Reizung von Haut und Schleimhäuten, Ausschlag und Atemnot leiden, die sie auf den Kontakt mit Umweltgiften wie flüchtigen Chemikalien, Duftstoffen, Zigarettenrauch, Lösemitteln oder Abgasen zurückführen. Die Symptome ähneln denen einer Allergie, die allerdings für die verdächtigen Substanzen nicht nachgewiesen werden kann. Hinzu kommen Konzentrationsstörungen, Gedächtnisprobleme, Kopfschmerzen, Magen-Darm-Beschwerden, chronische Müdigkeit, Muskelschwäche, Schwindel und psychische Symptome wie Angst und Depressionen.

Unter dem Namen *Multiple Chemical Sensitivity* (MCS) fasste der damals in Yale forschende Internist und Umweltmediziner Mark Richard Cullen 1987 die oben beschriebene Symptomatik zusammen.[51] Von MCS Betroffene leiden demnach an einer erhöhten individuellen Überempfindlichkeit gegen Umweltgifte, wobei die beschwerdeauslösenden Konzentrationen weit unterhalb der Grenzwerte liegen. Die Erkrankung MCS ist umstritten und wird von der WHO nicht als eigenständiges Krankheitsbild anerkannt, da bis heute keine gesicherten Erkenntnisse zur Entstehung und Entwicklung der Erkrankung vorliegen. Mit den anerkannten diagnostischen Methoden lässt sich die MCS bislang nicht nachweisen. Die Schwierigkeit in der diagnostischen Einschätzung der Beschwerden besteht darin, dass es tatsächlich sehr viele Umweltgifte gibt, die für sich genommen unschädlich sind. Wie es sich in der Summe verhält, können wir nach dem derzeitigen Stand des Wissens noch nicht abschließend beurteilen. Umweltmediziner sehen in der MCS eine bisher noch nicht erklärbare körperliche Reaktion auf Umweltgifte in niedrigen Konzentrationen. Es wird eine besondere Anfälligkeit angenommen. Die Betroffenen leiden häufiger unter Allergien, Asthma sowie Unverträglichkeiten gegen Nahrungsmittel oder Medikamente.

Psychiater und Fachärzte für Psychosomatik sehen die MCS hingegen als Ausdruck einer Fehlinterpretation unspezifischer Symptome. Tatsächlich tritt die MCS überzufällig häufig im Zusammenhang mit Depressionen, Angststörungen oder psychosomatischen Erkrankungen auf. Menschen mit einer bestimmten Persönlichkeitsstruktur scheinen besonders anfällig für alternative, zuweilen esoterische Erklärungen und sind von ihren Überzeugungen durch wissenschaftliche Argumente kaum abzubringen. Obwohl die MCS so umstritten ist, hat die WHO in der ICD 10 mit T78.4, nicht näher bezeichnete Allergie, einen Abrechnungscode geschaffen, auch wenn es sich nicht um eine nachweisbare Allergie handelt. Die Diagnose MCS ist rein deskriptiv zu verstehen.[52] Im nordamerikanischen Raum wird das Krankheitsbild weiter gefasst und als idiopathische Intoleranz gegen Umwelteinflüsse (*idiopathic environmental intolerance*) bezeichnet, das auch physikalische Umweltfaktoren wie elektromagnetische Felder, Erdstrahlen und

Infraschall einschließt. Darüber hinaus gibt es Überschneidungen mit der Fibromyalgie, dem Chronischen Erschöpfungssyndrom (*chronic fatigue syndrome*) und dem Reizdarmsyndrom. Zur Häufigkeit der MCS in der Allgemeinbevölkerung gibt es keine gesicherten Daten. Laut Wikipedia sind zwischen 0,5 und 3,9 Prozent betroffen. In einer systematischen Übersichtsarbeit über alle verfügbaren Studien zur MCS fiel auf, dass überwiegend Frauen mit eher hohem sozioökonomischem Status betroffen waren.[53]

Da es sich bei der MCS um eine Ausschlussdiagnose handelt, müssen im Rahmen der Diagnostik »echte« Allergien und andere körperliche Erkrankungen abgeklärt werden. Auch psychische Faktoren sollten berücksichtigt werden. Es existieren keine allgemein anerkannten diagnostischen Tests. Es gibt Symptomfragebögen, die Hinweise geben, die Diagnose MCS aber nicht sichern. Die alternative Medizin wartet hingegen mit umstrittenen diagnostischen Verfahren wie Kinesiologie, Bioresonanz und holistischem Bluttest auf. Spezielle Labore bieten einen Immuntoleranztest ITT an, der die Reaktion der Immunzellen eines Patienten auf ein Schadstoffgemisch messen soll. Obwohl bestimmte Immunmarker bei MCS erhöht sein sollen, ist der Test in der evidenzbasierten Medizin nicht anerkannt, da die Immunreaktion zu unspezifisch ist.

Eine etablierte Therapie der MCS gibt es ebenfalls nicht. Die Betroffenen versuchen meist, sich selbst zu helfen, indem sie das Naheliegende tun: den vermeintlichen Auslöser vermeiden. Aufgrund des ubiquitären Vorkommens der vermeintlichen Schadstoffe in der Umwelt ist dies aber kaum möglich, was fatale Folgen haben kann. Die Betroffenen ziehen sich immer mehr zurück und leben zunehmend isoliert. Gleichzeitig verfestigt das Vermeidungsverhalten die Ängste vor Symptomen, und häufig entwickeln die Betroffenen eine depressive Symptomatik. Nicht selten verläuft die MCS chronisch, und die Beschwerden nehmen mit der Zeit an Häufigkeit und Intensität zu. Typische Symptome sind Kopfschmerzen, Augenbrennen, Müdigkeit, Konzentrationsstörungen, Schwindel und Atemnot. Außerdem diffuse Schmerzen,

Hauterscheinungen und Verdauungsstörungen. Im schlimmsten Fall drohen andauernde Arbeitsunfähigkeit und Frühverrentung. Betroffenenverbände haben immer wieder versucht, die MCS als Berufskrankheit anerkennen zu lassen, sind damit aber mehrfach auf höchster Ebene gescheitert. Berufskrankheiten sind streng geregelt, und es muss ein direkter Zusammenhang mit dem ausgeübten Beruf, der damit verbundenen Schadstoffbelastung und einer definierten Erkrankung bestehen. Ein bekanntes Beispiel ist das durch Asbest ausgelöste Pleuramesotheliom, ein bösartiger Tumor des Rippenfells. Bei MCS gibt es jedoch nicht den typischen Beruf mit der typischen Schadstoffbelastung, der messbare körperliche Schäden hervorruft.

Die Betroffenen wehren sich gegen eine Psychiatrisierung der MCS. Sind sie allerdings aufgrund einer psychischen Begleitsymptomatik offen für eine Psychotherapie, können sie von einer kognitiven Verhaltenstherapie profitieren. Dabei geht es weniger darum, den Patienten die MCS auszureden, sondern die begleitende Depression zu lindern, das Vermeidungsverhalten abzubauen und Bewältigungsstrategien zu erlernen. Einige Heilpraktiker bieten eine Desensibilisierung gegen den vermeintlichen Auslöser an, die ähnlich wie die Desensibilisierung bei Allergien funktionieren soll. Auch wenn es hierfür keinen Wirksamkeitsnachweis gibt, kann möglicherweise dennoch ein Effekt auf psychischer Ebene erfolgen. Gelangen die Betroffenen durch die Desensibilisierung zu der Überzeugung, nun besser mit den Schadstoffen klarzukommen, geben sie ihr Vermeidungsverhalten eher auf, was zumindest die Lebensqualität verbessert.

Elektrohypersensibilität

Fluchend stolpert Jimmy in das völlig verdunkelte Haus seines Bruders Chuck. »Hast du dich geerdet?« So beginnt eine Schlüsselszene der Netflixserie »Better call Saul«. Eine Petroleumlampe bringt etwas Licht ins Dunkel, und Jimmy beeilt sich, eine Gefrierbox mit Eis zu füllen, denn einen Kühlschrank sucht man hier vergeblich. Im Hinterzimmer tippt Chuck auf einer mechanischen Schreibmaschine. Chuck ist ein brillanter Anwalt einer erfolgreichen Kanzlei, die er allerdings nicht mehr betritt. Denn Chuck leidet unter Elektrohypersensibilität. Aus Angst vor elektromagnetischer Strahlung verlässt er sein Haus nur noch im Notfall, bekleidet mit einem Sakko, das innen mit Alufolie ausgekleidet ist, um sich von elektromagnetischer Strahlung abzuschirmen.

Menschen wie Chuck leiden unter einer Fülle von unspezifischen Symptomen, die sie auf die Einwirkung elektromagnetischer Strahlung von Elektrogeräten, Handy und Funkmasten zurückführen. Für die besondere Empfindlichkeit gegenüber elektromagnetischer Strahlung wurde der Krankheitsbegriff Elektrohypersensibilität geprägt. Ob es sich tatsächlich um eine durch elektromagnetische Strahlung verursachte Erkrankung handelt, ist umstritten. Dennoch glauben immerhin ein bis zwei Prozent der Bevölkerung, elektrohypersensibel zu sein. Kopfschmerzen, Erschöpfung, Schlafstörungen, Konzentrationsstörungen und grippeähnliche Symptome sind typische Beschwerden der Elektrohypersensibilität. Die Symptomatik ähnelt der von MCS, und auch hier gibt es Überschneidungen zum Chronischen Erschöpfungssyndrom und zur Fibromyalgie.

Die Weltgesundheitsorganisation WHO erkennt die Elektrohypersensibilität nicht als eine durch elektromagnetische Strahlung verursachte Erkrankung an, da in zahlreichen kontrollierten Doppelblindstudien kein Zusammenhang zwischen den geschilderten Symptomen und gemessener elektromagnetischer Strahlung festgestellt werden konnte. In einer Studie der TU Graz wurden beispielsweise Menschen, die ihre Schlafstörungen auf die Strahlung von Funkmasten in ihrer Wohnumgebung zurückführten, unter häuslichen Bedingungen untersucht. Dabei wurde die Schlafqualität mit und ohne Reizabschirmung verglichen, wobei auch Scheinschirme verwendet wurden. Neben Fragebögen zum allgemeinen Befinden und der Schlafqualität der vorangegangenen Nacht kam auch die polysomnografische Ableitung der Hirnströme zur Anwendung, die eine objektive Beurteilung der Schlafstadien zulässt. Außerdem wurden die elektromagnetischen Immissionen in den Schlafzimmern gemessen, die in den meisten Fällen deutlich unter den Immissionen von Radio oder Fernseher lagen. Nach Abschluss der Studie stellte sich heraus, dass die hochfrequente elektromagnetische Exposition durch Funkmasten in der Wohnumgebung keinen Einfluss auf die Schlafqualität hatte. Die Reizabschirmung brachte keine Verbesserung der Schlafqualität. Bei einigen Studienteilnehmern konnte sogar ein Placeboeffekt festgestellt werden, wenn sie glaubten, sie würden abgeschirmt, in Wirklichkeit aber nur eine Scheinabschirmung stattgefunden hatte.[54] Aus dieser und weiteren Studien resultiert die Auffassung der WHO, dass es sich bei der Elektrohypersensibilität nicht um eine durch hochfrequente Strahlung ausgelöste Erkrankung handelt, sondern die Symptomatik eher von der Angst vor Mobilfunkstrahlung herrührt.

Dem gegenüber steht die Auffassung der Europäischen Akademie für Umweltmedizin (EUROPAEM), die Elektrohypersensibilität als eine durch elektromagnetische Strahlung ausgelöste chronische Multisystemerkrankung ansieht. Auch wenn die Schädlichkeit elektromagnetischer Strahlung in bisherigen Studien nicht bewiesen werden konnte, besteht doch ein hoher Leidensdruck. Entsprechend hat die EUROPAEM 2016 eine Leitlinie zur Diagnostik, Prävention und Therapie der Elektrohypersensibilität herausgegeben.[55] Die Autoren bemängeln, dass in den etablierten Studien die individuelle Empfindlichkeit gegenüber Umwelteinflüssen keine Berücksichtigung findet. Und letztendlich sind die Folgen der Langzeitwirkung elektromagnetischer Strahlung nicht hinreichend untersucht. Möglicherweise erhöht die Dauerexposition das Risiko für verschiedene Erkrankungen wie Krebs, Alzheimer und männliche Unfruchtbarkeit. Experimentelle Studien messen vor allem akute Schädigungen, sagen aber über eine mögliche Langzeitwirkung nichts aus. An dieser Stelle muss angemerkt werden, dass die Messung von Langzeitschädigungen methodisch tatsächlich schwierig ist. Unter realen Lebensbedingungen gibt es so viele Einflüsse, die miteinander interagieren, wie Luftverschmutzung, Lebensstil, Klima, Wohnort, Ernährung sowie die allgemeine Krankheitsanfälligkeit, dass eine Trennung der einzelnen Faktoren unmöglich ist. Aufgrund der kürzeren Lebensdauer sind Versuche unter kontrollierten Bedingungen nur an Tieren möglich, aber die Ergebnisse können nicht ohne Weiteres auf den Menschen übertragen werden.

Unabhängig davon sind wir permanent Strahlung aus unterschiedlichen Quellen ausgesetzt. Natürliche Strahlenquellen sind das Erdmagnetfeld, das Sonnenlicht und die atmosphärische Strahlung. Ohne das Sonnenlicht gäbe es auf der Erde kein Leben. Manche Strahlen sind gleichzeitig nützlich und schädlich, wenn die Grenzwerte überschritten werden, zum Beispiel Röntgenstrahlen in der Medizindiagnostik. Rein physikalisch gesehen bedeutet Strahlung die Ausbreitung von Energie durch Raum und Materie. Dabei entstehen elektrische und magnetische Felder. Strahlung erfolgt nicht linear, sondern wellenförmig. Trifft die Strahlung auf Gegenstände oder Lebewesen, wird Energie freigesetzt. Die Höhe der Amplitude bestimmt die Stärke, mit der die Strahlung einwirkt. Wellenlänge und Frequenz bestimmten, wie schnell sich die Strahlung ausbreitet und wie tief sie ins Gewebe eindringt. Und diese Maßzahlen bedingen auch die potenzielle Gefährlichkeit. Grundsätzlich gilt, je höher die Frequenz, desto geringer die Wellenlänge, und desto geringer die Eindringtiefe ins Gewebe. Niederfrequente Strahlung aus Stromleitungen mit langen Wellenlängen gehen direkt durch den Körper hindurch. Je nach Stromstärke kann es zu einem spürbaren, aber ungefährlichen Schlag bis hin zu Gewebsschädigungen mit tödlichem Ausgang kommen. Elektrogeräte und Stromleitungen in Gebäuden sind daher isoliert und mit einer Sicherung ausgestattet, damit wir sie gefahrlos nutzen können. Von hochfrequenter Strahlung spricht man ab einer Frequenz von 30 Kilohertz. In diesem Bereich liegen Radiowellen, Mikrowellen und Mobilfunk. Strahlung aus dem Hochfrequenzbereich hat nur eine geringe Reichweite von wenigen Zentimetern. Trifft sie auf das Gewebe, werden die dort vorhandenen Moleküle und Ionen angeregt, und es entsteht Wärme. Diese Wirkung macht man sich bei der Mikrowelle zunutze.

Unstrittig ist, dass von einer durch elektromagnetische Strahlung ausgehenden Körpertemperaturerhöhung eine gesundheitsschädigende Wirkung ausgehen kann. Daher gibt es streng gesetzlich definierte Grenzwerte, die deutlich unterhalb der experimentell ermittelten Schädlichkeit liegen. Anders als bei der ionisierenden Strahlung wie Röntgenstrahlung sind durch elektromagnetische Strahlen keine Erbgutschädigungen zu erwarten, da sie zu schwach sind, um die DNA direkt zu schädigen.

In der Diskussion um die Gefährlichkeit von elektromagnetischer Strahlung, die umgangssprachlich auch als Elektrosmog bezeichnet wird, geht es vor allem um nichtthermische Wirkungen künstlicher hoch- und niederfrequenter Strahlung in der Umwelt. Und hier beginnt die Grauzone. Seit etwa 20 Jahren ist die Handynutzung flächendeckend verbreitet. Und schon früh wurde vor möglichen Langzeitfolgen durch nichtthermische Wirkungen der Mobilfunkstrahlung gewarnt. In den letzten 20 Jahren wurde in diesem Bereich umfangreich geforscht. Insgesamt liegen über 1500 Studien vor, die zum Teil widersprüchliche und nicht reproduzierbare Ergebnisse lieferten. Aufgrund der Nähe zum Gehirn beim Telefonieren wurde vor allem eine erhöhte Gefahr von Gehirntumoren befürchtet. Diese Gefahr konnte in mehreren groß angelegten Bevölkerungsstudien nicht nachgewiesen werden. Betroffene mit einem Gehirntumor unterschieden sich im Handynutzungsverhalten nicht von Gesunden.[56] Und die Rate von Gehirntumoren bei Personen mit Handynutzung seit mehr als zehn Jahren unterschied sich nicht von denen, die erst kurz oder gar kein Handy nutzten.[57]

Obwohl die Schädlichkeit einer Langzeitexposition mit Handystrahlung bislang nicht bewiesen werden konnte, konnte sie auch nicht restlos ausgeschlossen werden. Daher hat die Expertengruppe der Internationalen Agentur für Krebsforschung (IARC) der WHO Handystrahlung als »möglicherweise« krebserregend eingestuft.[58] Die geschilderten Untersuchungen bezogen sich auf die bisherigen Mobilfunkstandards bis 4G. Mit der geplanten Einführung von 5G erwachsen neue Ängste, denn bisher lagen die Frequenzen für Mobilfunk bei 2,6 Gigahertz. Für 5G liegen die Frequenzen höher, aktuell bei bis zu 3,7 Gigahertz, doch möglich wären sogar 60 Gigahertz. Das bedeutet, dass die Reichweite viel geringer ist als bisher. Es werden daher viel mehr Sendestationen benötigt, die statt auf Türmen und Dächern in niedriger Höhe angebracht werden, zum Beispiel an Bushaltestellen oder Laternen. Theoretisch wäre man der Strahlung damit stärker ausgesetzt. Aber anders als bisher werden beim 5G über das *Beamforming* die Signale nur dorthin geschickt, wo sie benötigt werden. Belastet werden also vor allem die aktiven Nutzer. Steht man vor einer 5G-Sendestation und nutzt sein Handy nicht, bekommt man auch keine Strahlung ab. Und aufgrund des besseren Empfangs sind weniger starke Signale erforderlich.

Durch die höhere Frequenz ist auch die Eindringtiefe mit wenigen Millimetern bei 5G noch geringer als bei 4G. Die elektromagnetische Strahlung dürfte daher rein physikalisch gesehen die Haut nicht durchdringen. Aufgrund der geringen Intensität ist auch keine Wärmewirkung zu erwarten. Der Grenzwert für die potenzielle Energieaufnahme des Körpers wird durch die spezifische Absorptionsrate (SAR) definiert und ist auf zwei Watt pro Kilogramm beschränkt, wodurch es zu keiner nennenswerten Erwärmung am Ohr beim Telefonieren kommt. Letztendlich geht von 5G aller Voraussicht nach keine Gefahr aus. Allerdings existieren bisher auch noch keine Langzeitstudien, da 5G noch kaum verbreitet ist. Kritiker befürchten durch die Einführung von 5G ein großes unfreiwilliges Selbstexperiment. Ganz vermeiden lässt sich die elektromagnetische Strahlung heutzutage kaum noch. Wer auf Nummer sicher gehen möchte, sollte sein Handy so oft wie möglich ausschalten oder in den Flugmodus stellen und nicht direkt am Körper tragen. Und bei schlechtem Empfang lieber auf das alte Festnetztelefon zurückgreifen. Denn je schlechter der Empfang ist, desto stärker muss das Funksignal ausfallen. Im Funkloch ist man daher einer höheren Strahlenbelastung ausgesetzt als an einem gut funktionierenden Hotspot.

Im Dschungel der Psychotherapien

Es geschah während eines Strandspaziergangs. Angeregt unterhielt sich Sarah mit ihrem Freund. Und plötzlich, scheinbar aus dem Nichts, schien sich alles um sie herum zu drehen, ihr brach der Schweiß aus, das Herz raste. Die Panik stand ihr ins Gesicht geschrieben. Besorgt nahm ihr Freund sie in den Arm und redete beruhigend auf sie ein. Und nach wenigen Minuten war der Spuk vorbei. Vermutlich etwas Falsches gegessen, dachte Sarah noch, und dann vergaß sie die Episode. Doch dann geschah es wieder und immer wieder. Der Hausarzt konnte nichts finden, körperlich war alles in Ordnung. Doch das beruhigte sie nicht. Schließlich traute sich nicht mehr allein aus dem Haus und zog sich immer mehr zurück. Nach einer besonders schweren Attacke landete sie schließlich in der Notaufnahme einer Universitätsklinik, und dort stellte ein Psychiater die Diagnose Panikstörung. Der Psychiater nahm sich viel Zeit, klärte Sarah über die Erkrankung auf und empfahl ihr eine ambulante Psychotherapie. Sarah war hin- und hergerissen. Einerseits war sie froh, keine schwere körperliche Erkrankung zu haben, andererseits war sie doch nicht verrückt, oder? Es brauchte noch drei weitere Panikattacken, dann stand ihr Entschluss fest. Sie würde eine Psychotherapie beginnen.

Die erste Hürde war geschafft: sich einzugestehen, Hilfe zu brauchen. Auch wenn psychische Erkrankungen mittlerweile gesellschaftlich besser akzeptiert sind, befürchten viele Patienten immer noch, als »Psycho« abgestempelt zu werden. Dabei sind psychische Erkrankungen keinesfalls selten. Laut der Deutschen Gesellschaft für Psychiatrie und Psychotherapie, Psychosomatik und Nervenheilkunde DGPPN sind in Deutschland jährlich etwa 27,8 Prozent der Erwachsenen von einer psychischen Erkrankung betroffen, das entspricht knapp 18 Millionen Menschen. Doch nur knapp 20 Prozent nehmen deshalb Gesundheitsleistungen in Anspruch. Zu den häufigsten psychischen Erkrankungen gehören Depressionen, Angststörungen und Suchterkrankungen. Laut Kassenärztlicher Bundesvereinigung nahmen 2017 etwa 1,5 Millionen gesetzlich Versicherte pro Quartal eine ambulante Psychotherapie in Anspruch. Ihnen standen 6302 ärztliche und 20 801 psychologische Psychotherapeuten zur Verfügung.[59]

Bis vor wenigen Jahren waren einige psychische Erkrankungen von der ambulanten Psychotherapie ausgenommen, zum Beispiel Suchterkrankungen und Psychosen. Mittlerweile hat sich die Auffassung geändert. Grundsätzlich kann jede psychische Erkrankung ambulant behandelt werden. Voraussetzung ist eine ausreichende Stabilität, um therapiefähig zu sein. Allerdings sollten Suchterkrankte innerhalb der ersten Therapiestunden Abstinenz erreichen, gegebenenfalls durch eine stationäre Entgiftung.

Wer sich für eine ambulante Psychotherapie entscheidet, kann sich leicht im Dschungel des wachsenden Psychotherapiemarktes verirren. Es gibt unzählige Psychotherapeuten, Berater und Coaches, und die Unterscheidung zwischen seriösen Anbietern und esoterischen Heilsbringern ist nicht immer leicht. Immerhin ist die Bezeichnung »Psychotherapeut« gesetzlich geschützt. Nur wer eine Approbation hat, darf sich Psychotherapeut nennen. Voraussetzung ist ein abgeschlossenes Studium der Medizin oder Psychologie für die Behandlung von Erwachsenen oder Pädagogik beziehungsweise Sozialpädagogik für die Behandlung von Kindern und Jugendlichen und eine Weiterbildung in einem psychotherapeutischen Richtlinienverfahren. Die Weiterbildung dauert im Schnitt drei bis fünf Jahre und beinhaltet außerdem eine praktische Tätigkeit in einer Klinik oder Praxis mit eigenen Patienten, deren Behandlung regelmäßig in Form einer Supervision begleitet wird sowie eine umfangreiche Selbsterfahrung. Als Richtlinienverfahren sind die kognitive Verhaltenstherapie, die tiefenpsychologisch fundierte Psychotherapie und die analytische Psychotherapie zugelassen. Nur in diesen Verfahren werden die Kosten von der gesetzlichen Krankenkasse übernommen. Doch es gibt zahlreiche andere Therapieformen, zum Beispiel Gestalttherapie, Gesprächstherapie und systemische Therapie, die in Fachkreisen anerkannt sind, aber nicht von der Krankenkasse bezahlt werden. Doch welches Therapieverfahren ist nun das richtige?

Grundsätzlich sind alle drei Richtlinienverfahren zur Behandlung psychischer Erkrankungen geeignet. Verhaltenstherapie ist eher lösungsorientiert, hat eine klare Zielsetzung und eignet sich besonders gut für Angststörungen, Zwangserkrankungen, Traumabehandlung und Sucht. Die analytische Therapie ist langfristig angelegt und eignet sich für einige Patienten mit tiefgreifenden Störungen mit Beginn in der frühen Kindheit, wenn es darum geht, korrigierende Beziehungserfahrungen zu machen. Die tiefenpsychologisch fundierte Psychotherapie deckt zunächst die Ursachen der psychischen Störung auf. Das Verständnis für die Entstehungsbedingungen soll dem Patienten helfen, die Erkrankung besser zu bewältigen.

Welches Therapieverfahren schließlich zur Anwendung kommt, hängt sehr oft vom Zufall ab. Denn Psychotherapieplätze sind knapp. Auch wenn mit der 2017 eingeführten psychotherapeutischen Sprechstunde die Wartezeiten verkürzt und das geeignete Therapieverfahren empfohlen werden sollte, dauert es nach wie vor etwa vier Monate nach der Erstvorstellung bis zum Beginn einer Psychotherapie. In der Not wird dann oft der erstbeste Therapeut gewählt, der einen freien Therapieplatz anbietet. Die Kassensitze für ambulante Psychotherapie decken nicht den tatsächlichen Bedarf. Eine weitere Möglichkeit ist daher die Kostenerstattung bei einem approbierten Psychotherapeuten ohne Kassenzulassung, wenn innerhalb einer »zumutbaren« Wartezeit von drei Monaten kein Vertragstherapieplatz gefunden werden konnte. Wer nicht warten möchte und entweder selbst zahlt oder privat versichert ist, kann auf einen Heilpraktiker mit der Befugnis zur Ausübung der Psychotherapie zurückgreifen. Allerdings sollten hiervon nur Patienten mit leichten psychischen Störungen Gebrauch machen, denn für tiefergehende Störungen fehlt den Heilpraktikern die Qualifikation. Sie haben lediglich eine Unbedenklichkeitsprüfung beim Gesundheitsamt bestanden und Grundkenntnisse in Psychologie und Psychotherapieverfahren, die sie über ein Fernstudium oder einen Lehrgang erwerben können.

Dennoch erfreuen sich Heilpraktikerbehandlungen großer Beliebtheit, denn bei ihnen entfallen in der Regel lange Wartezeiten, und die Kosten sind überschaubar. Jenseits der Richtlinientherapie bieten sie auch alternative Therapieverfahren an, zum Beispiel schamanische Therapie, Reinkarnations- oder Rückführungstherapie oder Geistheilung, die vor allem die spirituellen Bedürfnisse der Klientel befriedigen. Im schlimmsten Fall können diese Behandlungen jedoch verheerende Auswirkungen haben und bei entsprechender Disposition eine Psychose auslösen. Die genannten Verfahren sind den Angehörigen der Approbationsberufe standesrechtlich verboten, aber aufgrund der fehlenden Berufsordnung gibt es keine Einschränkungen für Heilpraktiker. Und anders als bei den von der Krankenkasse bezahlten Psychotherapien gibt es keinerlei Überprüfung. Wird von einem zugelassenen approbierten Psychotherapeuten eine Langzeittherapie beantragt, überprüft zumindest ein unabhängiger Gutachter, ob das Therapieverfahren für die weitere Behandlung geeignet ist und ob die Weiterführung der bisherigen Psychotherapie Aussicht auf Erfolg hat.

Obwohl es heute etwa viermal so viele Psychotherapieplätze wie Anfang der 1990er-Jahre gibt, kann die Nachfrage kaum befriedigt werden. Dabei belegen über Jahrzehnte geführte Krankheitsstatistiken, dass die Häufigkeit der schweren Depressionen, Schizophrenien und Persönlichkeitsstörungen konstant geblieben ist. Was allerdings zunimmt, sind die leichteren Störungen wie Müdigkeit, Erschöpfung und Reaktionen auf äußere Ereignisse wie Trennung, Stress am Arbeitsplatz oder Partnerschaftskonflikte.[60] Mit vielen Störungen dieser Art könnten die meisten Menschen auch allein oder mithilfe von Freunden und der Familie zurechtkommen oder durch Nutzung eines Beratungsangebots als Selbstzahler. Aber in Deutschland wird die ambulante Psychotherapie auch bei leichten Störungen gern in Anspruch genommen, denn sie ist kostenlos. In den meisten Ländern müssen die Patienten die Therapie hingegen selbst bezahlen, bekommen nur wenige Stunden erstattet oder müssen zumindest eine Zuzahlung leisten.

Anders als noch vor 20 Jahren, als sich nur wenige Menschen in eine Psychotherapie trauten, ist sie für die unter 30-Jährigen heute eine gängige Erfahrung, die irgendwie zum Leben gehört. Gerade in der Adoleszenz sind die jungen Menschen naturgemäß mit verschiedenen Problemen belastet. Der Auszug aus dem Elternhaus, die Notwendigkeit von Verantwortungsübernahme und die Qual der Wahl. Ist der Job der richtige, passt der Partner wirklich oder kommt nicht vielleicht doch noch etwas Besseres, Kinder ja oder nein, ins Ausland gehen oder doch lieber in der Heimat bleiben und die ewige Angst, etwas zu verpassen. Da kann man schon mal ins Grübeln kommen. Und darunter Schlafstörungen oder Magengrimmen bekommen. Patienten mit diesen leichten Leiden sind bei den ambulanten Psychotherapeuten besonders begehrt. Sie versprechen eine relativ unkomplizierte Therapie mit raschem Erfolg. Anders die Behandlung schwer kranker Patienten mit Persönlichkeits- oder komplexen Traumafolgestörungen, die häufig mühsam, langwierig, von Abbrüchen und Rückfällen in schädigendes Verhalten geprägt sind. Diese Patienten haben das Nachsehen. Denn die niedergelassenen Psychotherapeuten haben aufgrund der hohen Nachfrage die Wahl. Für die schwer Kranken bleibt dann häufig nur die Kostenerstattung bei approbierten Psychotherapeuten ohne Kassensitz. Und das Antragsverfahren hierfür ist so mühsam, dass viele diese Hürde gar nicht erst nehmen und unterversorgt bleiben.

Ein weiteres Problem, das die Therapieplätze verknappt, ist die lange Dauer der Therapien. Dabei belegen zahlreiche Studien, dass 30 Stunden, entsprechend einer Kurzzeittherapie, in der Regel ausreichend sind. Doch auch die leicht Erkrankten schöpfen die Möglichkeit einer Langzeittherapie gern aus. Wenn das Grundproblem gelöst ist, fällt vielen ein, nicht selten ermutigt durch die Therapeuten, dass es da in der Kindheit mal eine unschöne Erfahrung gab, die nun unbedingt noch aufgearbeitet werden muss. Im Verlängerungsantrag wird dann angeführt, dass das unbedingt erforderlich sei, damit der Therapieerfolg auch nachhaltig wirkt. Reicht das dem Gutachter nicht aus, werden mitunter schwerere Geschütze aufgefahren. Es finden sich dann Begründungen wie: »Frau X war auf einem guten Weg, und wir waren kurz davor, die Therapie zu beenden.« Doch in der vorletzten Stunde »starb der Hund«, »ging der Freund fremd«, »wechselte der Chef« oder anderes, und Frau X wurde dadurch »in eine tiefe Krise gestürzt. Eine Beendigung der Therapie zum jetzigen Zeitpunkt wäre unverantwortlich, da sonst schlimmstenfalls die Einweisung in eine Klinik droht.«

Und wer einmal die positiven Erfahrungen einer Psychotherapie gemacht hat, greift gern darauf zurück, wenn es im Leben mal wieder schwierig wird. Warum Partner und Freunde mit einem Problem belasten, wenn man einen wohlwollenden und neutralen Therapeuten aufsuchen kann, der Verständnis hat, sich nicht genervt abwendet und vielleicht noch den einen oder anderen Tipp parat hat. Um hier kein Missverständnis aufkommen zu lassen, diese Ausführungen gelten nur für die leichten Störungen. Bei schweren Persönlichkeitsstörungen ist eine lange und kontinuierliche Psychotherapie in der Regel notwendig, da es meist schon sehr viel Zeit braucht, bis die nötige Vertrauensbasis da ist. Und spätere Krisen müssen unter Umständen immer mal wieder kurzfristig aufgefangen werden. Wenig zielführend ist es aber auch hier, eine Langzeittherapie an die andere zu reihen. Denn Psychotherapie ist keine Lebensbegleitung und ersetzt nicht die realen Beziehungen, in denen es schon mal Meinungsverschiedenheiten oder Streit gibt. Sie sollte die Betroffenen vielmehr befähigen, die Auslöser zu verstehen, zu bewältigen und zukünftig mit ähnlichen Situationen allein zurechtzukommen. Ein guter Psychotherapeut klärt am Anfang mit dem Patienten, was erreicht werden soll und welche Ziele realistisch sind. Und dass Psychotherapie mitunter harte Arbeit an sich selbst bedeutet, schmerzvolle Erinnerungen hervorbringt und anstrengend sein kann, wenn man den Mut aufbringen muss, beispielsweise seine Ängste zu überwinden oder sich eigene Anteile am persönlichen Leid einzugestehen. Wer nichts verändern will, dem bringt die Psychotherapie nichts außer vorübergehende Zuwendung. Die stabilisiert auch, aber immer nur für die Dauer der Therapie.

Depression

Die häufigste psychiatrische Diagnose lautet Depression. Viele Psychiater vertreten die Ansicht, Depressionen habe es immer schon gegeben und die Häufigkeit sei in der Bevölkerung konstant. Doch laut Weltgesundheitsorganisation WHO ist die Zahl der Menschen, die unter einer Depression leiden, in den letzten Jahren rasant gestiegen. Im Jahr 2015 waren weltweit 322 Millionen Menschen betroffen, das entspricht 4,4 Prozent der Weltbevölkerung. In Deutschland wird die Zahl der Depressiven auf 4,1 Millionen geschätzt, entsprechend 5,2 Prozent der Bevölkerung.[61] Frauen sind häufiger betroffen als Männer, und der Altersgipfel liegt zwischen 55 und 74 Jahren. Obwohl die Depression also eher eine Erkrankung des höheren Lebensalters zu sein scheint, sind zunehmend junge Menschen betroffen. Laut Depressionsatlas der Techniker Krankenkasse ist die Zahl der depressionsbedingten Fehltage am Arbeitsplatz im Zeitraum von 2006 bis 2014 um 84 Prozent gestiegen. Bestimmte Berufsgruppen waren dabei überrepräsentiert, vor allem Pflegeberufe, Erzieher, Lehrer und Sozialpädagogen sowie Mitarbeiter in Callcentern. Auffällig waren auch die regionalen Unterschiede. In

Großstädten, angeführt von Hamburg, wurden die meisten Fehltage durch Depressionen verzeichnet. In ländlichen Gebieten und in Süddeutschland fehlten die Menschen seltener wegen Depressionen.[62]

Bis heute wird kontrovers diskutiert, was zu dem Anstieg der Depressionen geführt hat. Und ob sich hinter der Diagnose Depression wirklich immer eine Depression verbirgt. Denn die Depression ist ein heterogenes Krankheitsbild, das individuell sehr verschieden ausfallen kann. Die Kernsymptome umfassen eine mehrere Wochen anhaltende Niedergestimmtheit, Antriebsminderung, Interessenverlust und schnelle Ermüdbarkeit. Darüber hinaus berichten Betroffene häufig von Schlafstörungen, Grübeln, Selbstvorwürfen, Schuldgefühlen, Appetitstörungen und Libidoverlust. Körperliche Symptome, vor allem Kopf-, Rücken- oder Magenschmerzen, sind ebenfalls häufig. Hält die Depression länger an oder verläuft sie besonders schwer, können passive Todeswünsche bis hin zur akuten Suizidalität hinzukommen. Und in seltenen Fällen entwickeln die Betroffenen eine psychotische Symptomatik, die anders als bei der Schizophrenie meist einen Realitätsbezug hat. Aus überschaubaren finanziellen Sorgen kann ein Verarmungswahn resultieren, und ein Fehlverhalten kann zu wahnhaften Schuldgefühlen mit der kompletten Selbstabwertung der Person führen.

In der internationalen Klassifikation der Erkrankungen nach ICD 10 werden drei Schweregrade der Depression – leicht, mittel und schwer – unterschieden. Neben den Kernsymptomen entscheidet die Anzahl der Zusatzsymptome über den Schweregrad, was sich in der Praxis jedoch nicht bewährt hat. Für die Betroffenen ist letztendlich entscheidend, wie stark sie durch die Depression im Alltag und in ihrer Lebensqualität beeinträchtigt sind. Jemand mit einer leichten Depression schafft es noch, zur Arbeit zu gehen und die Tagesstruktur zu halten, ist aber abends zu erschöpft, um sich noch mit Freunden zu treffen oder Sex zu haben. Der Appetit kann gemindert, aber auch verstärkt sein, vor allem auf Süßes und Salziges. Das Einschlafen mag der Person vor lauter Grübeln schwerfallen, und manchmal fragt sie sich, was das alles noch soll. Aber Selbstmord kommt nicht infrage, da sie doch am Leben hängt und hofft, dass es wieder besser wird. Am anderen Ende des Spektrums ist die Depression so ausgeprägt, dass der Betroffene das Bett kaum noch verlässt, nicht mehr duscht, Essen und Trinken vernachlässigt, kaum noch spricht und am liebsten nicht mehr aufwachen würde. Doch für einen Suizid fehlt ihm die Kraft.

Es gibt verschiedene Auslöser für Depressionen, und grundsätzlich kann jeder Mensch im Laufe seines Lebens an einer Depression erkranken. Lange wurden zwei Formen der Depression unterschieden: Auf der einen Seite die *endogene Depression*, die scheinbar aus heiterem Himmel ohne erkennbare Ursache auftritt und deren Ursache vor allem in einer Stoffwechselstörung des Gehirns begründet ist. Hierzu gehört auch die bipolare affektive Störung, bei der neben Depressionen auch Phasen der Manie mit erhöhter Aktivität, Ruhelosigkeit und Selbstüberschätzung auftreten können. Insgesamt ist die bipolare affektive Störung unter allen Depressionsformen mit vier bis sieben Prozent selten. Auf der anderen Seite steht die *reaktive Depression*, die durch ein belastendes Ereignis wie Arbeitsplatzverlust, Trennung, Überlastung am Arbeitsplatz oder Tod einer nahestehenden Person ausgelöst wird. Mittlerweile hat man die strenge Teilung verlassen. Es gibt nicht den *einen* Depressionsauslöser.

In der Regel kommen die meisten Menschen mit den Wechselfällen des Lebens zurecht. Eine Depression entsteht erst dann, wenn mehrere ungünstige Faktoren zusammenkommen. Einige Menschen sind jedoch anfälliger und haben ein erhöhtes Risiko, an einer Depression zu erkranken. Eine Rolle spielt die genetische Veranlagung. Leidet ein Elternteil an Depressionen, steigt das Risiko des Kindes, selbst depressiv zu werden, auf 15 Prozent. Bei eineiigen Zwillingen liegt das Risiko bei 50 Prozent, dass beide erkranken. Das bedeutet im Umkehrschluss auch, dass es offenbar Faktoren jenseits der Genetik gibt, die vor Depressionen schützen, auch wenn beide das gleiche Risiko haben. Ein spezifisches Depressionsgen wurde bisher noch nicht gefunden. Aktuelle Untersuchungen deuten aber darauf hin, dass bestimmte Gene, die an der Stressregulation beteiligt sind, die Anfälligkeit für Depressionen erhöhen. Tatsächlich ist anhaltender Stress ein häufiger äußerer Auslöser für Depressionen. Bei einer akuten Gefahr werden kurzfristig die Stresshormone Adrenalin und

Cortisol ausgeschüttet, die bewirken, dass wir auf die Gefahr reagieren können, zum Beispiel kämpfen oder weglaufen. Leiden wir unter Dauerstress, bleiben die Stresshormonlevel, vor allem das Cortisol, erhöht. Dies kann zu Schlafstörungen, rascher Erschöpfung, Dünnhäutigkeit und im schlimmsten Fall zur Depression führen.

Neben den Stresshormonen spielen auch bestimmte Botenstoffe im Gehirn, vor allem die Neurotransmitter Serotonin, Noradrenalin, Dopamin und Melatonin eine Rolle bei der Entstehung von Depressionen. Hier setzen die modernen Antidepressiva an. Der Gehirnstoffwechsel ist komplex, und das Gleichgewicht im Zusammenspiel der Neurotransmitter kann durch verschiedene Einflüsse gestört werden. Neben Stresshormonen spielen auch Sexualhormone eine Rolle, was die Anfälligkeit für Stimmungsschwankungen in der Pubertät und in den Wechseljahren, Phasen des hormonellen Umbruchs, erklärt. Auch mangelndes Licht, vor allem in den Wintermonaten im hohen Norden, kann bei entsprechender Veranlagung eine sogenannte Winterdepression auslösen, die vor allem durch ein Ungleichgewicht zwischen Serotonin und dem Schlafhormon Melatonin und, erst seit Kurzem bekannt, möglicherweise auch durch einen Vitamin-D-Mangel begründet wird. Anders als bei der typischen Depression leiden Menschen mit der Winterdepression eher an Hypersomnie. Sie schlafen bis zu zwölf Stunden am Tag, ohne sich ausgeschlafen zu fühlen. Viele berichten über vermehrten Appetit, vor allem auf Süßigkeiten, da Zucker sich zumindest kurzfristig positiv auf die Stimmung auswirkt.

Auch schwere körperliche Erkrankungen können Depressionen auslösen, beispielsweise Krebs. Dabei kann die Depression als Reaktion auf die Erkrankung auftreten, aber auch die Folge durch Störungen im Gehirnstoffwechsel wie bei Morbus Parkinson sein. Auch manche Medikamente können Depressionen auslösen, zum Beispiel der Wirkstoff Tamoxifen, der häufig zur Behandlung von Brustkrebs eingesetzt wird. Außerdem können psychosoziale Faktoren die Entstehung von Depressionen begünstigen. Hierzu gehören eine emotionale Vernachlässigung in der Kindheit, psychische Erkrankungen der Eltern, schwere Traumatisierungen, ein strenger, wenig wertschätzender Erziehungsstil mit

Leistungsbetonung, aber auch überängstliche, überbehütende Eltern, die den Kindern alles Unangenehme abnehmen und die kindliche Eigeninitiative hemmen.

Wer unter einer Depression leidet, kann sich kaum vorstellen, dass es jemals wieder besser wird. Doch prinzipiell sind Depressionen gut behandelbar. Die Behandlung einer Depression fußt im Wesentlichen auf drei Säulen: Psychotherapie, Antidepressiva und unterstützende Maßnahmen. Bei leichten Depressionen stehen unterstützende Maßnahmen und Psychotherapie im Vordergrund. Als hilfreich hat sich Bewegung, insbesondere Nordic Walking oder Laufen herausgestellt, da Bewegung die bei einer Depression erhöhten Stresshormone abbaut und die Selbstwirksamkeit stärkt. Unterstützend wirken auch Entspannungsverfahren wie autogenes Training, Muskelentspannung nach Jacobson oder Meditation. Auch eine Tagesstruktur mit festen Zeiten fürs Aufstehen am Morgen und Zubettgehen am Abend, regelmäßigen Mahlzeiten und angenehmen Aktivitäten wirkt stabilisierend. Psychosoziale Beratung kann darüber hinaus bei einem konkreten Auslöser wie einem Arbeitsplatzkonflikt hilfreich sein.

Für die psychotherapeutische Behandlung einer akuten Depression ist vor allem die Verhaltenstherapie geeignet, da sie weniger aufdeckt, sondern konkret am Problem arbeitet und somit rasch Entlastung schaffen kann. Hierbei wird mit dem Patienten gemeinsam geschaut, in welcher Lebenssituation die Depression entstanden ist und welche Gedanken, Glaubenssätze, Einstellungen und Verhaltensweisen dazu geführt haben, dass der Betroffene in die Depression gerutscht ist. Anschließend gilt es, alternative Einstellungen und Verhaltensweisen einzuüben. Hierdurch lernt der Betroffene, aus seiner scheinbaren Hilflosigkeit herauszutreten und Schwierigkeiten aktiv zu bewältigen, was seine Selbstwirksamkeit stärkt. Bei wiederkehrenden und anhaltenden Depressionen sind auch die tiefenpsychologischen und analytischen Therapieverfahren hilfreich, vor allem, wenn der Depression eine tiefer liegende Störung durch traumatisierende Erfahrungen in der frühen Kindheit zugrunde liegt.

Bei sehr ausgeprägten Depressionen können Aufmerksamkeit und Konzentrationsfähigkeit so stark beeinträchtigt sein, dass die Betroffenen zunächst noch nicht von einer Psychotherapie profitieren können. Dann kommen in erster Linie Antidepressiva zum Einsatz, die an den oben genannten Neurotransmittersystemen ansetzen, vor allem am Serotoninsystem. Leider benötigen Antidepressiva etwa zwei bis vier Wochen, bis ein deutlicher antidepressiver Effekt eintritt. Schlaf und Antrieb verbessern sich häufig schon früher, während die Stimmungsaufhellung noch auf sich warten lässt. Patienten mit einer schweren Depression mit Suizidgedanken sind in dieser Phase besonders gefährdet, da die Stimmung weiterhin schlecht ist, aber nun der Antrieb da ist, sich das Leben zu nehmen. Während leichte bis mittelgradig Depressive ambulant oder tagesklinisch behandelt werden können, ist bei schweren Depressionen aufgrund der Suizidgefährdung und dem Verlust der Alltagsfähigkeit eine stationäre Behandlung in einer psychiatrischen Klinik erforderlich.

Bei den Antidepressiva unterscheidet man grob aktivierende und sedierende Medikamente. Die sedierende Wirkung macht man sich zunutze, wenn die Patienten unter ausgeprägten Schlafstörungen und quälendem Grübeln leiden. Man kann sie auch miteinander kombinieren und die sedierenden Medikamente im Verlauf wieder absetzen. Grundsätzlich sind die modernen Antidepressiva gut verträglich. Anfangs beklagen einige Patienten Durchfall, der durch die serotonerge Wirkung bedingt ist, da sich auch im Darm Serotoninrezeptoren befinden. Diese Nebenwirkungen gehen in der Regel jedoch innerhalb von wenigen Tagen zurück. Was sich leider nicht immer gibt, sind Störungen der Sexualfunktion. Hierbei lohnt es sich gegebenenfalls, das Medikament zu wechseln, da diese Nebenwirkung nicht bei allen Antidepressiva gleichermaßen auftritt. Antidepressiva mit sedierender Wirkung haben den Nachteil, dass sie den Appetit steigern. Wenn jemand aufgrund der schweren Depression an Gewicht verloren hat, ist das anfangs hilfreich. Auf Dauer kann es allerdings zu Übergewicht kommen, sodass in diesem Fall überprüft werden muss, ob sie nicht verzichtbar sind, wenn Grübeln und Schlafstörungen nachgelassen haben. Hat man sich für eine medikamentöse antidepressive Behandlung entschieden, empfiehlt es sich, das Antidepressivum für ein halbes Jahr beizubehalten. Denn zu schnelles Absetzen kann erneut in eine Depression führen. Antidepressiva machen nicht abhängig wie beispielsweise Benzodiazepine. Hat man eine wirksame Zieldosis erreicht, entsteht kein Verlangen, die Dosis zu steigern. Einmaliges Vergessen der Einnahme wird in der Regel nicht bemerkt und führt zu keinen Entzugserscheinungen. Allerdings sollte man Antidepressiva nach längerer Einnahme nicht sofort absetzen, da sich der Gehirnstoffwechsel angepasst hat und durch langsames Ausschleichen erst wieder umstellen muss. Ein typisches, leider nicht jedem Psychiater bekanntes Absetzphänomen sind die sogenannten »Brain Zaps«, das Empfinden eines plötzlichen kleinen Stromstoßes, das jedoch ungefährlich ist und sich mit der Zeit von selbst gibt.

Meist verläuft eine Depression als abgegrenzte Episode, die nach einigen Monaten abklingt. Es hat sich gezeigt, dass die Behandlung durch Psychotherapie und Medikamente die depressive Episode nicht wesentlich verkürzt, aber die Symptomatik lindert und die Lebensqualität verbessert. Prinzipiell bestehen gute Heilungschancen nach einer einzelnen Episode. Allerdings liegt das Risiko, im Laufe des Lebens erneut eine depressive Episode zu erleiden, unbehandelt bei über 50 Prozent. Daher ist die Rückfallprävention so wichtig. Doch auch nach einer erneuten depressiven Episode stehen die Chancen bei entsprechender Behandlung gut, dass sie wieder abklingt. Allerdings gibt es auch Verläufe, bei denen die depressive Symptomatik nur unvollständig nachlässt. Auch spricht nicht jede Depression auf Antidepressiva an. Bis zu 15 Prozent der Depressionen verlaufen chronisch. Gefährdet sind hier vor allem Patienten, die weitere schwere psychiatrische Erkrankungen wie Suchterkrankungen oder Persönlichkeitsstörungen aufweisen, da sie die Depression unterhalten.

Die eingangs geschilderte weltweite Zunahme der Depressionen stellt für die Arbeitswelt und das Gesundheitssystem eine große Herausforderung dar. Es werden verschiedene Gründe für die Zunahme der Diagnose Depression vermutet. In den letzten Jahren wurde viel für die

Aufklärung über Depressionen getan, was dazu geführt hat, dass Betroffene sich eher trauen, Hilfe aufzusuchen. Und auch unter Hausärzten, die in der Regel die erste Anlaufstelle sind, ist das Bewusstsein für Depressionen gestiegen. Allerdings werden im Gesundheitssystem auch Anreize geschaffen, die Diagnose Depression häufiger zu stellen, um ambulante und stationäre psychotherapeutische Behandlungen abrechnen zu können.

Wird eine psychotherapeutische Behandlung mit der Diagnose Depression begründet, übernimmt die Krankenversicherung normalerweise ohne Probleme die Behandlungskosten. Daher findet sich diese Diagnose in nahezu allen Psychotherapieanträgen, auch wenn der Patient eigentlich wegen Ängsten, Zwängen oder Essstörungen in die Behandlung kommt und gar nicht depressiv ist. Dabei berechtigt jede im Indikationskatalog für ambulante Psychotherapie aufgeführte Diagnose zur Kostenübernahme einer ambulanten Psychotherapie. Auch in psychiatrischen Kliniken mit psychotherapeutischem Schwerpunkt gilt die Depression quasi als conditio sine qua non. Da Depressionen in der Regel im Rahmen einer ambulanten Psychotherapie gut behandelbar sind, werden die Kosten für eine psychotherapeutische Behandlung in einer psychiatrischen Klinik nur dann von der Kasse übernommen, wenn eine schwere Depression vorliegt und der Patient nicht die notwendige Stabilität für die ambulante Behandlung aufweist. Während meiner Weiterbildung in einer Universitätsklinik habe ich eine Reihe von Patienten mit ausgeprägten Waschzwängen behandelt. Abgesehen von einer gewissen Erschöpfung durch die vielen Waschrituale, die einen großen Teil des Tages einnahmen, zeigten sie keinerlei Anzeichen einer Depression. Trotzdem wurden wir von unserem Chefarzt dazu angehalten, im Arztbrief unter den Diagnosen immer eine Depression mit anzugeben, da er befürchtete, die Notwendigkeit der stationären psychotherapeutischen Behandlung könnte von den Krankenkassen infrage gestellt werden und die Klinik auf den Behandlungskosten sitzen bleiben. Tatsächlich werden stationäre psychotherapeutische Behandlungen von den Krankenkassen häufiger dem Medizinischen Dienst zur Prüfung vorgelegt, wenn die Hauptdiagnose nicht schwere Depression, sondern beispielsweise Panikstörung oder Zwangsstörung lautet. Daher liegt es nahe, wenn die Klinikärzte zusätzlich die Diagnose Depression vergeben, um Prüfungen zu vermeiden. Wenn jemand aber acht Stunden des Tages zwanghaft Hände wäscht und sich mehrmals am Tag umziehen muss, da er befürchtet, sonst mit Keimen kontaminiert zu sein und sich und anderen zu schaden, ist eine Krankenhausbehandlung durchaus begründet, auch ohne Depression. Entscheidend ist, wie stark der Betroffene in seiner Alltagsfähigkeit eingeschränkt ist.

Lange Zeit waren chronische Rückenschmerzen die häufigste Ursache für lange Krankschreibungen und Frühverrentung. Nur in den seltensten Fällen sind Bandscheibenvorfälle jedoch für die anhaltenden Beschwerden verantwortlich. Tatsächlich handelt es sich bei Bandscheibenvorfällen vor allem um Zufallsdiagnosen, die nichts über die wahre Ursache der Schmerzen aussagen. Die Schmerzursache liegt nämlich meist in der verspannten und verhärteten Nacken- und Rückenmuskulatur. Und diese Verspannungen werden in der Regel durch anhaltende Belastungen, Fehlhaltungen, Stress oder Depressionen verursacht. Anhaltende Schmerzen machen auf Dauer mürbe und können in eine Depression münden. Und umgekehrt gehen Depressionen häufig mit körperlichen Schmerzen einher. Immer noch werden einige Menschen mit chronischen Rückenschmerzen viel zu lange ausschließlich orthopädisch und physiotherapeutisch behandelt, obwohl eigentlich eine Depression zugrunde liegt. Doch langsam findet auch hier ein Umdenken statt, sodass eine Depression häufiger und früher diagnostiziert und einer psychiatrischen und psychotherapeutischen Behandlung zugeführt wird. Dies zeigt sich auch in der Statistik, da die Depression mittlerweile die Dauer der Arbeitsunfähigkeit anführt.

Mit schleppendem Gang und einer dicken Röntgentüte unterm Arm betrat Herr T. meine Sprechstunde. Auf seiner Stirn hatten sich tiefe Furchen eingegraben, und seine Mundwinkel hingen nach unten. Herr T. war augenscheinlich depressiv. Doch in die Behandlung hatte ihn der Wunsch nach einem Entzug von opiathaltigen Medikamenten gebracht, die er aufgrund seiner insgesamt vier Bandscheibenvorfälle seit Jahren in zunehmender Dosierung eingenommen hatte. Aufgrund seiner anhaltenden Rückenschmerzen war Herr T. bereits frühverrentet. Doch obwohl er dadurch Zeit gehabt hätte, seinem früheren Hobby Motorradfahren nachzugehen, konnte er sich nicht mehr dazu aufraffen. Auch Freunde traf er kaum noch, obwohl er eigentlich gesellig war. Neben der Entzugsbehandlung verordneten wir Herrn T. ein Antidepressivum. Außerdem erhielt er psychotherapeutische Einzel- und Gruppentherapie, Physiotherapie, Nordic Walking und progressive Muskelentspannung. Im Verlauf machte Herr T. eine unglaubliche Wandlung durch. Wir konnten ihm dabei zusehen, wie er sich nach und nach immer mehr aufrichtete. Sein Gang wurde dynamischer, und seine Gesichtszüge entspannten sich. Obwohl wir alle Schmerzmittel abgesetzt hatten, war Herr T. am Ende der stationären Behandlung erstmals seit Jahren schmerzfrei. Und die Behandlung war nachhaltig. Ab und zu sehe ich Herrn T. noch heute zusammen mit seiner Frau beim Nordic Walking.

Eine verschleppte Behandlung oder ein Rentenbegehren können den Verlauf einer Depression negativ beeinflussen, wie die Geschichte von Herrn J. illustriert. Als Sohn schlesischer Flüchtlinge wuchs er in einer Familie auf, die es durch Fleiß zu einem bescheidenen Wohlstand gebracht hatte. Für Gefühle gab es wenig Raum, eigene Bedürfnisse wurden zurückgestellt, und nur für außergewöhnliche Leistungen gab es Anerkennung. Herr J. war ein guter Schüler, und er schaffte schnell den beruflichen Aufstieg bis ins mittlere Management einer großen Firma. Doch die Karriere stagnierte. Während alle anderen an ihm vorbeizogen, wurde er bei Beförderungen immer wieder übergangen. Das führte dazu, dass er sich noch mehr anstrengte, ohne Erfolg. Eines Tages brach er zusammen. Dem »Nervenzusammenbruch« folgte eine längere Krankschreibung, die bei Herrn J. schwere Schuldgefühle auslöste. Krank wegen der Psyche, unvorstellbar. Doch je länger er zu Hause blieb, desto weniger konnte er sich vorstellen, wieder in die Firma zu gehen. Allein der Gedanke daran löste Panik aus. Der Arzt schrieb ihn immer weiter krank und verordnete ein Schlafmittel. Nun konnte er zwar besser einschlafen, war aber tagsüber müde. Er zog sich immer mehr zurück, empfand kaum noch Freude und grübelte unablässig über seine

Situation, ohne zu einer Lösung zu kommen. Nach einem halben Jahr Krankschreibung erhielt er schließlich ein Schreiben, dass er sich zu einer Untersuchung beim Medizinischen Dienst einfinden solle. Das versetzte ihn erneut in Panik. Die Untersuchung verlief dann überraschend gut. Der untersuchende Arzt bestätigte die Arbeitsunfähigkeit aufgrund von Depressionen und empfahl Herrn J. eine ambulante Psychotherapie und eine Vorstellung bei einem Facharzt für Psychiatrie. Herr J. schöpfte kurzfristig Hoffnung. Jetzt hatte er eine Perspektive. Doch die Suche nach einem Psychotherapieplatz verlief frustrierend. Schließlich gab er auf. Freunde rieten ihm zu einer Kur. Doch die wurde abgelehnt, da die »vorrangig indizierten« ambulanten Maßnahmen nicht ausgeschöpft waren. Als ihm der Arbeitgeber schließlich kündigte, unternahm Herr J. einen Suizidversuch und landete in einer psychiatrischen Klinik. Dort konnte er sich zwar etwas stabilisieren, doch inzwischen war nach eineinhalb Jahren Krankschreibung das Krankengeld ausgelaufen. An Arbeiten war nach wie vor nicht zu denken. Letztendlich blieb Herrn J. nur die Erwerbsunfähigkeitsrente.

Dieser tragische Verlauf ist leider gar nicht so selten. Und er hätte vermieden werden können, wenn frühzeitig konkrete Maßnahmen ergriffen worden wären, zum Beispiel ein Coaching durch einen arbeitsrechtlich geschulten Sozialpädagogen, den schnellen Beginn einer ambulanten Psychotherapie und gegebenenfalls die Verordnung eines schlafanstoßenden Antidepressivums. Im weiteren Verlauf wäre dann auch eine Rehabilitation möglich gewesen, und Herr J. hätte gute Chancen gehabt, die Depression zu überwinden und beruflich wieder einzusteigen.

Posttraumatische Belastungsstörung

Eine Diagnose, die immer häufiger und zuweilen unkritisch gestellt wird, ist die posttraumatische Belastungsstörung, kurz PTBS.

Der Begriff Trauma bezog sich zunächst auf eine körperliche Verletzung. Doch auch seelische Verletzungen können Narben hinterlassen. Jeder Mensch macht im Laufe seines Lebens unerfreuliche Erfahrungen. Jeder wird mal krank, erleidet einen Unfall, verliert Angehörige oder Freunde durch Trennung oder Tod. Und die meisten Menschen kommen damit gut zurecht und kehren nach einer Phase der Trauer ins Leben zurück. Aus manchen traumatisch erlebten Erlebnissen geht man sogar gestärkt hervor. Wer es schafft, sich nach einem zermürbenden Arbeitsplatzkonflikt eine neue Stelle zu suchen, die besser zu ihm passt, wird im Rückblick die vorherige Situation anders bewerten. Als schwierig, aber notwendig auf seinem Weg. Die genannten Ereignisse machen in der Regel nicht krank, können aber zu einer depressiven Verstimmung führen, wenn der Betroffene vorher schon seelisch angeschlagen war, ihm Bewältigungsmechanismen fehlen oder wenn eine nahe Person verstirbt, zu der eine konfliktreiche Beziehung bestand und der Konflikt nicht mehr aufgelöst werden konnte. Man spricht dann von einer Anpassungsstörung.

Die Diagnose einer posttraumatischen Belastungsstörung ist in den psychiatrischen Klassifikationssystemen streng definiert. Um eine posttraumatische Belastungsstörung auszulösen, bedarf es einer außergewöhnlichen, lebensbedrohlichen Situation katastrophalen Ausmaßes, die bei fast jedem Menschen zu einer seelischen Erschütterung führen würde. Typische Beispiele sind schwere Unfälle mit Todesopfern oder schwersten Verletzungen, Gewaltverbrechen, Naturkatastrophen wie Erdbeben oder das unmittelbare Erleben von Kriegshandlungen. Während des traumatischen Ereignisses erleben die Betroffenen Angst, Hilflosigkeit und einen Kontrollverlust. Auch als unmittelbarer Zeuge einer Katastrophe, bei der man selbst unversehrt bleibt, kann man eine posttraumatische Belastungsstörung entwickeln, zum Beispiel bei einem Zugunglück.

Doch nicht jeder, der ein schweres Trauma erlebt hat, entwickelt eine PTBS. In einer großen US-amerikanischen Untersuchung gaben 60 Prozent der Befragten mindestens ein Ereignis in ihrem Leben an, das den Traumakriterien entspricht, doch die Mehrheit (80 Prozent der Frauen, 90 Prozent der Männer) entwickelte keine posttraumatische Belastungsstörung.[63] Die Schwere eines Traumas korreliert nicht immer mit der Schwere der Traumafolgestörung. Die Reaktion auf ein traumatisches Ereignis ist individuell und hängt von verschiedenen Faktoren ab.

Das Risiko, eine PTBS zu entwickeln, ist bei Opfern von (sexueller) Gewalt höher als bei Opfern von Naturkatastrophen oder Unfällen. Möglicherweise bewerten Gewaltopfer ihre Situation anders, etwa im Sinn von: »Ich habe mich nicht richtig gewehrt«, »Ich habe ihn provoziert«, und geben sich die Schuld, während Opfer von Naturkatastrophen das Schicksal verantwortlich machen, auf das sie keinen Einfluss haben.

Ob jemand nach einem traumatischen Ereignis eine PTBS entwickelt, hängt von verschiedenen Faktoren ab. Ungünstig wirken sich psychiatrische Vorerkrankungen und fehlende Bewältigungsmechanismen aus. Auch das Aufwachsen in einer Familie mit psychiatrischen Erkrankungen oder Traumata bei den Eltern gilt als Risikofaktor. Neben Lernerfahrungen spielen hier möglicherweise auch epigenetische Veränderungen eine Rolle, die stressanfälliger machen. Ein geringer sozioökonomischer Status und fehlende Unterstützung durch Familie und soziale Kontakte können ebenfalls einen ungünstigen Einfluss haben. Besonders gefährdet sind Kinder und alte Menschen, da bei den Kindern die Gehirnreifung noch nicht abgeschlossen ist und umgekehrt bei älteren Menschen durch altersbedingte Veränderungen des Gehirns die Abwehrmechanismen nicht mehr so gut funktionieren.

Auch die Dauer eines Traumas und die Häufigkeit spielen eine Rolle. Eine einmalige Vergewaltigung im Erwachsenenalter wirkt sich möglicherweise anders aus als ein über mehrere Jahre fortgesetzter sexueller Missbrauch in der Kindheit. Im letzten Fall spricht man von komplexer Traumatisierung, die in eine andauernde Änderung der Persönlichkeit münden kann, da die Persönlichkeitsentwicklung durch die anhaltende Traumatisierung gestört wird. Aus der Resilienzforschung weiß man, dass sich eine ausgereifte Primärpersönlichkeit, eine gute soziale Einbindung, die Fähigkeit, sich zu öffnen und zu reflektieren eher günstig auswirken. Möglicherweise spielt es auch eine Rolle, ob das Trauma als Einzelschicksal oder als kollektive Erfahrung erlebt wird. Nahezu alle Überlebenden des Zweiten Weltkriegs haben Schlimmes erfahren. Bombenhagel, Einsätze an der Front und Vergewaltigungen haben bei den meisten Betroffenen Spuren hinterlassen. Manche, die als Kinder Bombardierungen erlebt haben, beschreiben eine lebenslange Schreckhaftigkeit bei lauten Geräuschen. Doch die meisten sind gut durchs Leben gekommen. Nach dem Krieg galt es, die Trümmer wegzuräumen und ins Leben zurückzukehren. Die Aufbauarbeiten lenkten ab und wurden als sinnvoll erlebt. Und außerdem waren ja alle betroffen. Neben der Schreckhaftigkeit litten nicht wenige unter Albträumen. Aber das Vollbild einer PTBS entwickelten die wenigsten. Bis vor wenigen Jahrzehnten hat jede Generation einen Krieg erlebt. Heute kommt Krieg zumindest in der westlichen Welt eher nur virtuell vor. Statt Mann gegen Mann kommen nun Marschflugkörper und Drohnen zum Einsatz. Europäische Soldaten werden in Friedensmissionen eingesetzt und nicht primär für Kampfeinsätze. Wer wirklich als Einzelsoldat in Afghanistan einen Minenunfall miterlebt, ist deshalb stärker gefährdet. Die Gesellschaft weiß nicht, wie sie damit umgehen soll, weil die gemeinsame Erfahrung fehlt. Die Bundeswehr hat die Gefahr inzwischen erkannt und eigene Traumazentren eingerichtet.

Eine posttraumatische Belastungsstörung kann unmittelbar nach einem Trauma auftreten oder auch erst verzögert. Mitunter können zwischen dem Trauma und den Symptomen der Traumafolgestörung Jahrzehnte vergehen, zum Beispiel wenn beim alternden Gehirn die Abwehr brüchig wird oder wenn ein erneutes Trauma die Erinnerungen an das erste Trauma aufbrechen lässt.

Zu den typischen Symptomen einer PTBS gehört das sich aufdrängende Wiedererleben des traumatischen Ereignisses in Form von Bildern, filmartigen Szenen und Albträumen, den sogenannten *Flashbacks*. Die Betroffenen beklagen häufig Schlafstörungen, Reizbarkeit, Konzentrationsschwierigkeiten, erhöhte Wachsamkeit und übermäßige Schreckhaftigkeit. Manche wirken anderen Menschen gegenüber emotional abgestumpft, gleichgültig und teilnahmslos. Um sich zu schützen, vermeiden sie Situationen, die Erinnerungen an das Trauma wachrufen könnten, was zur völligen sozialen Isolation führen kann. Vermeidungsverhalten findet auch unbewusst statt, zum Beispiel in Form von Dissoziationen. Dabei werden Erinnerungen an das Trauma, die sonst mit unerträglichen Gefühlen einhergehen würden, aus dem Bewusstsein abgespalten. Werden die Betroffenen durch einen äußeren Reiz, zum Beispiel ein Geräusch oder einen bestimmten Geruch »getriggert«, können sie plötzlich gedanklich wegdriften und für das Gegenüber nicht mehr erreichbar sein. Schlimmstenfalls kommt es zu einem dissoziativen Ohnmachtsanfall.

Trotz der Schwere der Symptomatik gibt es heute gute Behandlungsmöglichkeiten der PTBS. Eine wichtige Rolle kommt der Frühintervention nach einem traumatischen Ereignis zu, die der Stabilisierung und gegebenenfalls auch der Prävention einer PTBS dient. An unserer Universitätsklinik hatten wir für Busfahrer, die in einen Unfall verwickelt waren, eine Akutsprechstunde angeboten, die gern angenommen wurde. Die wichtigste Maßnahmen waren das Vermitteln von Sicherheit, Wertschätzung und das aktive Zuhören ohne Bewertung dessen, was gesagt wurde. Der Betroffene wurde ermutigt, so ausführlich wie möglich von dem Trauma zu berichten. Aufbrechende Gefühle durften zugelassen werden. Anschließend ging es darum, den Betroffenen darüber aufzuklären, welche Symptome auftreten könnten, dass zum Beispiel die gedankliche Beschäftigung mit dem Trauma, innere Unruhe und vorübergehende Albträume normal sind, und welche Hilfsmöglichkeiten es gibt. Nach Massenunfällen, Amokläufen oder Naturkatastrophen müssen viele Beteiligte psychologisch betreut werden. Hierfür wurde das Debriefing mit dem Ziel entwickelt, akute Stressreaktionen und psychotraumatische Belastungsstörungen zu verhindern oder zumindest zu vermindern. Beim Debriefing erhalten die von der Katastrophe Betroffenen die Möglichkeit, unter psychologischer Anleitung über das Erlebte zu sprechen. Aus Kapazitätsgründen fand das Debriefing in der Vergangenheit häufig in Gruppengesprächen statt, was sich im Nachhinein nicht immer als hilfreich, zuweilen sogar als schädlich erwiesen hat, da sich in vielen Fällen die Gruppenteilnehmer durch die Schilderung der Ereignisse gegenseitig aufgeschaukelt und eine erneute Überflutung durch die traumatische Erinnerung ausgelöst haben. Daher sollten in der Akutphase Gruppengespräche nur informativen Charakter haben und die emotionalen Erlebnisberichte ausschließlich in Einzelgesprächen erfolgen.[64]

Zur Behandlung der manifesten posttraumatischen Belastungsstörung gibt es mittlerweile gut etablierte Traumatherapien. Zunächst geht es darum, im Alltag besser mit den belastenden Symptomen umgehen zu können, überflutende Gedanken und Gefühle besser zu kontrollieren und das Vermeidungsverhalten aufzugeben. Hilfreich sind Entspannungsverfahren, Fertigkeiten zur Emotionsregulation und imaginative Techniken wie das gedankliche Aufsuchen eines sicheren inneren Ortes. Wenn eine ausreichende Stabilität hergestellt werden konnte, kommen Expositionstechniken zum Einsatz. Sie dienen vor allem dazu, die bruchstückhaften Erinnerungen an das Trauma zusammenzufügen. Am Ende soll der Betroffene in der Lage sein, das Trauma möglichst vollständig zu erinnern, ohne von seinen Gefühlen überflutet zu werden. Immer mehr Therapeuten setzen EMDR (Eye Movement Desensitization and Reprocessing) ein. Dabei wird der Patient aufgefordert, ruckartige horizontale Augenbewegungen durchzuführen, während er die traumatische Erfahrung imaginiert. Es wird vermutet, dass die rhythmische Stimulierung helfen könne, die Erinnerungsbruchstücke sinnvoll zu ordnen. Letztendlich ist der Wirkmechanismus noch nicht geklärt. Obwohl EMDR wirksam ist, schnitt diese Behandlungsmethode im Vergleich zu den etablierten Traumaexpositionstherapien ohne EMDR nicht besser ab.

Wie eingangs erwähnt, wird die Diagnose PTBS immer häufiger gestellt. Es könnte in diesem Zusammenhang der Eindruck entstehen, dass vor allem sexueller Missbrauch zugenommen hat. Dies ist jedoch nicht der Fall, sexuellen Missbrauch hat es immer schon in allen Kulturen gegeben. Durch die offenere Gesellschaft und die Präsenz in den Medien trauen sich die Betroffenen heute eher, sich in Therapie zu begeben und über das Trauma zu sprechen.

Anders verhält es sich bei dem inflationären Gebrauch der Diagnose PTBS nach »Alltagstraumen« – wie Scheidung, Jobverlust oder Trauer – in Therapieanträgen. Die Diagnose PTBS gibt der Symptomatik eine gewisse Dramatik, was möglicherweise die Gutachter veranlassen soll, längere Psychotherapien zu befürworten. Viele Psychotherapeuten behandeln die »Alltagstraumen« mit EMDR, wofür die über 1500 in

Deutschland zertifizierten EMDR-Therapeuten ein kostspieliges Training in einem Ausbildungsinstitut absolvieren mussten. Die Investition muss sich natürlich rechnen. EMDR wird massiv beworben und ist auch in Patientenkreisen populär. Es hat etwas Elitäres, und obwohl etablierte Traumatherapien auch ohne EMDR wirksam sind, besteht eine hohe Nachfrage. Einige Patienten befürchten gar, eine Therapie ohne EMDR sei unvollständig und nicht wirksam.

Aktuell wird der Traumabegriff noch um das »Transgenerationale« Trauma erweitert. Zu diesem Thema sind mittlerweile zahlreiche populärwissenschaftliche Bücher erschienen, die sich mit den »Kriegsenkeln« befassen. Die Autoren behaupten, dass die von den Großeltern erlittenen unverarbeiteten Traumata unbewusst auf die nachfolgenden Generationen übertragen worden sind und so zur indirekten Traumatisierung der Enkel geführt haben. Die mediale Präsenz spektakulärer Fälle hat zu einem regelrechten Hype geführt, und einige Vertreter aus der Generation der 1960 bis 1975 Geborenen sehen darin nun eine Erklärung für alle möglichen seelischen Befindlichkeitsstörungen. Als Ausweg bietet der Esoterikmarkt Familienaufstellungen an, mit denen vermeintliche Traumatisierungen in der Familie aufgedeckt werden sollen. Dies ist im besten Falle eine interessante Erfahrung, kann aber für jemanden mit einer angeschlagenen Psyche schlimmstenfalls in den Abgrund führen, denn die »Aufsteller« sind in der Regel Laien ohne fundierte psychotherapeutische Ausbildung.

Unbestritten ist allerdings, dass Traumatisierungen in der Familie Auswirkungen auf die folgenden Generationen haben können, was an Angehörigen von Holocaustüberlebenden und Vertriebenen gut dokumentiert ist. Es gibt aber auch Untersuchungen, die keine psychischen Auffälligkeiten bei den Kindern traumatisierter Eltern fanden. Entscheidend für die transgenerationale Weitergabe ist das Zusammenwirken verschiedener Faktoren. Steht eine traumatisierte Mutter während der Schwangerschaft unter anhaltendem Stress, kann es zu epigenetischen Veränderungen der an der Stressregulation beteiligten Genabschnitte des Kindes kommen. Die Folge ist eine verminderte Stressresistenz und eine damit einhergehende erhöhte Anfälligkeit für psychische Erkrankungen. Eine entscheidende Rolle scheinen jedoch soziale und interaktionelle Mechanismen zu spielen. Misshandlung und Vernachlässigung »vererbt« sich häufig über viele Generationen. Auch wenn die betroffenen Eltern das Beste für ihre Kinder wollen, verhalten sie sich häufig weniger empathisch und sind schnell überfordert, wenn das Kind sich schwierig verhält, zum Beispiel anhaltend schreit oder seinen Willen durchsetzen möchte. Neben einer verminderten Stresstoleranz fehlt ihnen häufig auch einfach die Erfahrung für einen angemessenen Umgang mit schwierigen Situationen. Um den transgenerationalen Teufelskreis zu durchbrechen, gibt es mittlerweile Eltern-Kind-Kliniken, in denen die Eltern psychisch gestärkt und im Umgang mit dem Kind angeleitet werden.

Physiotherapeuten

Deutschland hat »Rücken«. Etwa 22 Millionen Menschen klagen hierzulande über wiederkehrende Rückenschmerzen. Erkrankungen der Wirbelsäule sind neben Erkältungskrankheiten die häufigste Ursache für Krankschreibungen. Dabei ist die Behandlung denkbar einfach: Bewegung. Doch der Geist ist willig, nur das Fleisch ist schwach. Also führt der erste Weg zum Orthopäden. Der Orthopäde verschreibt dann Einlagen und stellt eine Überweisung zum Physiotherapeuten aus. Wenn alles nichts hilft, wird ein MRT durchgeführt, das in der Regel mindestens einen Bandscheibenvorfall unklaren Alters zeigt. Der Patient ist zufrieden, da er nun eine ernsthafte Diagnose hat und manuelle Therapie bekommt. In den nächsten Wochen lässt er sich regelmäßig durchmassieren. Das hilft zwar nicht gegen die Rückenschmerzen, tut aber trotzdem gut, denn Berührung streichelt die Seele, und die meisten Physiotherapeuten sind gute Zuhörer.

So sieht es häufig aus in deutschen Physiotherapiepraxen. Dabei bedeutet Physiotherapie mehr als nur Massage. Sie kann Erkrankungen durch aktive oder passive Bewegung heilen oder ihnen vorbeugen. Wie die früher gebräuchliche Bezeichnung Krankengymnastik nahelegt, steht die aktive Bewegung im Vordergrund. Schon in der Antike hatte man die positive gesundheitliche Wirkung von Gymnastik erkannt. Und in Asien werden bis heute Yoga und Qigong praktiziert. Die lindernde Wirkung von Massagen und Heilbädern ist ebenfalls lange bekannt. Doch dienten sie vor allem als Ergänzung zur aktiven Bewegung. In der modernen Physiotherapie kommen Krankengymnastik und physikalische Therapien zum Einsatz. Letztere umfassen Massage, Wärme- oder Kälteanwendungen, Hydrotherapie und Behandlungen mit Strom. Ziel sind die Linderung von Schmerzen, die Mobilisation und Kräftigung nach Verletzungen, Operationen und Schlaganfällen sowie die Verbesserung der Beweglichkeit und Koordination bei neurologischen Erkrankungen wie Parkinson oder angeborener Spastik. Auch vorbeugende Maßnahmen wie die Rückenschule gehören zu ihrem Einsatzgebiet.

Die Ausbildung zum Physiotherapeuten ist im Masseur- und Physiotherapeutengesetz MPhG von 1994 geregelt. Als Gesundheitsfachberuf umfasst er eine dreijährige Ausbildung an staatlich zugelassenen Schulen mit dem Abschluss eines Examens mit mündlicher, schriftlicher und praktischer Prüfung. Voraussetzung ist die Mittlere Reife. In der Regel wird die Ausbildung nicht vergütet, zum Teil muss sie sogar selbst finanziert werden. Während der Ausbildung werden umfassende Kenntnisse über Anatomie, Physiologie, Orthopädie, Chirurgie, Neurologie, aber auch Allgemeinmedizin und Psychiatrie erworben. Als Behandlungstechniken werden manuelle Therapie, Trainingstherapie, Lymphdrainage sowie neurophysiologische Techniken wie Vojta oder Bobath gelehrt. Seit 2010 wird Physiotherapie auch als Bachelorstudiengang an Fachhochschulen angeboten. Auch ein duales Studium ist möglich. Die Einsatzbereiche für Physiotherapeuten sind vielseitig, sie können in Praxen, Rehabilitationseinrichtungen, Kliniken, Fitnessstudios oder Sportvereinen arbeiten. Wollen sie mit der gesetzlichen Krankenkasse abrechnen, benötigen sie eine ärztliche Verordnung mit einer Diagnose. Nach eingängiger Untersuchung erstellen Physiotherapeuten dann selbstständig einen Behandlungsplan. Um die Kassenzulassung zu erhalten, sind Physiotherapeuten verpflichtet, regelmäßig an Fortbildungen teilzunehmen.

Grundsätzlich besitzt die Physiotherapie ein hohes Potenzial, Menschen zu einem aktiven Leben anzuleiten. Doch leider wird am häufigsten *manuelle Therapie* verschrieben. Das ist vor allem dem Patientenwillen geschuldet. Denn wer Schmerzen hat, fürchtet sich vor Bewegung. Und die Ärzte sind daran auch nicht ganz unschuldig. Bis vor wenigen Jahren wurde bei Rückenschmerzen und Knieproblemen vor allem Schonung verordnet. Mittlerweile weiß man jedoch, dass die Binsenweisheit »sich regen bringt Segen« stimmt. Ist die Akutsymptomatik abgeklungen, hilft vor allem Bewegung, um wieder auf die Beine zu kommen. Da die meisten Rückenprobleme nicht durch vermeintliche Bandscheibenvorfälle, sondern durch Verspannungen ausgelöst werden, lassen die sich am besten durch gezielte Übungen lösen. Das hat auch den Vorteil, dass der Patient in seiner Selbstwirksamkeit gestärkt wird, wenn er durch Eigenaktivität Linderung erfährt. Ich habe allerdings die Erfahrung gemacht, dass Physiotherapeuten bei Verspannungen oder leichten Sportverletzungen mit Anleitungen zu bestimmten Übungen eher zurückhaltend sind. Man muss schon aktiv nachfragen, um entsprechende Hinweise zu bekommen. Über die Gründe hierfür kann ich nur spekulieren. Möglicherweise haben sie mit ihren Patienten schlechte Erfahrungen gemacht, da die meisten vermutlich lieber Massagen möchten und die vorgeschlagenen Übungen in der Regel doch nicht durchführen.

Eine andere beliebte Technik, die von Physiotherapeuten mit einer Weiterbildung in Chiropraktik angeboten wird, ist das Einrenken. Jeder, der mal eine »Wirbelblockade« hatte, weiß um den spektakulären Effekt, wenn es beim Einrenken einmal kräftig knackt. Da muss es einem ja sofort besser gehen. Tut es aber leider nicht immer. Auch wiederholtes Einrenken bringt meist keine dauerhafte Besserung. Schlimmstenfalls kann es sogar schaden. Während meiner Zeit in der Neuropathologie bekam ich hin und wieder Begutachtungsaufträge aus der Rechtsmedizin. Einer meiner spektakulärsten Fälle war ein 49-jähriger Lehrer, der sich wegen anhaltender Nackenschmerzen in die Hände eines Chiropraktikers begeben hatte. Die Angehörigen berichteten, dass seine Schmerzen zunächst zurückgegangen waren. Doch schon kurz nach dem Einrenken hatte er über Schwindel geklagt. Als sich einige Tage später Kopfschmerzen und Sehstörungen einstellten, rief die

Ehefrau den Notarzt. Auf dem Weg in die Klinik fiel der Patient ins Koma. Nach drei Tagen starb er. Als ich sein Gehirn untersuchte, war davon nicht mehr viel übrig. Das gesamte Kleinhirn und große Teile des hinteren Großhirns waren nur noch eine breiige Masse. Die Todesursache war schnell gefunden. Durch das Einrenken der Halswirbelsäule war die rechte Vertebralarterie, die entlang der Halswirbelsäule verläuft, eingerissen. Schließlich hatte ein Blutgerinnsel die Arterie verschlossen und zu einem ausgedehnten Gehirninfarkt geführt.

Da Rückenschmerzen häufig chronisch verlaufen und die Krankenkassen nur die Kosten für sechs Termine manueller Therapie à 25 Minuten pro Quartal erstatten, reicht eine Verordnung meist nicht aus, um beschwerdefrei zu werden. Daher suchen Patienten häufig nach alternativen Behandlungsmöglichkeiten. Es kursieren zahlreiche Mythen um bestimmte Therapien, die als Geheimtipp gehandelt werden und bestimmten Moden unterliegen wie beispielweise das *Tapen*. Die stylishen bunten Pflaster sollen wie eine Dauermassage wirken und die betroffenen Muskeln und Gelenke vor Überlastung schützen. Ob Wunderpflaster oder doch nur Placeboeffekt, ließ sich allerdings noch nicht zweifelsfrei klären.[65]

Eine andere Behandlungsform, die sich zunehmender Beliebtheit erfreut, ist die Osteopathie. Hierbei handelt es sich um ein Diagnose- und Therapiekonzept, das Ende des 19. Jahrhunderts von dem US-amerikanischen Arzt Andrew Taylor Still entwickelt wurde. Aus dem Griechischen übersetzt bedeutet Osteopathie Erkrankung der Knochen. Still nahm an, dass der Körper eine Funktionseinheit bildet und eigenen Rhythmen unterliegt. Störungen durch Gefäßerkrankungen, Gelenkblockaden oder verspannte Muskeln würden die Versorgung des Körpers über den Blutkreislauf und das Lymphsystem behindern und Symptome auslösen. Grundsätzlich besitze der Körper die Fähigkeit zur Selbstregulation. Mithilfe der Osteopathie soll eine perfekte Ausrichtung des muskuloskelettalen Systems erfolgen und sollen somit Störungen im Blutfluss und im lymphatischen System beseitigt und die Selbstheilung unterstützt werden. Diagnostik und Behandlung erfolgen durch Berührung mit den Händen. Mittlerweile haben osteopathische Techniken Eingang in die manuelle Therapie gefunden und werden oft synonym gebraucht, ebenso wie die Chiropraktik.

Die Osteopathie ist in Deutschland nicht als Berufsbezeichnung geschützt, da es keinen einheitlichen Ausbildungsstandard gibt. Sie wird von Ärzten, Physiotherapeuten und Heilpraktikern angewendet. Für den Laien ist allerdings nicht immer erkennbar, ob der Osteopath seine Kenntnisse lediglich auf einem Wochenendseminar erworben oder ob er eine mehrjährige Weiterbildung mit theoretischer und praktischer Prüfung absolviert hat. Da es keinen geregelten Standard und keinen sicheren Wirksamkeitsnachweis gibt, ist die Osteopathie nicht im Leistungskatalog der gesetzlichen Krankenkassen aufgeführt. Aufgrund der hohen Beliebtheit und der Nähe zur manuellen Therapie erstatten einige Krankenversicherungen teilweise die Behandlungskosten. Anders als in Deutschland ist die Osteopathie in den USA ein differenzierter Studiengang mit dem Abschluss zum *Doctor of Osteopathic Medicine*.

Durch die Osteopathie können drei Zielstrukturen behandelt werden. Parietale Osteopathie bezieht sich auf das Bindegewebe und die Muskulatur und entspricht im Wesentlichen der klassischen manuellen Therapie. In der viszeralen Osteopathie werden die inneren Organe und ihre bindegewebigen Aufhängungen behandelt. Die Craniosacraltherapie soll durch eine Beeinflussung des Liquorflusses die Selbstheilung fördern.

In den USA wird vorwiegend die parietale Osteopathie gelehrt, während die viszerale und die craniosacrale Osteopathie umstritten sind, da die Wirksamkeit nicht belegt ist und die zugrunde liegenden Theorien wissenschaftlich nicht haltbar sind. Die viszerale Osteopathie beruht auf der Annahme, dass die Organe rhythmische Eigenbewegungen haben. Störungen dieser Dynamik können Fehlhaltungen des Bewegungsapparates auslösen und umgekehrt Fehlhaltungen die Organe stören. Tatsächlich sind die Organe durch Bindegewebe, Gefäße und Nerven miteinander verbunden und zum größten Teil mit Bauchfell überzogen. Sie liegen nicht starr im Körper, sondern werden permanent durch Atmung, Verdauung und körperliche Aktivität bewegt. Eine Eigenbewegung der Organe existiert hingegen nicht. Entzündungen im Bauchraum, zum Beispiel nach einer eitrigen Blinddarmentzündung, können zu Verklebungen des Bauchfells führen und dadurch die Beweglichkeit des Darms einschränken und Verdauungsbeschwerden und Schmerzen auslösen. Durch den Verlust der Elastizität der Haltestrukturen kann es im höheren Lebensalter zur Gebärmuttersenkung und Inkontinenz kommen. Durch Berührung will der Osteopath diese Störungen erspüren und mit sanften Handgriffen die »rhythmische Eigenbeweglichkeit« der Organe wiederherstellen. Allerdings ist es nicht möglich, durch Berührungen Verklebungen und Verwachsungen zu lösen. Und in einer großen Metaanalyse aller verfügbaren seriösen Studien konnte kein Wirksamkeitsnachweis für die viszerale Osteopathie gefunden werden.[66]

In Deutschland hat die Craniosacraltherapie viele Anhänger. Craniosacral bedeutet vom Schädel (Cranium) bis zum Steißbein (Os sacrum). Die craniosacrale Osteopathie bezieht sich auf das Zusammenspiel zwischen Hirn- und Rückenmarkshäuten, Schädel, Wirbelsäule und Liquor. Dabei kommt dem Liquorpuls eine besondere Bedeutung zu. Der Osteopath und Chirurg John E. Upledger beobachtete während einer Gehirnoperation rhythmische Bewegungen der harten Gehirnhaut und schloss daraus, dass die harten Hirn- und Rückenmarkshäute rhythmischen Eigenbewegungen unterliegen, die den Liquor pulsieren lassen. Störungen des Liquorpulses würden demnach zu Blockaden führen, die der Craniosacraltherapeut ertasten und mit sanften Berührungen beeinflussen kann. Die Existenz eines eigenen Rhythmus der harten Hirnhäute ist allerdings wissenschaftlich nicht belegt. Vielmehr pulsiert der Liquor in Abhängigkeit von den Atembewegungen und dem arteriellen Puls. Dennoch dient Upledgers 1983 veröffentlichtes Buch Craniosacral Therapy in der deutschen Übersetzung auch heute noch als Grundlage für die Craniosacraltherapie.[67]

In der Craniosacraltherapie tastet der Osteopath den Kopf und die Wirbelsäule ab, um Verspannungen, Blockaden und gestörte »Rhythmen« aufzuspüren. Neben dem Glauben an Eigenrhythmen von Liquor und Hirnhäuten herrscht in der craniosacralen Osteopathie die Auffassung, dass die Schädelknochen nicht so fest miteinander verbunden sind, wie es scheint. Die Behandlung erfolgt durch einen geringen Druck und Zug auf die Schädelknochen, um Blockaden und Verspannungen zu lösen und die »Rhythmen« wieder ins Gleichgewicht zu bringen. Auch wenn die zugrunde liegenden Theorien wissenschaftlich nicht haltbar sind, ist die praktische Anwendung der Craniosacraltherapie durchaus effektiv. Hierbei gibt es Überschneidungen mit der klassischen manuellen Therapie. Eine Wirksamkeit konnte für die Behandlung von Spannungskopfschmerzen, Migräne und Schmerzen in den Kiefergelenken nachgewiesen werden. Vermutlich beruht die entspannende Wirkung auf den sanften Berührungen mit warmen Händen, der Einfühlsamkeit des Osteopathen und dem Glauben an die Wirksamkeit, insbesondere wenn die Craniosacraltherapie von Freunden empfohlen wurde. Bei den oben genannten Anwendungsbeispielen konnte in einer umfangreichen Analyse sämtlicher seriöser Studien jedoch keine Überlegenheit gegenüber der manuellen Therapie nachgewiesen werden. Bei anderen Indikationen war die Craniosacraltherapie nicht wirksamer als Placebos.[68] In den USA ist die Craniosacraltherapie daher kein anerkanntes Verfahren.

KiSS-Syndrom

Die Nerven lagen blank. Lara schrie ohne Unterbrechung, und kein Arzt konnte helfen, denn das Baby war kerngesund. Laras Mutter wurde von Selbstzweifeln zerfressen. Hatte sie als Mutter versagt? Manchmal spürte sie den Impuls, einfach das Kissen zu nehmen und zuzudrücken, damit endlich Ruhe herrschte. Laras Vater flüchtete sich in die Arbeit und war kaum noch zu Hause. Nur die Schwiegermutter war entspannt, waren doch alle ihre Söhne Schreibabys gewesen. Doch das konnte Laras Mutter nicht trösten. Ein Besuch beim Osteopathen, eine dringende Empfehlung ihrer Hebamme, brachte schließlich Gewissheit. KiSS-Syndrom! Das Leiden hatte endlich einen Namen. Und besser noch, es war behandelbar. Da machte es auch nichts aus, dass die Krankenkasse die Kosten nicht übernahm. Während Lara brüllend in seinen Armen lag, tastete der Osteopath behutsam ihr Köpfchen und ihren Nacken ab. Aus dem Brüllen wurde ein Greinen. Der Osteopath tastete sich langsam vor und drückte schließlich sanft auf einen bestimmten Punkt in Laras Nacken. Stille. Lara war eingeschlafen.

Im Jahr 1991 veröffentlichte der Chirurg Heiner Biedermann seine Beobachtungen über eine Kopfschiefhaltung bei Säuglingen. Als Ursache der »Kopfgelenk-induzierten Symmetriestörung« (KiSS) vermutete er eine Blockade im Übergang zwischen Halswirbelsäule und Hinterkopf, die während der Geburt durch den engen Geburtskanal entstehen solle. Etwa zehn bis dreißig Prozent aller Säuglinge seien betroffen, wobei der »Schiefhals« äußerlich meist nicht sichtbar sei, sondern erst im Rahmen der Tastuntersuchung festgestellt werde. Die Diagnostik und Behandlung erfolgten mittels manueller Therapie, wodurch die Blockade aufgespürt und durch sanften Druck beseitigt werden solle.[69]

Die Existenz des KiSS-Syndroms ist unter Orthopäden und Kinderärzten umstritten, da es weder einen morphologisch fassbaren Nachweis über das verschobene Kopfgelenk noch aussagekräftige Studien in anerkannten internationalen Fachzeitschriften darüber gibt. Eine Expertenkommission der Fachgesellschaft für Neuropädiatrie warnt sogar vor den schädlichen Folgen durch die Manipulation am Kopfgelenk und die Gefahr, durch das Etikett KiSS-Syndrom schwerwiegende Erkrankungen zu übersehen.[70] Das KiSS-Syndrom darf nicht mit dem »echten« Schiefhals verwechselt werden, einer angeborenen und in der Röntgenuntersuchung erkennbaren Fehlbildung des Kopfgelenks. Wird sie übersehen, kann durch die Manipulation am Kopfgelenk ein Querschnittssyndrom ausgelöst werden. Auch Tumoren können zu einer Schiefhalsstellung führen. Werden sie aufgrund der Annahme, es handele sich um das KiSS-Syndrom, übersehen und zu spät erkannt, kann das fatal enden.[71]

In Rückenlage drehen Säuglinge den Kopf häufig auf eine bevorzugte Seite, manche überstrecken ihn auch. Diese Kopfschiefhaltung bleibt in der Regel ohne Folgen und wächst sich innerhalb weniger Monate aus. Die Anhänger des KiSS-Syndroms sehen hierin jedoch den Auslöser für Schlafstörungen und exzessives Schreien im Säuglingsalter. Bleibt das KiSS-Syndrom unbehandelt, droht ihrer Ansicht nach die Entwicklung des KiDD-Syndroms, einer kopfgelenksinduzierten Dyspraxie (Koordinationsstörung) und Dysgnosie (Lernstörung). Die Folge seien chronische Kopfschmerzen, schwerwiegende Lern- und Verhaltensstörungen bis hin zu psychischen Erkrankungen wie ADHS und Autismus. Die zugrunde liegenden krankheitsauslösenden Mechanismen bleiben allerdings vage. Anhänger des KiSS-Syndroms vermuten eine Irritation der Wahrnehmungsrezeptoren im Kopf-Nacken-Bereich, wodurch falsche Informationen an das Gehirn gesendet und somit die vielfältigen Folgestörungen ausgelöst werden sollen. Auch genetische Faktoren werden vermutet, da das KiSS-Syndrom familiär gehäuft auftreten soll. Allerdings wurde bislang kein Gendefekt gefunden.

Die Behandlung des KiSS-Syndroms erfolgt mit manueller Therapie durch einen spezialisierten Therapeuten. Aufgrund der fehlenden Anerkennung in der evidenzbasierten Medizin werden die Behandlungskosten nicht durch die gesetzlichen Krankenversicherungen übernommen. Da meist nur eine Sitzung notwendig ist, bleiben die Kosten überschaubar. Und das Versprechen, dass sich das Kind fortan normal entwickeln kann, gibt es gratis dazu. Tatsächlich kommen viele Schreibabys nach der KiSS-Behandlung zur Ruhe. Kinderpsychiater, die besonders häufig mit der Diagnose KiSS-Syndrom konfrontiert sind, sehen die Ursache für das anhaltende Schreien jedoch nicht in den blockierten Kopfgelenken, sondern bei den Eltern, die zahlreichen Belastungen ausgesetzt sind. Vor allem in Familien mit einem hohen sozioökonomischen Status herrscht ein immenser Druck. Eltern und Kinder stehen unter ständiger Beobachtung von anderen Eltern, Kinderärzten und Pädagogen. Jede kleine Abweichung von der Norm wird als krankhaft eingestuft. Und man will auf keinen Fall etwas übersehen, damit das Kind alle Chancen bekommt, um sich bestmöglich zu entwickeln. In manchen akademischen Kreisen findet sich kaum noch ein Kind, das vor dem Eintritt in die Grundschule nicht mindestens *eine* Therapie erhalten hat, sei es Logopädie, Krankengymnastik, Ergotherapie oder eben eine KiSS-Behandlung. Auch wenn diese Behandlungen im Einzelfall durchaus ihre Berechtigung haben, ist die flächendeckende Pathologisierung von Normvarianten kritisch zu hinterfragen. Der Optimierungsdruck trifft schon die Kleinsten. Allzu oft wird dabei übersehen, wie es eigentlich dem Kind geht, dem durch die frühen Therapien vermittelt wird, einen Defekt zu haben.

Kommt das Schreibaby nach der KiSS-Behandlung zur Ruhe, liegt es meist daran, dass auch die Eltern ruhig werden. Mit der Diagnose KiSS sind die Eltern von Schuldgefühlen entlastet. Und die sanften Berührungen mit den warmen Händen des manuellen Therapeuten entspannen auch das Kind. Die Eltern gehen mit dem guten Gefühl aus der Behandlung, dass jetzt alles gut wird, und das überträgt sich auch auf das Baby. Leider hält die KiSS-Behandlung ihr Versprechen nicht immer. In der Kinder- und Jugendpsychiatrie ist das KiSS-Syndrom besonders verbreitet. Und obwohl die Kinder im Säuglingsalter behandelt wurden, haben sie dennoch ADHS oder andere Verhaltensauffälligkeiten entwickelt. Da liegt es nahe, dass nicht das KiSS-Syndrom die Ursache für die psychische Störung war, sondern das Zusammenspiel vieler auslösender Faktoren, die in der Familie, der Veranlagung und den äußeren Bedingungen, unter denen das Kind aufgewachsen ist, begründet sind.

Auf der Jagd nach Wählerstimmen

Gesundheit und ein langes Leben, das wünschen sich die meisten Menschen, wenn man sie nach ihren Prioritäten im Leben befragt. Erst danach kommen soziale Bindungen und Finanzen.[72] Es gibt einiges, was man für seine Gesundheit tun kann. Dennoch werden wir im Laufe unseres Lebens immer wieder krank. Manche Menschen sind besonders stark gebeutelt, während andere in der Lotterie des Lebens großes Glück haben. Eine wesentliche Aufgabe der Gesundheitspolitik besteht darin, allen Bürgern unabhängig vom Einkommen und Vermögen die notwendige medizinische Versorgung zu ermöglichen. Außerdem soll das Gesundheitssystem so effizient und kostengünstig wie möglich arbeiten. Und die Bürger, die schließlich auch Wähler sind, sollen mit der Gesundheitsversorgung zufrieden sein.

Keine leichte Aufgabe für den Gesundheitsminister, der als Chef des Bundesministeriums für Gesundheit die Gesundheitspolitik vertritt. Bei der Koordination und Finanzierung des Gesundheitssystems muss er verschiedene Interessen berücksichtigen. An erster Stelle steht der Gemeinsame Bundesausschuss, der sich aus fünf Vertretern der gesetzlichen Krankenkassen, zwei Mitgliedern der Deutschen Krankenhausgesellschaft, zwei Mitgliedern der Kassenärztlichen Bundesvereinigung, einem Mitglied der Kassenzahnärztlichen Bundesvereinigung und drei unparteiischen Mitgliedern zusammensetzt. Er beschließt Richtlinien über den Leistungsanspruch der gesetzlich Krankenversicherten, die für alle gesetzlich Krankenversicherten und Akteure in der gesetzlichen Krankenversicherung rechtlich bindend sind. Im Gemeinsamen Bundesausschuss werden auch allgemeine und themenbezogene Patientenvertreter angehört, die Anträge stellen und Empfehlungen abgeben können, allerdings kein Stimmrecht haben.

Doch auch Lobbyisten versuchen beständig, Einfluss auf gesundheitspolitische Entscheidungen zu nehmen. Sie vertreten die Interessen ihrer Auftraggeber und haben eine hohe Fachkompetenz, mit der sie beratend auf die Gesundheitspolitik einwirken. Da das Gesundheitssystem hochkomplex und für die politischen Akteure kaum überschaubar ist, vermitteln sie die notwendigen Informationen für gesundheitspolitische Entscheidungen. Um die Interessen ihrer Auftraggeber zu wahren, besteht allerdings die Gefahr einer einseitigen Verzerrung. Dennoch ist Lobbying unverzichtbar. Es spiegelt die Interessen der Öffentlichkeit und zeigt den Politkern auf, mit welchen möglichen Widerständen sie in der Bevölkerung bei geplanten Gesetzesinitiativen rechnen müssen, zum Beispiel bei der Einführung der Impfpflicht gegen Masern, bei der zwischen den Interessen der Kinderärzte und Infektiologen zum Schutz der Bevölkerung und den Ängsten der Impfgegner vor Impfschäden und der Beschneidung der persönlichen Freiheitsrechte abgewogen werden musste.

Die Finanzierung des Gesundheitssystems stellt für die Gesundheitspolitik die größte Herausforderung dar, da die Behandlungskosten von Jahr zu Jahr steigen, aber die Krankenkassenbeiträge möglichst stabil bleiben sollen, um die Bevölkerung nicht über Gebühr zu belasten. Ein wesentlicher Grund für die Kostensteigerung ist die Überalterung der Gesellschaft. Waren im Jahr 1991 nur 14,9 Prozent aller Bundesbürger über 65 Jahre alt, lag ihr Anteil im Jahr 2018 schon bei 21,4 Prozent.[73] Durch die gestiegene Lebenserwartung und den Geburtenrückgang kommt weniger Geld ins System, da die Anzahl der Erwerbstätigen zurückgeht und die Rentner weniger einzahlen. Und im höheren Lebensalter nehmen die chronischen und kostenintensiven Erkrankungen wie degenerative Gelenkerkrankungen mit dem Wunsch nach Knie- und Hüftgelenksersatz, Herz-Kreislauf-Erkrankungen, Krebs und Demenz zu. Gleichzeitig verdanken wir vor allem dem medizinischen Fortschritt die höhere Lebenserwartung, die nicht nur mit einem Mehr an Jahren, sondern im Vergleich zu früher auch für viele ältere Menschen mit einer höheren Lebensqualität einhergeht. Die Entwicklung immer besser wirksamer und verträglicherer Medikamente kostet Geld, und die Pharmaindustrie holt sich die immensen Entwicklungskosten über den Preis zurück.

Ein weiteres Problem ist der Anspruch der Bürger, die sich ein Rundum-sorglos-Paket wünschen. Gerade die Älteren kennen noch Zeiten, in denen es fast alles ohne Zuzahlung »auf Kasse« gab. Während es früher bei Sehproblemen noch eine komplette Brille gab, bekommt man heute nur noch die Brillengläser in der einfachsten Version. Als Kind trug ich eine Zahnspange, die meine Eltern nichts kostete. Und als sie schließlich von unserem Hund gefressen wurde, bekam ich innerhalb weniger Tage eine neue, auch auf Kosten der Krankenkasse. Früher war es viel leichter, eine »Kur« zu bekommen, gern auch mal am Toten Meer, wenn die Haut Probleme machte. Auch kosmetische Operationen wie Brustverkleinerung waren weniger reglementiert. Für Patienten ist es schwer vermittelbar, dass das in diesem Umfang nicht mehr geht. Sie erwarten, dass die Fahrt mit dem Taxi zur Behandlung im Krankenhaus erstattet wird, selbst wenn die Klinik nur fünf Minuten Fußweg entfernt liegt und sie keine Bewegungseinschränkungen haben. Und tun sie mal von sich aus etwas für ihre Gesundheit, erwarten viele, dass auch der Yoga-Kurs von der Krankenkasse bezahlt wird.

Soziale Sicherung

Das System der sozialen Sicherung in Deutschland ist eines der umfassendsten der Welt. Und eines der kompliziertesten. Die durch den Staat gelenkte soziale Sicherung umfasst neben der gesetzlichen Krankenversicherung auch die Pflegeversicherung, die Rentenversicherung, die gesetzliche Unfallversicherung und die Arbeitslosenversicherung. Die Sozialversicherungen sind im Sozialgesetzbuch (SGB) geregelt. Hinzu kommen die steuerfinanzierten Leistungen staatlicher Fürsorge und sozialer Hilfen wie Kinder- und Jugendhilfe, Sozialhilfe und Entschädigung. Außerdem Leistungen zur Rehabilitation und Teilhabe von Menschen mit Behinderung. Obwohl hiermit quasi das gesamte Leben eines Menschen abgesichert ist, stockt das System an vielen Stellen, da es häufig Überlappungen in der Zuständigkeit gibt und alle Institutionen Kosten sparen wollen.

Ein typisches Beispiel ist die Rehabilitation, die normalerweise über die Rentenversicherung finanziert wird. Das Prinzip dahinter lautet »Reha vor Rente«. Wenn aufgrund einer langen Arbeitsunfähigkeit die vorzeitige Verrentung droht, aber die Aussicht besteht, dass durch eine Rehabilitation die Arbeitsfähigkeit wiederhergestellt werden kann, wird sie von der Rentenversicherung bezahlt. Das gilt aber nur, wenn man mindestens fünf Jahre gearbeitet und in die Rentenversicherung eingezahlt hat. Wenn jemand bereits als Schüler drogenabhängig wurde und nie gearbeitet hat, lehnt die Rentenversicherung die Kostenübernahme für eine Rehabilitation zur Entwöhnung ab. Dann muss die Krankenkasse einspringen. Die Entwöhnungsbehandlung verläuft in der Regel in mehreren Stufen. Am Anfang stehen medizinische Aspekte wie die psychische Stabilisierung und die psychotherapeutische Auseinandersetzung mit dem Drogenkonsum im Vordergrund, gegen Ende psychosoziale Gesichtspunkte wie Klärung der Wohnsituation, Erarbeitung einer beruflichen Perspektive und die Teilhabe in der Gemeinschaft. An dieser Stelle fällt die Zuständigkeit in die Eingliederungshilfe als Leistung der Sozialhilfe. Diese Leistungen sind allerdings nachrangig gegenüber allen anderen Leistungsträgern wie Krankenkasse und Rentenversicherung. Nicht selten kommt es dann zum Streit zwischen allen drei Parteien. Zum Glück ist der Patient davon nicht unmittelbar betroffen, denn im Zweifelsfall muss erst mal die Krankenkasse die Kosten übernehmen. Nicht selten bleibt sie dann darauf sitzen.

Gesetzliche Krankenversicherung

Trotz aller Kritik steht das deutsche Gesundheitssystem im internationalen Vergleich gut da. Die bestmögliche medizinische Versorgung zu bekommen, unabhängig vom Einkommen, ist keine Selbstverständlichkeit. In Deutschland gibt es eine Krankenversicherungspflicht, doch selbst die wenigen Menschen, die zum Beispiel aufgrund fehlender Beitragszahlungen bei Obdachlosigkeit nicht krankenversichert sind, bekommen eine Notfallversorgung. Müssen sie ins Krankenhaus, kümmern sich Sozialarbeiter darum, dass sie so schnell wie möglich in eine Krankenversicherung aufgenommen werden, damit sie auch jenseits der Notfallversorgung weiter behandelt werden können. In anderen Teilen der Welt, vor allem in sogenannten Entwicklungsländern, sieht es anders aus. Dort gibt es, wenn überhaupt, nur Privatversicherungen. In der Regel müssen ärztliche Behandlungen bar bezahlt werden, was sich die Mehrheit der armen Bevölkerung nicht leisten kann. Im Rahmen der Entwicklungshilfe und über Spenden wird versucht, zumindest die Kindersterblichkeit zu senken, zum Beispiel durch Impfkampagnen, Unterhaltung von Krankenstationen und Aufklärung der Bevölkerung über Hygienemaßnahmen.

Doch auch in Teilen der westlichen Welt kann eine schwere Krankheit, die eine langwierige und teure Behandlung erfordert, in den Ruin führen. Zum Beispiel in den USA. Anders als bei uns in Deutschland, wo die soziale Sicherheit einen hohen Stellenwert hat und der Staat steuernd eingreift, wird in den USA die persönliche Freiheit als höheres Gut angesehen. Der Staat soll sich möglichst wenig einmischen, jeder ist für sich selbst verantwortlich. Es gibt zwar private Krankenversicherungen, meist in großen Betrieben oder Behörden, allerdings sind die Beiträge so hoch, dass es wenig attraktiv erscheint, sich zu versichern. Vor allem für junge und gesunde Menschen. Wer im mittleren oder höheren Alter an Krebs erkrankt und nicht versichert ist, bezahlt sein Überleben häufig mit dem sozialen Abstieg, da die Ersparnisse schnell aufgebraucht sind. Als Obama zum Präsidenten gewählt wurde, waren 60 Millionen US-Bürger nicht krankenversichert. Zwar springt im Notfall über *Medicare* und *Medicaid* der Staat ein, doch das deckt die Behandlungskosten häufig nicht und wird auch nicht immer von den Ärzten akzeptiert. Dies wollte Obama mit einer umfassenden Gesundheitsreform ändern, er führte eine Versicherungspflicht ein. Mit »Obamacare« sollte jeder US-Bürger Zugang zu einer guten und bezahlbaren medizinischen Versorgung bekommen. Die Versicherungspflicht kam nicht überall gut an, politische Gegner sahen sich in ihrer Freiheit beraubt und befürchteten gar sozialistische Zustände. Trump griff das Thema auf und wollte Obamacare abschaffen. Damit kam er allerdings nicht durch. Es hatte sich auch gezeigt, dass von der Versicherungspflicht befreite US-Bürger freiwillig in der Krankenversicherung blieben. Um sein Gesicht zu wahren, änderte Trump daher seine Strategie und versprach eine Verbesserung der Leistungen und geringere Kosten, was bislang aber nicht umgesetzt werden konnte.

Bei uns in Deutschland ist die gesetzliche Krankenversicherung umlagefinanziert und funktioniert nach dem Solidarprinzip, das die Gesundheitsversorgung für alle Versicherten unabhängig von Einkommen, Alter und Gesundheitszustand gleichermaßen gewährleistet. Bis zu einer Gehaltsobergrenze, die aktuell bei 56 250 Euro im Jahr liegt, besteht eine Versicherungspflicht. Arbeitnehmer und Arbeitgeber zahlen zu gleichen Teilen den Beitragssatz von gegenwärtig 14,6 Prozent des Bruttolohns. Wer über der Versicherungspflichtgrenze liegt, kann sich privat versichern oder freiwillig in der gesetzlichen Krankenkasse bleiben und entrichtet den Höchstsatz von 684,38 Euro. Selbstständige müssen die 14,6 Prozent allein tragen. Bei Arbeitslosen wird der Beitrag zu einem ermäßigten Satz von 14 Prozent mit dem Arbeitslosengeld verrechnet. Die gesetzliche Krankenversicherung muss kostendeckend wirtschaften. Sie darf keine Überschüsse erwirtschaften. Tut sie es doch, müssen die Versicherten diese erstattet bekommen, so geschehen 2013, als die Aufsichtsbehörde die Techniker Krankenkasse dazu verpflichtete, die Überschüsse an die Versicherten zurückzuzahlen. Aufgrund der Transparenz wurde das Geld nicht einfach überwiesen, sondern ein Scheck über 120 Euro ausgestellt, der bei einer Bank eingelöst werden musste.

Die meisten anderen Länder haben nicht die Trennung zwischen Krankenversicherung, Rentenversicherung, Sozialhilfe und anderen Sozialversicherungen und die verschiedenen Formen der Beitragsversicherung. Häufig ist die soziale Sicherung steuerfinanziert, zum Beispiel in Schweden. Dort läuft die Finanzierung der Krankenversicherung über eine Einkommensteuer von durchschnittlich etwa 11 Prozent.

Jeder Bürger ist krankenversichert, es gibt keine Familienversicherung und keine davon abgekoppelte private Versicherung.

Private Krankenversicherung

In Deutschland sind etwa 10 Prozent der Bürger privat krankenversichert. Die private Krankenversicherung kommt nur für Personen in Betracht, die nicht nach § 5 SGB V in der gesetzlichen Krankenversicherung pflichtversichert sind. Hierzu gehören Beamte, Richter und andere Personen mit Anspruch auf Beihilfe, Selbstständige und Angestellte mit einem Bruttoeinkommen oberhalb der oben genannten Gehaltsobergrenze. Anders als die gesetzlichen Krankenversicherungen als Körperschaften des öffentlichen Rechts sind private Krankenversicherungen Wirtschaftsunternehmen, die in Form von Aktiengesellschaften und Versicherungsvereinen organisiert sind. Im Rahmen eines privatrechtlichen Versicherungsvertrags werden vertraglich vereinbarte Leistungen bei Eintritt des Versicherungsfalls gewährt. Der Beitrag bemisst sich ähnlich wie bei einer Autoversicherung allein am individuellen Risiko, das sich aus dem Eintrittsalter, dem Gesundheitszustand vor Vertragsbeginn, der Berufsgruppe und der zu versichernden Leistung bemisst.

Besonders gern werden junge, gesunde Männer versichert. Vorerkrankungen sind häufig ein Ausschlusskriterium. Wer zum Beispiel während des Studiums eine Psychotherapie gemacht hat, wird später mit dem Berufseintritt möglicherweise Schwierigkeiten bekommen, in die private Krankenversicherung aufgenommen zu werden, da statistisch gesehen das Risiko einer erneuten psychischen Erkrankung besteht. Es besteht nun die Möglichkeit, Psychotherapie aus den vereinbarten Leistungen herauszunehmen oder einen Risikoaufschlag zu zahlen. Ähnlich verhält es sich bei Bandscheibenvorfällen oder chronischen Erkrankungen wie Diabetes mellitus. Wer dennoch in den Genuss von Zusatzleistungen wie Einzelzimmer, Chefarztbehandlung oder Zahnersatz kommen möchte, hat noch die Möglichkeit, als gesetzlich Versicherter eine private Zusatzversicherung abzuschließen. Die private Krankenversicherung ist vor allem für junge Menschen attraktiv, da anfangs die einkommensunabhängigen Beiträge im Vergleich zur gesetzlichen

Krankenversicherung erheblich niedriger ausfallen können. Außerdem locken schnelle Termine bei Fachärzten und Psychotherapeuten, Chefarztbehandlung, Einzelzimmer im Krankenhaus, ein unkomplizierter Zugang zu teuren Untersuchungsverfahren und Behandlungen, die von der gesetzlichen Krankenversicherung nicht regelhaft übernommen werden wie Positronen-Emissions-Tomografie (PET), Homöopathie und neue Untersuchungs- und Behandlungsmethoden (NUB). Während gesetzlich versicherte Patienten meist völlig ahnungslos sind, was ihre Behandlung gekostet hat, müssen privat versicherte Patienten die Arztrechnung, auf der jeder Posten minutiös aufgeführt wird, bei ihrer privaten Krankenkasse einreichen und sich die Kosten erstatten lassen. Zu wissen, was eine Behandlung wirklich gekostet hat, kann durchaus heilsam sein und wäre das auch für gesetzlich Versicherte, die darüber jammern, dass nach einer 15 000 Euro teuren Knieoperation die homöopathischen Globuli nicht bezahlt werden.

Die Zweiklassenmedizin, die nur wenige Gutverdiener und die Beamten bevorzugt, wird von vielen als ungerecht erachtet. Doch eine Einheitsversicherung für alle war bisher politisch nicht durchsetzbar. Vor allem die niedergelassenen Ärzte und die Chefärzte der Kliniken leisten entschiedenen Widerstand und argumentieren damit, dass die Privatversicherten notwendig seien, um wirtschaftlich arbeiten zu können. Denn die Privatversicherungen erstatten für die gleiche Leistung erheblich mehr Geld. Das hat dazu geführt, dass es in sozial schwachen Gegenden immer weniger Arztpraxen gibt, während es in wohlhabenden Gegenden von Fachärzten und Psychotherapeuten nur so wimmelt. Unter Hamburgern ist die Isestraße im vornehmen Stadtteil Eppendorf auch als Psychotherapeutenmeile bekannt. Da die Ärzte vor allem für kostspielige Untersuchungen mehr abrechnen können, nimmt das zuweilen absurde Ausmaße an. Eine privat versicherte Freundin klagte neulich über Blasenschmerzen und ging zum Hausarzt. Normalerweise hätte es ein Antibiotikum getan und die Empfehlung, viel Tee und Wasser zu trinken, um die Keime auszuschwemmen. Doch da sie immer mal wieder über Harnwegsinfekte klagte, sie war frisch verliebt, wurde sie zum Urologen überwiesen, der eine Blasenspiegelung durchführte, die erwartungsgemäß keinen krankhaften Befund ergab. Jeder, der schon mal eine Blasenspiegelung hatte, weiß, wie unangenehm das ist, wobei Frauen hier ausnahmsweise mal im Vorteil sind. Um ganz sicherzugehen, dass wirklich nichts Ernsthaftes dahintersteckt, wurde sie noch zum MRT geschickt, obwohl die Beschwerden bereits abgeklungen waren. Außer der Erfahrung, wie sich – in einer engen Röhre unter ohrenbetäubendem Lärm – eine Panikattacke anfühlt, kam bei der MRT-Untersuchung nichts heraus.

Budgetierung

Die Ausgaben für Gesundheitsleistungen steigen seit Jahren. Dafür gibt es mehrere Gründe. Neben der allgemeinen Teuerung steigt die Lebenserwartung, vor allem dank der immer besseren medizinischen Versorgung. Und je älter die Menschen werden, desto mehr kosten sie. Es gibt kaum jemanden über 70, der keine Medikamente nimmt. Zu den häufigsten Todesursachen gehören Herz-Kreislauf-Versagen und Krebs. Und zumindest bei der koronaren Herzkrankheit kann man mit Medikamenten Risikofaktoren minimieren. Dazu gehören die medikamentöse Einstellung des Bluthochdrucks, die Einstellung des Cholesterinspiegels, die Blutverdünnung und die Normalisierung des Blutzuckers. Da kommen schnell mal fünf verschiedene Pillen zusammen. Gegen Osteoporose gibt es dann noch Vitamin D. Und zwei verschiedene Asthmasprays gegen die chronisch-obstruktive Lungenerkrankung COPD, die ihre Hauptursache im jahrzehntelangen Zigarettenkonsum hat. Wie an anderer Stelle bereits angeführt, ist das mit der Blutdruckeinstellung und dem Cholesterinspiegel so eine Sache. Und viel zu selten werden Nutzen und Risiken gegeneinander abgewogen. Medikamente interagieren, und das führt dazu, dass sich die Wirkung abschwächt oder verstärkt. Die genannten Alterskrankheiten betreffen immer häufiger auch junge Menschen, was der modernen Lebensweise geschuldet ist. Rauchen, Übergewicht und Bewegungsmangel sind die Hauptursachen. Die sich leicht beheben ließen. Aber lieber nimmt man eine Pille, statt den Allerwertesten hochzukriegen. Ein weiterer Kostenfaktor sind die erhöhten Ausgaben für neue Medikamente, wie bereits bei den Entwicklungskosten dargestellt. War Chemotherapie schon teuer, ist die Immuntherapie fast unbezahlbar. Trotzdem bekommt sie jeder, der sie benötigt, und das ist auch gut so, denn alles andere wäre ungerecht.

Die Politik hat sich einiges einfallen lassen, um der Kostensteigerung etwas entgegenzusetzen. Denn die logische Konsequenz wäre zunächst, die Krankenkassenbeiträge weiter zu erhöhen. Dies ist aber nicht zumutbar, sodass weiterhin versucht wird, die Kassenbeiträge auf einem Niveau zwischen 14 und 15 Prozent des Einkommens stabil zu halten.

Im internationalen Vergleich sind die Deutschen Weltmeister bei den Arztbesuchen, vor allem am Montag. Im Wartezimmer tummeln sich die Arbeitnehmer, die wegen eines Schnupfens eine Arbeitsunfähigkeitsbescheinigung für eine ganze Woche wollen. Und alte, einsame Menschen, denen gern unterstellt wird, die Arztpraxis bedeute ihnen in erster Linie soziale Kommunikation, um aus ihrer Isolation herauszukommen. Um Letzteres zu begrenzen, gab es eine Zeit lang die Praxisgebühr von zehn Euro, die jedoch von Anfang an umstritten war, denn es wurde befürchtet, dass arme Menschen wegen der Praxisgebühr notwendige Arztbesuche vermeiden und damit Krankheiten verschleppen würden. Abgesehen davon, dass der Verwaltungsaufwand die Einnahmen nahezu auffraß, hat die Praxisgebühr als »erzieherische Maßnahme« nichts gebracht, sodass sie nach kurzer Zeit wieder abgeschafft wurde. Nicht verlassen wurde die 1993 eingeführte Budgetierung. Ähnlich wie in einer Autowerkstatt, wo für eine notwendige Reparatur die Arbeitszeit und die Materialkosten berechnet werden, wurde bis zur Einführung der Budgetierung jede ärztliche Untersuchung und Behandlungsmaßnahme nach einem Punktesystem vergütet. Für einen Herzpatienten konnte der Hausarzt zum Beispiel die Auskultation, ein EKG und die Beratung abrechnen. Klagte der Patient dann noch über Appetitmangel und Müdigkeit, wurden auch ein großes Blutbild und ein Ultraschall vergütet. Und für die kurze Inspektion der »merkwürdigen roten Flecken« auf der Haut bekam der Arzt natürlich auch Geld.

Die Krankenkassen unterstellen den Ärzten gerne, dass sie zu viele unnötige und vor allem teure Untersuchungen machen. Deshalb wurde das Budget eingeführt. Leistungen werden nicht mehr eins zu eins vergütet. Stattdessen gibt es für jeden Patienten ein festes Budget pro Quartal und Jahr. Innerhalb dieses Rahmens kann entsprechend der geltenden Gebührenordnung abgerechnet werden. Ist das Budget aufgebraucht, drohen dem Arzt Abschläge. Im schlimmsten Fall werden Leistungen im laufenden Quartal gar nicht mehr bezahlt. In der freien Wirtschaft wäre dieses Vorgehen unvorstellbar. Das wäre so, als wenn eine Autowerkstatt für einen Kunden im Quartal nur einen festen Betrag in Rechnung stellen dürfte. Würde zum Beispiel beim Reifenwechsel festgestellt werden, dass die Bremsscheiben auch erneuert werden müssen, bliebe die Autowerkstatt am Ende auf den zusätzlichen Kosten sitzen.

»Budgetsprenger«, die ständig zum Arzt rennen, sind daher in Arztpraxen nicht sehr beliebt, schon gar nicht am Quartalsende. Das hat dazu geführt, dass einige Praxen gegen Ende des Quartals schließen. Die Patienten gehen dann ins Krankenhaus und verstopfen die Notaufnahme.

Das in der DDR etablierte Versorgungssystem mit Polikliniken wurde nach der Wiedervereinigung zunächst vernachlässigt. Mittlerweile hat sich aber herausgestellt, dass es gegenüber den in der Bundesrepublik Deutschland vorherrschenden Einzelpraxen durchaus Vorteile hatte, da hier in einem Haus über kurze Wege die Rundumversorgung eines Patienten garantiert war und sich die fachlichen Disziplinen direkt untereinander austauschen konnten. Das sparte unnötige Untersuchungen und damit Zeit und Geld. Mittlerweile bilden sich im gesamten Bundesgebiet immer mehr medizinische Versorgungszentren (MVZ), die interdisziplinär arbeiten. Ärzte sind hier nicht selbstständig, sondern angestellt, mit allen Vor- und Nachteilen. Sie haben geregelte Arbeitszeiten, beziehen ein festes Gehalt und haben Anspruch auf bezahlten Urlaub und Lohnfortzahlung im Krankheitsfall. Allerdings verdienen sie weniger als in freier Praxis. Etablierte niedergelassene Ärzte fürchten um die Konkurrenz durch die MVZ und die Abschaffung der freien Praxen, da die MVZ wirtschaftlicher arbeiten können. Andererseits wissen vor allem die jungen und familienorientierten Ärztinnen und Ärzte die finanzielle Sicherheit und die geregelten Arbeitszeiten mit der Möglichkeit zur Teilzeitarbeit als Angestellte in einem MVZ zu schätzen.

Disease-Management-Programm (DMP)

Durch die Budgetierung sind die Hausärzte, die besonders viele vorwiegend alte Menschen mit chronischen Krankheiten behandeln, im Nachteil. Der Grund liegt darin, dass die sogenannten Zivilisations- und Alterserkrankungen viele Ressourcen verbrauchen. Gleichzeitig fand im großen Stil eine Fehlversorgung statt.

Viele Patienten wanderten von Facharzt zu Facharzt. Der Hausarzt wurde nur noch für ein Rezept oder eine Krankschreibung aufgesucht. An keiner Stelle fand eine Koordination statt. Das führte dazu, dass viele Untersuchungen wie Röntgen und Blutabnahmen mehrfach durchgeführt wurden, da es unter den Ärzten keinen Informationsaustausch gab. Um die Behandlung langfristig zu verbessern, wurde 2002 das Disease-Management-Programm (DMP) für chronisch kranke Menschen, kurz Chronikerprogramm, eingeführt. Dabei handelt es sich um strukturierte Behandlungsprogramme, mit denen Beschwerden gelindert, das Fortschreiten der Erkrankung aufgehalten und Komplikationen oder Folgeschäden so weit wie möglich vermieden werden sollen.

Ein weiterer wesentlicher Baustein des DMP ist die Schulung der Patienten im Umgang mit ihrer Erkrankung. Damit alle Fäden der Behandlung in einer Hand zusammenlaufen, soll der Hausarzt als Koordinator zwischen den einzelnen Fachärzten, Kliniken und Rehabilitationseinrichtungen gestärkt werden. Er erstellt für den Patienten einen individuellen Therapieplan, der neben der medikamentösen Behandlung auch andere therapeutische Maßnahmen, Schulungen und regelmäßige Kontrolluntersuchungen und gegebenenfalls Überweisungen zu Fachärzten umfasst. Für die DMP-Programme erhalten die Krankenkassen Zuschüsse vom Bund als Risikostrukturausgleich. Somit steht für chronisch Kranke mehr Geld zur Verfügung, wovon dann auch der Hausarzt profitiert. Demgegenüber steht allerdings ein erheblicher Bürokratieaufwand, der nicht vergütet wird. Neben der regelmäßigen, aufwendigen Dokumentation aller Behandlungsschritte müssen von allen beteiligten Behandlern Qualitätskriterien eingehalten werden, die regelmäßig überprüft werden. Grundsätzlich ist die Teilnahme am DMP für Patienten freiwillig. Entscheiden sie sich dazu, sind sie allerdings in der Pflicht, regelmäßig und aktiv an der Behandlung mitzu-arbeiten und die vorgegebenen Termine einzuhalten. Im Zweifelsfall bekommen sie ein Erinnerungsschreiben von der Krankenkasse, die das DMP-Programm auch wieder beenden kann, wenn die erforderliche Mitwirkung fehlt. Aktuell gibt es in Deutschland DMP-Programme für Brustkrebs, Diabetes mellitus, Asthma bronchiale, die chronisch-obstruktive Lungenerkrankung (COPD) und die koronare Herzkrankheit (KHK). Eine Erweiterung für chronische Rückenschmerzen, Osteoporose, rheumatoide Arthritis und Depressionen wird diskutiert, ist aber noch nicht umgesetzt. Wie im Kapitel über Depressionen dargelegt, wäre ein DMP-Programm für Depressionen sehr sinnvoll, um den Patienten frühzeitig eine psychiatrische und psychotherapeutische Behandlung zu ermöglichen und somit einer Chronifizierung vorzu-beugen.

Die evidenzbasierte Medizin (EbM) und das IGeLn

Um die Qualität der Gesundheitsversorgung zu verbessern, wurde im Jahr 2000 die »Evidenzbasierte Medizin« (EbM) eingeführt, die sich auf wissenschaftlich belegte Erkenntnisse stützt, aber auch die klinische Erfahrung des Behandlers und die Bedürfnisse des Patienten berück-sichtigt. Verschiedene Gremien und Ausschüsse wirken an der EbM mit, unter anderem ärztliche Vertreter der Kassenärztlichen Vereini-gung und der Bundesärztekammer. Im Auftrag des Bundesgesund-heitsministeriums und des Gemeinsamen Bundesausschusses (G-BA) bewertet das unabhängige Institut für Qualität und Wirtschaftlichkeit im Gesundheitswesen (IQWiG) Operations- und Diagnoseverfahren, Arzneimittel und Behandlungsleitlinien. Letztere dienen als Hand-lungsempfehlung für Ärzte und Behandler der Gesundheitsberufe, sind aber anders als Richtlinien nicht bindend. Sie werden immer wieder am aktuellen Stand des Wissens überprüft und überarbeitet. Der Ge-meinsame Bundesausschuss legt fest, welche Leistungen von den ge-setzlichen Krankenversicherungen bezahlt werden. Gemäß dem Wirt-schaftlichkeitsgebot nach § 12 SGB V müssen Leistungen notwendig, ausreichend, zweckmäßig und wirtschaftlich sein. Das bedeutet, dass nicht alles bezahlt wird, was machbar ist, sondern zwischen Kosten und Nutzen abgewogen wird. Beim Zahnersatz erfüllt zum Beispiel eine kostengünstige herausnehmbare Teilprothese den Zweck, die Zahnlücke zu schließen. Wer ein festsitzendes Implantat wünscht, muss die Mehrkosten selbst tragen.

Bis vor wenigen Jahren gehörten bestimmte Früherkennungsuntersuchungen wie die vaginale Ultraschalluntersuchung beim Gynäkologen oder die Augeninnendruckmessung beim Augenarzt zu den Standarduntersuchungen, die der Arzt mit der gesetzlichen Krankenversicherung abrechnen konnte. Laut EbM brachten diese Untersuchungen jedoch keinen Vorteil gegenüber den Grunduntersuchungen, da hiermit nur in sehr wenigen Fällen Krankheiten erkannt wurden, die bei der üblichen Grunduntersuchung übersehen worden wären. Die Untersuchungskosten überstiegen bei Weitem den Nutzen, sodass diese Untersuchungsmethoden aus dem Leistungskatalog gestrichen wurden. Auch das Mammografiescreening für Frauen im Alter von 35 Jahren wurde eingestellt, da nicht nur die Kosten, sondern auch die Risiken durch die Strahlenbelastungen den Nutzen überstiegen. Als sinnvoller stellte sich die Mammografie im höheren Alter heraus, da die meisten Brustkrebserkrankungen nach der Menopause entstehen. Daher wird das Mammografiescreening erst im Alter von 50 Jahren erstattet.

Der Wegfall vieler Früherkennungsuntersuchungen verunsichert die Patienten, da sie Angst haben, dass in den Grunduntersuchungen etwas Krankhaftes übersehen werden könnte. Es ist ihnen kaum verständlich zu machen, dass Untersuchungen, die bis vor wenigen Jahren Standard waren, nun nicht mehr von der Krankenkasse bezahlt werden. Mit den individuellen Gesundheitsleistungen, kurz IGeL, hat sich für die niedergelassenen Ärzte hierdurch eine neue Einnahmequelle aufgetan. Hierein fallen Zusatzuntersuchungen, die von den gesetzlichen Krankenkassen nicht bezahlt werden, weil nach Ansicht des Gemeinsamen Bundesausschusses keine ausreichenden Belege für ihren Nutzen vorliegen. Wünscht ein Patient die Untersuchung, muss er sie aus eigener Tasche bezahlen. Da die privaten Krankenversicherungen die Kosten in der Regel übernehmen, rechnen die Ärzte diese Leistungen privatrechtlich mit dem erhöhten Satz ab. Damit kosten sie mehr als zu Zeiten, zu denen sie noch von der gesetzlichen Krankenversicherung erstattet wurden.

Die individuellen Gesundheitsleistungen stehen heftig in der Kritik, da den Ärzten unterstellt wird, mit den Ängsten der Patienten Geschäfte zu machen. Vor allem Augenärzte und Gynäkologen sind die Nutznießer des »IgeLns«. Viele Augenärzte lehnen die allgemeine Sehtestung ab, wenn der Augeninnendruckmessung nicht zugestimmt wird, und verweisen auf die Optiker, die den Sehtest kostenlos anbieten. Allerdings braucht man auch heute noch für die Kostenerstattung der Brillengläser ein Rezept. Es wird zwar nicht viel erstattet, aber wer arm ist, könnte sich sonst keine Brille leisten. Die Ärzte, deren Abrechnungsmöglichkeiten durch die Budgetierung begrenzt sind, wehren sich gegen die Vorwürfe, da sie die Einnahmen aus den individuellen Gesundheitsleistungen benötigten, um die Praxis am Laufen zu halten. Dem gegenüber steht der Gemeinsame Bundesausschuss, der sie für unnötig hält. Hierbei ist anzumerken, dass eine zusätzliche Früherkennungsuntersuchung wie die Messung des PSA-Wertes nur dann nicht von der gesetzlichen Krankenversicherung bezahlt wird, wenn keine Symptome vorliegen. Wenn der betroffene Mann Beschwerden beim Wasserlassen hat und die Tastuntersuchung auffällig ist, übernimmt die Krankenkasse selbstverständlich die Kosten für die Bestimmung des PSA-Wertes.

Privatisierung im Krankenhaus

Krankenhäuser dienten seit der Antike vor allem zur Behandlung der Kranken und Versorgung der Armen. Im Mittelalter waren sie überwiegend kirchlich organisiert und übernahmen auch die Versorgung von Pilgern. Erst Ende des 18. Jahrhunderts wurden die Allgemeinen Krankenhäuser gegründet. Die stationäre Behandlung wurde professioneller und diente nicht mehr nur der Pflege, sondern auch der Diagnostik und Behandlung von Krankheiten sowie der Ausbildung und Lehre. Nach dem Zweiten Weltkrieg setzte eine zunehmende Ökonomisierung der Krankenhäuser ein. Seit 1972 wurden sie in der Bundesrepublik Deutschland dual über die Krankenkassen und die Bundesländer finanziert. Dabei übernahmen die Krankenkassen die Kosten für die medizinische Versorgung, während Bund, Länder, Städte und Kommunen für die notwendigen Investitionen und die Instandhaltung der Kliniken aufkamen.

Um die Krankenkassenbeiträge möglichst konstant zu halten, waren die Kliniken gehalten, kostendeckend zu arbeiten. Bis 1985 gab es eine gesetzliche Regelung, die den Krankenhausbetreibern verbot, Gewinne zu erzielen. Damit bestand kein ökonomischer Anreiz, die Verweildauer unnötig zu verlängern und am Personal zu sparen. Die Krankenhäuser waren in öffentlicher Hand. Daneben gab es freigemeinnützige Träger, zum Beispiel die Kirchen oder das Rote Kreuz. Dieses Modell war jedoch nicht länger haltbar, weil die Kosten im Gesundheitswesen explodierten. Daher wurden 1985 die Bundespflegesatzverordnung und das Krankenhausfinanzierungsgesetz (KHG) umfassend geändert. Der Pflegesatz wurde nun jährlich auf Basis der Kosten des Vorjahres und der zu erwartenden Kosten individuell für das Krankenhaus verhandelt. Jede Klinik erhielt tagesgleiche Pflegesätze. Das heißt, jeder Krankenhaustag wurde gleich vergütet, unabhängig von der Erkrankung und den tatsächlichen Behandlungskosten. Gleichzeitig wurden die Kliniken für den Markt geöffnet und Gewinnerzielung erlaubt. Der Bund stieg aus der Investitionsförderung aus, die nun den Ländern und Kommunen überlassen wurde. Doch auch dieses Finanzierungsmodell gelangte schnell an seine Grenzen, da die meisten öffentlichen Häuser rote Zahlen schrieben.

Während die medizinische Versorgung in hoher Qualität weiterhin sichergestellt war, wurde an notwendigen Investitionen, die Ländersache waren, gespart. Die Infrastruktur verfiel immer mehr. Erschwerend kam hinzu, dass viele Kliniken, vor allem Landeskrankenhäuser, aber auch Universitätskliniken, in denkmalgeschützten Häusern aus der Jahrhundertwende zum 20. Jahrhundert untergebracht waren und nicht mehr den baulichen Anforderungen an eine moderne Klinik entsprachen. Im Grunde wären im großen Umfang Neubauten erforderlich gewesen, aber aus Gründen des Denkmalschutzes musste die Substanz erhalten werden. Die notwendige Sanierung wäre um ein Vielfaches teurer gewesen als ein Neubau, doch dafür fehlte der öffentlichen Hand das Geld. Eine neue Lösung musste her. Mit der Aussicht, saftige Gewinne zu erzielen, wurden private Investoren angelockt, die ihrerseits versprachen, die Kliniken zu modernisieren und instand zu setzen. Kurzfristig schien das Problem gelöst. Die Kliniken wurden moderner und komfortabler, und auch die medizinische Ausstattung wurde verbessert.

Doch um die angestrebten Gewinnmargen von bis zu 15 Prozent zu erreichen, musste an anderer Stelle erheblich eingespart werden, und zwar am größten Posten, dem Personal, das bis zu 70 Prozent der Kosten verursachte. Hier wurde kräftig eingespart, und gemessen an seiner Wirtschaftsleistung ist das deutsche Pflegesystem im europäischen Vergleich unterdurchschnittlich finanziert. Hierzulande versorgt eine Pflegekraft im Durchschnitt 13 Patienten, in den Niederlanden hingegen nur 7 und in Norwegen sogar nur 5,4 Patienten.[74] Private Klinikbetreiber bezahlen zum Teil unter Tarif und lagern immer mehr Tätigkeiten aus. Als ich 1990 ein Pflegepraktikum in einem kirchlichen Haus machte, gab es dort noch einen hauseigenen Koch und Bäcker. Als unbezahlte Praktikantin bekam ich zumindest ein kostenloses Mittagessen, und obendrein gab es zum Nachtisch ofenfrischen Kuchen, der täglich für die Patienten gebacken wurde. Zehn Jahre später hatte ein externer Caterer die Versorgung übernommen. Die Qualität des Essens hatte spürbar nachgelassen, und statt Kuchen gab es am Nachmittag in Folie verpackte »katholische Kekse«. Inzwischen schreitet das Outsourcing immer weiter fort. Putzfirmen und Sicherheitsdienste sind betroffen und zum Teil auch schon Pflegepersonal, das über Zeitarbeitsfirmen beschäftigt wird. Neben der Notwendigkeit, Personalkosten zu sparen, gibt es inzwischen auch einen erheblichen Mangel an Pflegekräften und Ärzten, sodass die Kliniken auf externe Anbieter angewiesen sind, um Engpässe in der Versorgung der Patienten zu vermeiden.

Diagnosebezogene Fallpauschalen (DRG)

Trotzdem bekam man die Ausgabensteigerung in den Krankenhäusern nicht in den Griff. Außerdem wurde die bisherige Abrechnung als ungerecht empfunden, da die Tagessätze den individuellen Aufwand nicht realistisch abbildeten und sie andererseits durch überlange Liegedauern zum Missbrauch einluden. Im Jahr 2002 trat daher das Fallpauschalengesetz in Kraft. Anstelle der Tagessätze wurde nun nach Diagnosegruppen vergütet, den sogenannten *Diagnosis Related Groups* (DRG). Die Vergütung der DRG errechnet sich aus der üblicherweise notwendigen Verweildauer, den durchschnittlichen Kosten und einem landesweiten Basisfallwert. Dauert die Behandlung länger, bleibt die Klinik gegebenenfalls auf den Zusatzkosten sitzen, es sei denn, sie hat eine gute Begründung, zum Beispiel durch eine aufgetretene Komplikation. Kliniken versuchen daher, die Verweildauer immer mehr zu begrenzen, Kritiker sprechen von einer »blutigen Entlassung«. Vor 30 Jahren war nach einer unkomplizierten Blinddarmentfernung noch eine einwöchige stationäre Behandlung üblich, heute werden nur noch drei Tage im Krankenhaus zugestanden. Immerhin können die Kliniken für eine besonders aufwendige Diagnostik, eine intensivmedizinische Behandlung oder sehr teure Medikamente Zusatzentgelte abrechnen. Auffällig ist allerdings, dass alle bisherigen Modelle nie die Kosten erstatten, die wirklich anfallen, sondern immer nur einen Kompromiss darstellen. Das hatte Folgen. Viele unrentable Kliniken gingen in Konkurs, während andere Kliniken kräftige Gewinne erzielen konnten. Private Träger wie Helios, Asklepios und andere nutzten die Gunst der Stunde und spezialisierten sich auf die Behandlung von Krankheiten, mit denen sich ordentlich Geld verdienen lässt. Die Zahl der privaten Krankenhäuser stieg von 21,7 Prozent im Jahr 2000 auf 37,3 Prozent im Jahr 2018. Entsprechend reduzierte sich die Zahl der öffentlichen und der freigemeinnützigen Krankenhäuser.

Interessant ist auch, wo was behandelt wird. Geburten finden überwiegend in öffentlichen Krankenhäusern mit Versorgungsauftrag statt, ebenso die teuren, langwierigen, schlecht vergüteten und personalintensiven Behandlungen von Herz-Kreislauf-Erkrankungen, Schlaganfällen und Diabeteskomplikationen. Die privaten Träger bevorzugen dagegen die lukrative Behandlung von Knie- und Hüftgelenksersatz. In keinem Land der Welt werden so viele Kniegelenke operiert wie in Deutschland, und die Operierten werden immer jünger. Dabei sind die

Erfolgsaussichten gar nicht so gut, und viele Knieoperationen ließen sich durch eine konsequente physiotherapeutische Behandlung und regelmäßige Bewegung vermeiden.[75]

Mit dem Ende 2015 vom Deutschen Bundestag verabschiedeten Krankenhausstrukturgesetz sollte über die Einführung von Qualitätskriterien die hochwertige und patientengerechte Versorgung sichergestellt werden. Das hatte zur Folge, dass Krankenhäuser, die die Qualitätsanforderungen nicht im vollen Umfang erfüllten, schlechter vergütet wurden oder gar geschlossen werden mussten. Zu den Qualitätsanforderungen gehörten unter anderem die Anzahl von bestimmten Operationen, die pro Jahr durchgeführt werden mussten, oder die Anzahl der Geburten. Das ist nachvollziehbar, vor allem bei schwierigen Operationen, die viel Übung erfordern. Je mehr Operationen ein Chirurg bereits durchgeführt hat, desto weniger Komplikationen treten auf. Die Bündelung der Expertise auf wenige Spezialkliniken ist nicht nur wirtschaftlich, sondern erhöht auch die Patientensicherheit. Dennoch führen Klinikschließungen regelmäßig zu Protesten der Bevölkerung, da die Menschen befürchten, dass sie aufgrund der weiteren Entfernung zur nächsten Klinik nicht rechtzeitig behandelt werden können. Doch durch eine bessere Organisation können diese Zweifel ausgeräumt werden, wie die Praxis in Dänemark zeigt. Dort gibt es bezogen auf die Einwohnerzahl viel weniger Krankenhäuser als in Deutschland, aber die vorhandenen Kliniken sind hoch spezialisiert, und die Koordination funktioniert nach einem ausgeklügelten System. Als hilfreich hat sich dabei die digitalisierte Krankenakte erwiesen. Passiert ein Unfall, entscheiden die Rettungskräfte vor Ort, welches die geeignete Klinik ist, und im Notfall ist ein Hubschrauber zur Stelle, damit auch weite Strecken schnell überwunden werden können. Auf dem Weg in die Klinik werden die relevanten Daten übermittelt, und die Klinik bereitet alle notwendigen diagnostischen und therapeutischen Maßnahmen vor. Über die digitale Krankenakte kann die Klinik bereits bestimmte Risiken und Besonderheiten wie Vorerkrankungen, Allergien und verordnete Medikamente einsehen und für die weitere Behandlung berücksichtigen. Mit diesen Maßnahmen konnten die Gesundheitskosten in Dänemark erheblich reduziert werden, und die medizinische Versorgung wurde trotz der weiteren Wege besser.[76] Bestrebungen, solche Modelle und die digitale Krankenakte hierzulande einzuführen, scheiterten bislang leider am im europäischen Vergleich sehr hoch aufgehängten Datenschutz.

Pauschalierendes Entgeltsystem Psychiatrie und Psychosomatik (PEPP)

Psychiatrische und psychosomatische Kliniken waren zunächst aus dem DRG-System ausgenommen, hier durften weiterhin die Behandlungstage nach Bundespflegesatz abgerechnet werden. Grund waren die langen Liegedauern und der kaum ins Gewicht fallende finanzielle Aufwand durch Untersuchungen, Geräte und teure Medikamente sowie fehlende Operationen. Außerdem verlaufen psychische Erkrankungen weniger regelhaft als beispielsweise eine Blinddarmentzündung oder ein Herzinfarkt. Was in der Psychiatrie benötigt wird, sind vor allem Zeit und ein Behandlungsteam aus Psychiatern, Psychotherapeuten, geschulten Pflegekräften, Sozialpädagogen und weiteren Spezialtherapeuten. Doch schon bald nach der DRG-Einführung mehrten sich Stimmen aus der Wirtschaft und von den Kostenträgern, die auch ein pauschalierendes Entgeltsystem für die Psychiatrie/Psychosomatik forderten, da auch hier ein erhebliches Sparpotenzial gesehen wurde. Dagegen regte sich erheblicher Widerstand von Berufsverbänden, Gewerkschaften und Patientenvertretern, da befürchtet wurde, dass die Patienten noch nicht ausreichend stabilisiert nach Hause entlassen und dann rasch wieder dekompensieren würden, was womöglich einen Anstieg an Suiziden zur Folge haben könnte. Dennoch wurde 2009 mit der Erweiterung des Krankenhausfinanzierungsgesetzes die Einführung eines leistungsorientierten und pauschalierenden Vergütungssystems für psychiatrische und psychosomatische Kliniken (PEPP) beschlossen. 2013 wurde zunächst auf freiwilliger Basis damit gestartet, seit 2017 ist die Anwendung von PEPP verpflichtend, allerdings gegenwärtig noch budgetneutral. Das bedeutet für die Kliniken, dass Verluste durch die PEPP-Einführung zunächst noch ausgeglichen werden, die Kliniken andererseits Gewinne behalten dürfen.

Auch wenn PEPP weiterhin in der Kritik steht, gibt es zunehmend Befürworter, da auch psychische Krankheiten unterschiedliche Verläufe nehmen, die in den bisherigen einheitlichen Tagessätzen keine Berücksichtigung fanden. Daher wurden für die psychiatrischen Diagnosegruppen sogenannte Relativgewichte eingeführt, die den täglichen Behandlungsaufwand für eine Diagnosegruppe im Verhältnis zu allen anderen psychiatrischen Erkrankungen abbilden sollen. Die qualifizierte Entzugsbehandlung einer Alkoholabhängigkeit benötigt zum Beispiel nur wenige Krankenhausbehandlungstage. Allerdings ist die Behandlung in den ersten Tagen des körperlichen Entzugs aufwendig, da die Gefahr eines Entzugsdelirs oder eines Krampfanfalles besteht und die Patienten daher besonders überwacht werden müssen. Aus diesem Grund ist das Relativgewicht von 1,4469 zu Beginn der Behandlung relativ hoch angesetzt. Sobald der Entzug abgeschlossen ist, kann die weitere Behandlung ambulant oder in einer Rehabilitationsklinik erfolgen. Eine unkomplizierte Depression hingegen benötigt kaum pflegerische Maßnahmen, da sich die Patienten selbstständig auf der Station bewegen und die psychotherapeutische Behandlung im Vordergrund steht. Das Relativgewicht liegt daher zu Beginn der Behandlung mit 1,2881 deutlich unter dem der Alkoholabhängigkeit. Allerdings dauert die stationäre Behandlung der Depression deutlich länger. Im Schnitt liegt sie bei sechs bis acht Wochen.

In Deutschland hat die vollstationäre Psychotherapie eine lange Tradition. Bis vor wenigen Jahren waren stationäre Psychotherapien von mindestens drei Monaten, nicht selten bis zu einem halben Jahr üblich. Dabei waren viele Patienten keineswegs so krank, dass sie nicht auch tagesklinisch oder in ambulanten Gruppentherapien hätten behandelt werden können. Aber die tagesklinische Behandlung psychischer Störungen war in Deutschland allem Anschein nach gar nicht vorgesehen. Dies ist im europäischen Vergleich ungewöhnlich. In Großbritannien, den Niederlanden und Skandinavien erfolgt die stationäre Psychotherapie nur im Ausnahmefall und auch nur zur Krisenintervention für wenige Tage im vollstationären Setting. In den genannten Staaten ist die ambulante Versorgung viel besser vernetzt als bei uns, und es gibt nicht die wechselnden Zuständigkeiten verschiedener Kostenträger wie hierzulande. Wenn ambulante Therapien nicht ausreichen, wird die intensivierte Psychotherapie tagesklinisch durchgeführt. Das spart Kosten, hat aber auch noch einen weiteren positiven Effekt: Die tagesklinische Behandlung wirkt der Hospitalisierung entgegen.

Für viele Menschen ist die Vorstellung, sich in psychiatrische Behandlung begeben zu müssen, mit zahlreichen Ängsten verbunden. Die Bilder von sedierten Zombies, die ihr Dasein in Gummizellen fristen und von sadistischen Wärtern bewacht werden, finden trotz Aufklärung über die tatsächlichen Zustände in der modernen Psychiatrie immer noch Verbreitung in Büchern und Filmen. Tatsächlich erleben die Patienten den Aufenthalt auf einer Psychotherapiestation überwiegend angenehm. Endlich fühlen sie sich mit ihren Sorgen angenommen, es ist immer jemand vom Pflegepersonal für ein entlastendes Gespräch erreichbar. Sozialarbeiter helfen bei Anträgen und beruflichen Fragen, und die Mitpatienten vermitteln, nicht allein zu sein. Und wenn doch mal kurz die Emotionen überhandnehmen, wird dem mit Verständnis statt mit Bestrafung begegnet. Vor allem die analytisch geprägten stationären Psychotherapien, die bis vor wenigen Jahren in Deutschland dominierten, fördern die Regression als notwendigen Schritt auf dem Weg zur Heilung seelischer Wunden. Die Möglichkeit, im stationären Rahmen die in der Kindheit unerfüllten Bedürfnisse zu spüren und dann mithilfe der therapeutischen Gemeinschaft eine korrigierende Erfahrung zu machen, kann in einigen Fällen helfen. Allerdings ist hierfür eine sehr lange Behandlungsdauer mit vertrauten therapeutischen Bezugspersonen erforderlich. Viele Patienten bleiben jedoch in der Regression stecken. Denn die Zuwendung, die sie in der Klinik erhalten, ist wohltuend. Und das wirkliche Leben draußen ist hart.

Regression im stationären Rahmen entlässt erwachsene Menschen vorübergehend aus der Verantwortung. Und wer fände es nicht toll, sich nicht um Geld, Arbeit, Einkaufen und Kochen kümmern zu müssen. Leider versäumen es einige Kliniken mit einem solchen Konzept, die Patienten wieder aus der Regression herauszuführen. Da auch diese Kliniken unter Kostendruck stehen, bieten sie Intervalltherapie an.

Zu Beginn verbringen die Patienten zwölf Wochen in der Klinik und erhalten bei der Entlassung schon einen Wiederaufnahmetermin in einem Vierteljahr. In der Zwischenzeit sitzen die Patientinnen – meistens handelt es sich um junge Frauen mit einer Borderline-Persönlichkeitsstörung – allein zu Hause, ohne Struktur und ambulante Hilfe, und warten auf die nächste stationäre Aufnahme. Dabei geht es ihnen immer schlechter, und am Ende geht alles, was sie vorher in der Therapie mühsam erarbeitet haben, verloren. Die Klinik bindet ihre Patienten so über Jahre an sich. Man tut den Patienten damit jedoch keinen Gefallen, denn der Anreiz zur Gesundung schwindet mit jedem Intervall mehr. Vor allem, wenn ihnen dann auch noch von Therapeutenseite vermittelt wird, sie seien Opfer und hätten keine Chance, sich noch normal zu entwickeln, da die frühe Schädigung einfach zu groß sei und auch auf neurobiologischer Ebene ihre Spuren hinterlassen habe. Zum Glück sind diese Kliniken am Aussterben, aber es gibt sie noch. An dieser Stelle soll keineswegs die analytische Therapie in Misskredit gebracht werden. Im ambulanten Bereich gibt es die analytische Psychotherapie, die über mehrere Jahre zwei- bis dreimal pro Woche über 300 Stunden durchgeführt wird und die bei aller Kritik wegen der langen Behandlungsdauer für einige Patienten, die sich darauf einlassen können, nachhaltig wirksam ist.

In den modernen stationären Psychotherapien kommen meistens Elemente aus der Verhaltenstherapie und aus der Tiefenpsychologie, aber auch andere Therapieformen wie Körpertherapie, Psychodrama und systemische Therapie zum Einsatz. Es werden von vorneherein ein Behandlungsziel und im besten Fall auch ein verbindliches Entlassungsdatum festgelegt. So hat der Patient einerseits Zeit und Raum, sich intensiv mit seiner Erkrankung auseinanderzusetzen, andererseits wird durch die zeitliche Begrenzung der stationären Behandlung dem nachvollziehbaren Verhalten entgegengewirkt, schwierige Themen nicht anzusprechen und unangenehme Übungen wie beispielsweise die Konfrontation mit angstauslösenden Situationen zu vermeiden. Wie die Erfahrungen aus dem Ausland zeigen, geht all das häufig auch tagesklinisch. Der Vorteil liegt darin, dass die Patienten morgens wie zur Arbeit in die Tagesklinik gehen. Dadurch haben sie eine Tagesstruktur und behalten die positiven sozialen Bezüge wie das Treffen mit Freunden, den Besuch des Sportvereins und den Kontakt zu den Familienangehörigen bei. Gleichzeitig können sie sich am Abend und an den Wochenenden erproben. Da sie sich auch weiterhin mit Schwierigkeiten in Familie und Partnerschaft auseinandersetzen müssen, können sie das in die Therapie einbringen und dort bearbeiten.

Dass in Deutschland so wenige tagesklinische Behandlungen angeboten werden, liegt daran, dass es nur wenige Tageskliniken gibt. Das machen sich mittlerweile private Anbieter zunutze, die hier einen hohen Bedarf sehen und versuchen, Tageskliniken außerhalb der Bedarfsplanung zu etablieren. Um mehr Tagesklinken zuzulassen, müssten im Gegenzug vollstationäre Betten gestrichen werden. Doch dagegen wehren sich die Kliniken, denn mit vollstationären Behandlungen lässt sich mehr Geld verdienen. Um die immer noch sehr langen Verweildauern zu verkürzen, wurde im PEPP-System die sogenannte Degression eingeführt. Das bedeutet, dass je nach Diagnose ab einem bestimmten Zeitpunkt weitere Behandlungstage schrittweise immer geringer vergütet werden. Da die stationäre Behandlung einer Depression mehr Zeit braucht als der qualifizierte Entzug von Alkohol, tritt die Degression unter 1,0 bei Depressionen erst später ein.

Wenn eine Depression so ausgeprägt ist, dass eine ambulante Psychotherapie nicht mehr ausreicht, die Patienten aber noch in der Lage sind, täglich selbstständig in die Klinik zu kommen, und nicht suizidgefährdet sind, ist es häufig Zufall, welche Form der intensivierten Behandlung Patienten bekommen und wie lange sie dauert. Denn in Konkurrenz zur stationären oder tagesklinischen psychotherapeutischen Behandlung steht die psychosomatische Rehabilitation, die von vielen Patienten bevorzugt wird, da es weniger schlimm klingt, wenn man seinen Freunden erzählen kann, man fahre zur »Kur«, um sich mal zu erholen. Die psychosomatische Rehabilitation dauert in der Regel sechs Wochen und wird über die Rentenversicherung finanziert, deren Ziel es ist, die Patienten zu stabilisieren, damit sie wieder arbeitsfähig werden. Und das funktioniert durchaus gut, es sei denn, der Patient hat ein Rentenbegehren. Dann würde auch ein halbes Jahr Rehabilitation nicht helfen.

Gerade bei der Behandlung von Depressionen gibt es viele Überschneidungen zwischen ambulanter, stationärer, tagesklinischer und rehabilitativer Behandlung. Und die Therapiekonzepte in den modernen psychiatrischen Kliniken unterscheiden sich kaum von denen der psychosomatischen Rehabilitation, auch wenn das gern behauptet wird. Die Krankenversicherung will daher berufstätige Versicherte lieber in die Rehabilitation schicken, denn dann muss sie nicht zahlen. Dennoch gibt es natürlich auch weiterhin Indikationen für die vollstationäre psychotherapeutische Behandlung, die im Einzelfall auch mal zwölf und mehr Wochen dauern kann. Zum Beispiel, wenn Patienten suizidgefährdet sind oder so antriebsgemindert, dass sie morgens nicht ohne Hilfe aus dem Bett kommen. Oder emotional so instabil, dass die kleinste Abweichung sie so aus dem Lot bringen würde, dass sie sich oder andere gefährden würden. Die psychotherapeutischen Interventionen zielen dann erst mal darauf ab, die Patienten zu stabilisieren und erst in einem zweiten Schritt die zugrunde liegende Problematik zu bearbeiten.

Gesundheitspolitik und Borderline-Persönlichkeitsstörung

Auch in der Psychiatrie hat mittlerweile die Privatisierung Einzug gehalten, was erst einmal überrascht, da die sprechende Medizin schlechter vergütet wird als etwa Knieoperationen. Doch auch in der Psychiatrie lässt sich mit einigen Diagnosegruppen Geld verdienen. Für private Kliniken lohnt sich vor allem die stationäre Suchtbehandlung mit den kurzen Liegedauern und einer relativ hohen Vergütung. Die meisten Patienten können entlassen werden, bevor die Degression greift. Ein weiteres Geschäftsfeld ist die Behandlung der Borderline-Persönlichkeitsstörung.

Die Borderline-Persönlichkeitsstörung war bis vor zwanzig Jahren kaum bekannt. In der Psychoanalyse wurde früher zwischen Neurosen – wie Depressionen und Angststörungen – und Psychosen wie der paranoiden Schizophrenie unterschieden. Nur die neurotischen Störungen waren nach der damaligen Auffassung für eine Psychoanalyse zugänglich. Und dann gab es noch eine dritte Gruppe von Patienten, die »Grenzgänger«, die sich nicht eindeutig den Neurosen oder Psychosen zuordnen ließen, da sie Merkmale von beiden Störungen aufwiesen.

Der aus Österreich stammende US-amerikanische Psychiater und Psychoanalytiker Otto F. Kernberg setzte sich intensiv mit der Entstehung und Behandlung von Persönlichkeitsstörungen auseinander und veröffentlichte 1975 eine Abhandlung über »Borderline Conditions and Pathological Narcissism«, die 1978 in deutscher Übersetzung unter dem Titel »Borderline-Störungen und pathologischer Narzißmus« erschien. Auf Kernberg geht die psychodynamische Therapie zurück, die heute aufgrund der langwierigen Behandlungsdauer und neuer Therapieansätze nur noch in wenigen Kliniken zur Anwendung kommt. In Deutschland wurde *das Borderline-Syndrom* vor allem durch die Psychoanalytikerin Christa Rohde-Dachser bekannt, die 1979 das gleichnamige und mittlerweile in der 7. Auflage vorliegende Buch herausbrachte. Darin beschrieb sie systematisch dessen Symptomatik und Psychodynamik sowie Behandlungsansätze. Doch erst 1992 fand das Borderline-Syndrom Eingang in die Klassifikation psychischer Erkrankungen unter den Persönlichkeitsstörungen nach ICD 10.

Die Diagnose Borderline-Persönlichkeitsstörung (BPS) wurde zunächst noch zurückhaltend gestellt, da mit ihr eine hohe Stigmatisierung einherging. Allerdings befasste sich die Psychotherapieforschung zunehmend mit der BPS und entwickelte verschiedene Diagnose- und Behandlungskonzepte, erste Behandlungszentren entstanden, und so wurden die betroffenen Patienten schneller identifiziert und einer spezifischen Behandlung zugeführt. Endlich gab es erfolgversprechende Ansätze für die früher als »untherapierbar« geltenden Patienten. Bis dahin galt die BPS als seltene Störung. Doch in den letzten Jahren kam es zu einem sprunghaften Anstieg der BPS. Fast könnte man meinen, BPS sei mittlerweile eine Modediagnose. Doch haben wirklich alle vor allem junge Menschen mit unbeständigen Beziehungen und rasch wechselnden Emotionen mit Tendenz zum depressiven Pol eine schwerwiegende Persönlichkeitsstörung? Über die Ursachen wird viel spekuliert.

Wesentlicher Kern der BPS ist eine frühe Bindungsstörung durch anhaltende emotionale Vernachlässigung in der frühen Kindheit, häufig im Zusammenhang mit emotionalem, körperlichem oder sexuellem Missbrauch. Das Aufwachsen in einer Familie mit einer Suchtproblematik, psychisch kranken Eltern oder ständig wechselnden Partnern der Eltern stellt einen Risikofaktor dar. Und es gibt auch Hinweise auf eine biologische Vulnerabilität. Ähnlich wie bei der Depression kann anhaltender und massiver Stress der Mutter während der Schwangerschaft über epigenetische Veränderungen der an der Stress- und Emotionsregulation beteiligten Gene die Anfälligkeit des Kindes erhöhen. Die Gefahr ist noch höher, wenn die Mutter selbst unter einer psychischen Erkrankung leidet.

Das auffälligste Symptom der BPS ist die erhebliche emotionale Instabilität. Gerade noch ausgeglichen, kann ein unbedacht geäußerter Satz von den Betroffenen als so kränkend erlebt werden, dass es innerhalb von Sekunden zum totalen Zusammenbruch bis hin zur Suizidalität kommt. Innere Leere und Depressionen sind ein häufiger Gefühlszustand. Doch die Depression ist meist nicht anhaltend und kann sich innerhalb von kurzer Zeit auflösen, wenn plötzlich ein positiv erlebtes Ereignis eintritt. Für Außenstehende sind die typischen Szenen, die sich in psychiatrischen Notfallkliniken und Frauenhäusern abspielen, unverständlich. Zum x-ten Mal krankenhausreif geschlagene Frauen suchen Zuflucht und beteuern mit voller innerer Überzeugung, sich nun endgültig vom Partner zu trennen. Der kurzen Erleichterung folgt eine tiefe Depression auf dem Fuße. Und dann taucht der Ex-Partner am nächsten Tag wie schon so oft reumütig vor der Patientin auf und gelobt Besserung. Augenblicklich ist die Depression vorbei, und die Patientin geht freudestrahlend Arm in Arm mit ihrem Partner nach Hause.

Sogenannte On-off-Beziehungen sind ein häufiges Merkmal der BPS. Dabei agieren die Patienten unbewusst wie in einem Wiederholungszwang. Aufgewachsen in einer gewalttätigen Umgebung, wo Liebe eher zufällig oder nur an Bedingungen geknüpft gewährt wurde, haben die Betroffenen nicht gelernt, ein stabiles Selbstwertgefühl zu entwickeln und eigene Grenzen wahrzunehmen und zu verteidigen. Daher suchen sie sich unbewusst Partner, mit denen sich die »dysfunktionalen« Beziehungsmuster der Kindheit wiederholen, gemäß dem Motto, man liebt, was man kennt. Dies therapeutisch aufzulösen, benötigt viel Geduld und ein behutsames Vorgehen. Selbst wenn die Betroffenen um diese Beziehungsmuster wissen, tappen sie unbewusst immer wieder in die Beziehungsfalle. Die verborgenen Bedürfnisse und die Angst vor Verlust sind zu stark. Unbewusst haben die Betroffenen verinnerlicht, sie seien es nicht wert, in einer wertschätzenden Partnerschaft zu leben. Vor dem Hintergrund eines brüchigen Selbstwerterlebens kommt es immer wieder zu schwerwiegenden suizidalen Krisen. Viele Betroffene berichten von einer anhaltenden inneren Leere und einer chronischen Suizidalität. Zum Glück nehmen sich die wenigsten das Leben. Der Tod durch Suizid erscheint eher als Rückversicherung, einen Ausweg zu haben, wenn alles zu schlimm wird. Sehr häufig ist hingegen selbstverletzendes Verhalten, vor allem das sogenannte »Ritzen«. Auch Risikoverhalten gehört dazu, zum Beispiel riskante Fahrmanöver, bei denen ein möglicher tödlicher Unfall in Kauf genommen wird. Das dient der Emotionsregulation. Patienten berichten, sie fügen sich Schmerzen zu, um sich in der unerträglichen inneren Leere zu spüren, oder sie setzen unaushaltbaren überbordenden Emotionen wie Wut, Trauer und Angst einen Schmerzreiz oder einen Kick entgegen. Daher findet man unter BPS auch häufig Essstörungen oder Drogen- und Alkoholkonsum, da Essen oder Drogen und Alkohol beruhigend oder stimulierend wirken.

In ihrer starken Ausprägung ist die BPS schwer behandelbar, und das liegt vor allem daran, dass es den Betroffenen aufgrund ihrer negativen Bindungserfahrungen so schwerfällt, Vertrauen aufzubauen und zwangsläufig auftretende Enttäuschungen auszuhalten. Zu Beginn einer Therapie neigen die Betroffenen häufig dazu, den Therapeuten zu idealisieren. Das Schwarz-Weiß-Denken zwischen Idealisierung und absoluter Abneigung ist ebenfalls ein typisches Merkmal der BPS. Die Idealisierung kann jedoch nicht aufrechterhalten werden, da es den idealen Menschen und auch den idealen Therapeuten nicht gibt. Auch Therapeuten sagen mal Dinge, die als kränkend erlebt werden können, auch wenn sie ihren Patienten grundsätzlich wohlwollend und annehmend gegenübersitzen. Manchmal kann schon eine unbewusste Geste wie Augenreiben während einer Therapiestunde zum Abbruch einer Psychotherapie führen. Vielleicht hat der Patient etwas für ihn Wichtiges berichtet, und der Therapeut hat in dem Moment Probleme mit seiner Kontaktlinse. Er versucht, sie zurechtzurücken, hört dabei aber weiterhin aufmerksam zu. Der Patient interpretiert das Augenreiben unbewusst als Ablehnung, dass das, was er berichtet hat, unwichtig ist oder den Therapeuten gar abstößt. Tief gekränkt hat er dafür jedoch keine Worte. Und die Angst, von dem Therapeuten abgelehnt und womöglich abgewiesen zu werden, ist unbewusst so groß, dass nur noch die Flucht nach vorn hilft. Lieber eine Beziehung abbrechen als verlassen werden. Es braucht also viel Geduld und einen langen Atem, und nicht jeder Therapeut ist geeignet, BPS zu behandeln. Er muss psychisch stabil sein, ein gesundes Selbstwertgefühl haben, seine eigenen »schwarzen Flecken« kennen, sich selbst reflektieren können und gute Bewältigungsstrategien besitzen. Da es im Rahmen der BPS-Behandlung immer wieder zu schwierigen Situationen kommt, ist ein Austausch mit Kollegen in regelmäßigen Supervisionen erforderlich. Und weil die Behandlung mitunter sehr kräftezehrend sein kann, benötigt der Therapeut darüber hinaus einen guten Ausgleich durch eigene gesunde Beziehungen, Hobbys und Entspannung.

Galt BPS früher als nicht behandelbar, gibt es mittlerweile sehr gute Konzepte, zum Beispiel die *dialektisch-behaviorale Therapie* (DBT) nach Marsha M. Linehan, einer US-amerikanischen Verhaltenstherapeutin. An erste Stelle tritt die therapeutische Beziehung, die für beide Seiten verbindlich sein muss, um Therapieabbrüche zu vermeiden. Hierfür treffen Patienten und Therapeut eine Übereinkunft, mit der sich der Patient zur Mitarbeit und Einhaltung von Regeln und Abmachungen und der Therapeut zur bestmöglichen Unterstützung verpflichten. Einen weiteren wichtigen Baustein in der Behandlung stellt das Training von Fertigkeiten, sogenannter *Skills*, dar. Durch Achtsamkeit sollen auftretende unangenehme Emotionen frühzeitig erkannt und mithilfe von starken Sinnesreizen, zum Beispiel Ammoniak riechen, auf eine Chilischote beißen oder ein Musikstück hören, selbstschädigendes Verhalten vermieden werden. Im Rahmen der therapeutischen Beziehung bekommen die Patienten die Gelegenheit, positive Beziehungserfahrungen zu machen. Zum Beispiel, dass es nicht zum Abbruch der Beziehung führt, wenn Patienten Grenzen setzen, eigene Bedürfnisse äußern oder Kritik üben. Wie man das angemessen bewerkstelligt, wird durch die Schulung der sozialen Kompetenz vermittelt. Im obigen Beispiel wäre das die Frage an den Therapeuten, warum er sich das Auge reibt. Wenn der Patient die Erklärung annehmen kann, ist viel gewonnen. Diese und einige weitere Methoden wie die Schematherapie gehören heute zu den erfolgversprechendsten Therapien der BPS.

Im Rahmen meiner Gutachtertätigkeit sehe ich eine inflationäre Zunahme der Diagnose BPS, vor allem bei jungen Frauen, die nach 1980 geboren sind. Bei Männern, die eine ähnliche Symptomatik und Beziehungsdynamik aufweisen, wird die BPS eher zurückhaltend diagnostiziert. Ein wesentlicher Unterschied besteht darin, dass Männer eher dazu neigen, Emotionen nach außen auszuagieren und häufiger mit Gewaltdelikten auffallen. Eine Binsenweisheit unter Therapeuten besagt, Frauen mit BPS landen in der Psychiatrie, Männer im Knast.

Es stellt sich die Frage, ob unsere moderne Gesellschaft wirklich immer mehr schwere psychische Störungen generiert oder ob zu hohe finanzielle Anreize geschaffen wurden, die zu einer leichtfertigen Diagnose der BPS führen. Epidemiologen und Psychiater behaupten beharrlich, psychische Erkrankungen hätten generell nicht zugenommen, weisen aber auf der anderen Seite auf die zunehmenden Herausforderungen durch Vereinzelung, Auflösung der Familienstrukturen, Leistungsdruck in der Arbeitswelt und die Digitalisierung hin. Die Abrechnungsdaten der Krankenkassen verzeichnen eindeutig eine Zunahme der Diagnose BPS.

Noch in den 1990er-Jahren war man mit den Diagnosen von Persönlichkeitsstörungen sehr zurückhaltend. Im Entlassungsbericht von Patienten, die wegen einer Bulimie stationär behandelt werden mussten, wurde in der Regel nur die Diagnose Bulimie aufgeführt. Obwohl die meisten Betroffenen auch depressive Symptome hatten, wurde die

Depression nicht unter den Diagnosen genannt und fand allenfalls im Verlaufsbericht Erwähnung. Heute wird die Diagnose einer Bulimie fast immer zusammen mit einer Persönlichkeitsstörung diagnostiziert, besonders häufig BPS. Als wäre eine Persönlichkeitsstörung quasi die Voraussetzung für die Entwicklung einer Bulimie. Dabei haben Essstörungen viele Gründe. Ein in der psychiatrischen Praxis vernachlässigter Grund ist das Nahrungsüberangebot, das mit immer perverseren Kreationen aus Zucker und Fett, Salz und Geschmacksverstärkern lockt, die das Bedürfnis nach immer mehr steigern. Nahrungsmittel stehen immer und überall zur Verfügung und versprechen die sofortige Befriedigung, wenn man unter Stress steht. Fast jeder kennt das. Viele Menschen verlieren dabei die Kontrolle und werden dick, mittlerweile etwa 50 Prozent der Bevölkerung. Am Beginn einer Essstörung steht meistens der Wunsch, abzunehmen, selbst wenn man eigentlich schlank ist. Wenn Diäten wiederholt scheitern, versuchen einige Menschen, mit abführenden Maßnahmen, exzessivem Sport oder Erbrechen gegenzusteuern, was schließlich in eine Bulimie münden kann. Es gibt eine Vielzahl an auslösenden Faktoren, die die Entwicklung einer Bulimie begünstigen. Hierzu gehören ein überzogenes gesellschaftliches Schlankheitsbild, ein gestörtes Verhältnis zum eigenen Körper, familiäre Konflikte, erlebte Traumata, eine Selbstwertstörung und der Hang zum Perfektionismus. Natürlich prädestiniert BPS in gewisser Weise für Bulimie, da Essen verstärkt zur Emotionsregulation eingesetzt wird und das Erbrechen auch einen aggressiven Akt gegen sich selbst darstellt. Aber nicht jede Person, die Essen zur Emotionsregulation einsetzt und dabei die Kontrolle verliert, hat eine Persönlichkeitsstörung.

Die Behandlung von BPS ist langwierig und bindet, wenn sie in einer Klink stattfindet, viel Personal. Daher wird sie im PEPP-System gut vergütet, auf jeden Fall besser als eine reine Depression. Und die Patienten können länger stationär behandelt werden, bevor die Degression einsetzt. Inzwischen wird bei nahezu jedem Patienten, der wegen einer Depression länger als drei Wochen stationär behandelt wird, eine Persönlichkeitsdiagnostik mittels eines standardisierten klinischen Interviews (SKID-II) durchgeführt. In manchen Kliniken wird der Screeningfragebogen schon am ersten Behandlungstag ausgegeben. Da finden sich dann Fragen wie »Handeln Sie oft impulsiv?«, »Geraten Sie aus der Fassung, wenn Sie sich vorstellen, dass jemand Sie verlässt, der Ihnen viel bedeutet?« oder »Ändern Sie plötzlich Ihre Zielsetzung, Ihre beruflichen Pläne, religiösen Anschauungen oder Ähnliches?« Nun, diese Fragen könnten auch viele Gesunde zumindest zeitweise mit Ja beantworten. Doch um eine Persönlichkeitsstörung zu diagnostizieren, müssen bestimmte Merkmale wie emotionale Instabilität, Rigidität, Impulsivität, Zwanghaftigkeit oder starke Selbstunsicherheit in ihrer Ausprägung deutlich über denen von individuellen Charaktereigenschaften liegen und Beziehungen, Berufsleben und soziale Kontakte erheblich beeinträchtigen. Meist haben die Betroffenen dadurch einen erheblichen Leidensdruck, und begleitende psychische Störungen wie Depressionen, Angststörungen und Sucht sind häufig. Davon abzugrenzen sind die persönlichen Charaktereigenschaften, die den individuellen Menschen ausmachen. Es gibt temperamentvolle Menschen, die sich schnell aufregen und dann rasch wieder beruhigen. Und manche ziehen Partner an, die ihnen nicht guttun, schaffen es dann aber doch im Laufe des Lebens, angenehmere Partnerschaften einzugehen, auch wenn sie zuvor ein paarmal auf die Nase fallen müssen. Und einige Menschen wechseln immer wieder den Beruf. Aber nicht, weil sie sich regelmäßig mit ihren Chefs überwerfen, sondern weil sie immer wieder neue Herausforderungen suchen.

Um eine Persönlichkeitsstörung zu diagnostizieren, braucht es viel Erfahrung und Zeit. Doch die Praxis sieht anders aus. Nicht selten erfolgt die Auswertung, die normalerweise mehrere Gespräche mit erfahrenen Therapeuten benötigt, durch junge und unerfahrene Psychologen, die für das Gehalt einer Putzhilfe ihr praktisches klinisches Jahr absolvieren. Während des Psychologiestudiums bis zum Exzess in Statistik geschult, schauen sie sich die Cut-off-Werte an, führen ein kurzes Gespräch mit dem Patienten, und schon steht die Diagnose BPS fest. Und zwar für immer, weil die Diagnose in der Regel später nicht mehr überprüft wird. Da Patienten mit BPS eine Vielzahl von Symptomen aufweisen und die Übergänge zu anderen Persönlichkeitsstörungen fließend sein können, gibt es einige Kliniken, die nicht nur die Diagnose BPS stellen, sondern auch noch sämtliche andere Persönlichkeitsstörungen, die im SKID-II Punkte erhielten. Im Entlassungsbericht stehen dann die Diagnosen Borderline-Persönlichkeitsstörung, narzisstische Persönlichkeitsstörung, ängstlich-vermeidende Persönlichkeitsstörung und zwanghafte Persönlichkeitsstörung nebeneinander. Und wenn der Patient auch noch unter Ängsten, Depressionen und Traumafolgestörungen litt, Missbrauch von Drogen betrieb und starkes Übergewicht hatte, werden diese Diagnosen auch noch einzeln aufgeführt. Und keiner fragt sich, was das eigentlich in dem Patienten auslöst. Wie soll so jemand mit neun Psychodiagnosen ernsthaft die Hoffnung haben, dass es ihm jemals wieder besser gehen kann? Dabei hätte es eine einzige Diagnose auch getan, da die Symptome ja in der BPS aufgehen. Und die Klinik hat durch die Aufzählung der verschiedenen Persönlichkeitsstörungen keinen Vorteil, da es für die Abrechnung unerheblich ist, ob jemand eine oder fünf verschiedene Persönlichkeitsstörungen gleichzeitig hat. Über die Gründe für dieses Vorgehen kann ich nur spekulieren. Vermutlich dient die Aufzählung der vielen Diagnosen allein dem zwanghaften Bedürfnis des Chefarztes nach Vollständigkeit.

Die allzu sorglose Vergabe der Diagnose einer Persönlichkeitsstörung kann großen Schaden anrichten. Denn diese Diagnose verändert das ganze Leben. Immer wieder bin ich im Rahmen meiner Gutachtertätigkeit mit jungen Menschen konfrontiert, die erstmals wegen einer Depression, ausgelöst durch einen Arbeitsplatzkonflikt oder eine Trennung, in die Klinik kommen. Die Patienten berichten dann, sie seien dünnhäutig und führen schnell aus der Haut. Im SKID-II erreichen sie hierfür rasch den Cut-off-Wert für BPS (fünf von neun Fragen). Doch muss hier beachtet werden, dass es sich um einen momentanen Wert im Rahmen der Depression handelt und nicht um ein lebenslanges Muster. Leider wird das in einigen Fällen versäumt, und die besser vergütete BPS setzt sich fest, übrigens auch bei der Krankenversicherung, wo sie in der Leistungsübersicht unter Umständen lebenslang bestehen bleibt. Doch nicht jede Depression verläuft lehrbuchmäßig. Gerade ehrgeizige, leistungsorientierte Patienten können ihre Depression oft lange durch vermehrte Anstrengung in der Arbeit, die auch als Ressource dient, kompensieren. Lange bevor sie mit der Depression zusammenbrechen, bemerken sie oder ihre Angehörigen, dass sie fahriger, hektischer, ungeduldiger und impulsiver sind als sonst. Das kann dann schon mal der Impulsivität und emotionalen Instabilität einer BPS ähneln. Wird die Depression erfolgreich behandelt, kehrt die Ausgeglichenheit zurück, und die Patienten berichten dann später, in der Depression hätten sie sich verändert erlebt, sie seien nicht sie selbst gewesen. Doch in der Therapie haben sie verstanden, was die Depression ausgelöst hat, sie kennen jetzt die emotionale Instabilität als Frühwarnzeichen und wissen, dass eine Depression auch wieder vorübergeht. Und dann leben sie ihr Leben weiter. Daher ist es sinnvoll, die Persönlichkeitsdiagnostik erst zu beginnen, wenn eine Depression abgeklungen ist. Und auch nur dann, wenn Symptome, die auf eine Persönlichkeitsstörung hinweisen können, die depressive Episode überdauern.

Nicht wenige Patienten, die bis zur Diagnose BPS im Leben einigermaßen funktioniert haben, enden in der Frühberentung. Am Anfang bedeutet die mittlerweile auch in der Bevölkerung bekannte Diagnose BPS für viele Betroffene eine Entlastung. Endlich wissen sie, warum sie so instabil sind, immer wieder Schwierigkeiten in der Partnerschaft haben und bei Anforderungen zu schnell aufgeben. Doch leider wird den Betroffenen mit der Diagnose BPS auch ein Stück Verantwortung weggenommen. Gerade Psychotherapeuten mit einem Helfersyndrom, die sich besonders gern um BPS-Patienten kümmern, verstärken die Opferrolle. Es ist wie ein Dammbruch. Vor allem, wenn den Patienten vermittelt wird, sie nähmen Emotionen »sechsmal« stärker als andere Menschen wahr und sie könnten gar nichts dafür, wenn sie ausrasteten. Das ist fatal. Auch wenn die Emotionen ungewöhnlich stark sind, haben auch diese Patienten grundsätzlich die Fähigkeit, sich zu beherrschen, zumindest in einer Situation wie einem Bewerbungsgespräch oder im Kundenkontakt. Statt diese Ressource zu stärken, wie in der oben erwähnten DBT, erhalten die Patienten quasi einen Freifahrtschein. Das führt dann dazu, dass sie ihre Ressourcen aufgeben und letztendlich nach und nach alles verlieren, weil es niemand mehr mit ihnen aushält.

Während bis vor wenigen Jahren unter Psychiatern und Psychotherapeuten Konsens darüber bestand, dass die Diagnose einer Persönlichkeitsstörung erst nach Abschluss der Adoleszenz gestellt werden sollte, da die Gehirnbereiche, die für Selbstkontrolle, Emotionsregulation und Motivation zuständig sind, erst dann ausgereift und bis dahin im Rahmen der Nachreifung noch viele positive Veränderungen möglich sind, wird BPS heute immer häufiger schon im frühen Jugendalter diagnostiziert. Dabei ist die Pubertät an sich »Borderline light«. Die emotionale Instabilität und das mitunter »verrückte« Verhalten sind durch die hormonelle Umstellung in diesem Alter normal. Die körperliche Reife geht der Gehirnreifung voraus. Doch nach wenigen Jahren ist der Spuk vorbei. Auch Phänomene wie *sensation seeking*, das lustvolle Spüren von Schmerz und Risikoverhalten, sind in der Pubertät normal. Vor allem wohl auch durch die mediale Präsenz und Nachahmeffekte ritzen sich heute viele Jugendliche, doch die wenigsten entwickeln eine BPS. Schon immer waren unter Jugendlichen riskante Mutproben üblich, die mit Schmerz einhergingen. In meiner Jugend war »Folter-Mau-Mau« angesagt. Wer verlor, wurde heftig in den Unterarm gekniffen oder erhielt Schläge mit dem Lineal. Das führte dann schon mal zu beeindruckenden Blutergüssen. Doch der Reiz war schnell vorbei, spätestens mit der ersten Verliebtheit. Denn die blauen Flecken trugen nicht gerade zur Attraktivitätssteigerung bei. Und es gab nun andere Möglichkeiten der Stimulation.

Aufregung garantiert

Dass seltene Erkrankungen wie beispielsweise Asperger-Autismus oder das Borderline-Syndrom mittlerweile in der breiten Masse bekannt sind, verdanken sie nicht zuletzt dem Einfluss der Medien, die nicht nur mit spektakulären Fällen aufmachen, sondern auch gesellschaftliche Tabus infrage stellen und folglich den Blick auf die Welt erweitern. Dadurch finden die Betroffenen mehr Beachtung und Verständnis, und sie bekommen mehr Hilfen. Die Gesundheitspolitik wird in nicht unerheblichem Maß durch Lobbyisten beeinflusst, die nicht nur die gesundheitspolitischen Themen bestimmen, sondern auch Behandlungsleitlinien verändern. Krankenkassen sind einem künstlichen Wettbewerb ausgesetzt und werben um gesunde und gut verdienende junge Patienten. Und Ärzte sind nicht nur ihrem ärztlichen Ethos und den Regularien des Gesundheitssystems unterworfen, sondern zunehmend auch der Bewertung von Patientenportalen.

Der Kampf um Patienten

In Anbetracht der steigenden Kosten im Gesundheitssystem haben die Krankenkassen kaum ein Interesse daran, neue Krankheiten zu fördern. Doch im Kampf um möglichst junge, gesunde und gut verdienende Versicherte räumen die gesetzlichen Krankenkassen Wahlleistungen für Behandlungen ein, die nicht zum gesetzlich geregelten Leistungskatalog gehören, zum Beispiel die Homöopathie.

Prinzipiell sind alle gesetzlichen Krankenkassen verpflichtet, die gesetzlich vorgeschriebenen Leistungen anzubieten. Daher sollte es eigentlich egal sein, in welcher Krankenkasse jemand versichert ist. Und es stellt sich die Frage, wozu wir eigentlich so viele gesetzliche Krankenversicherungen brauchen. Eine einheitliche Krankenkasse war aber bisher politisch nicht durchsetzbar. Als Totschlagargument diente, wie so oft, die befürchtete Massenentlassung von Beschäftigten. Um Kosten zu sparen, haben vor allem die allgemeinen Ortskrankenkassen (AOK) nach und nach immer mehr regionale Niederlassungen geschlossen. Und auch die anderen großen Kassen wie Barmer, DAK und Techniker Krankenkasse zentralisieren immer mehr. Laut GKV-Spitzenverband gab es im Jahr 1970 noch 1815 Krankenkassen, im Jahr 2000 waren es noch 420, und heute gibt es nur noch 105 Kassen. Das Nachsehen haben die zahlreichen kleinen Betriebskrankenkassen, die häufig zu wenige Mitglieder haben, um konkurrenzfähig zu sein. Viele sind daher in den letzten Jahren eingegangen oder wurden von den »Großen« geschluckt.

Der Bürokratieabbau und das Gesundschrumpfen der Krankenkassen wurden schließlich auch politisch gefördert, indem ein künstlicher Wettbewerb zwischen den gesetzlichen Krankenkassen ausgerufen wurde. Vordergründig soll der Wettbewerb zu einer höheren Qualität und besseren medizinischen Versorgung führen. Letztendlich geht es aber wie immer ums Geld. Damit der Wettbewerb nicht aus dem Ruder läuft, gibt es enge gesetzliche Regelungen, um eine gleichwertige medizinische Versorgung sicherzustellen. Und über den Risikostrukturausgleich erhalten Krankenkassen in einkommensschwachen Gebieten mit vielen alten und kranken Versicherten einen finanziellen Ausgleich.

Im Rahmen des Wettbewerbs haben die gesetzlichen Krankenkassen in geringem Umfang die Möglichkeit, den Versicherungsbeitrag zu gestalten. Für einige Versicherte macht es nämlich durchaus einen Unterschied, ob der Versicherungsbeitrag bei 14,1 oder bei 14,3 Prozent liegt. Außerdem können die Kassen über ihre Satzung Zusatzleistungen anbieten wie die Behandlung in bestimmten Privatkliniken, Reiseimpfungen, sportmedizinische Untersuchungen oder die Kostenübernahme für Homöopathie. Die Zusatzleistungen sind nicht immer ganz un-umstritten.

Im Jahr 2019 wagten Vertreter der Kassenärzte und einige Gesund-heitspolitiker einen Vorstoß, Zuzahlungen der Krankenkassen für ho-möopathische Mittel abzuschaffen. Als wesentliche Begründung wurde angeführt, dass die Wirksamkeit der Homöopathie wissenschaftlich nicht erwiesen und es den Krankenversicherten nicht zu vermitteln sei, dass an anderen Gesundheitsleistungen gespart werde. Die Politik ließ sich zunächst überzeugen und schaffte in einem Beschluss den Wahlta-rif für Homöopathie zum 1. Mai 2019 ab. Daraufhin regten sich massi-ve Proteste von Patienten- und Therapeutenverbänden, aber auch von Krankenversicherungen, die befürchteten, dass die gut verdienende Kli-entel zur Konkurrenz abwandert. Und auch einige Politiker, die um ihre Wähler fürchteten, hielten mit dem Argument dagegen, dass schließlich Millionen Versicherte von der Homöopathie überzeugt seien. Schließ-lich ruderte der Gesundheitsminister Jens Spahn im Dezember 2019 zurück und kippte den Beschluss vom Mai 2019. In Anbetracht der Tat-sache, dass die gesetzlichen Kassen jährlich rund 40 Milliarden Euro für Arzneimittel ausgeben, seien es die 20 Millionen für Homöopathie nicht wert, viele – gemeint sind vermutlich die Wähler – vor den Kopf zu stoßen. Er habe sich daher entschlossen, es sei »so okay«.[77]

Bewertungsportale

Bis zum Jahr 2000 war es niedergelassenen Ärzten verboten, für ihre Praxis zu werben. Doch auch Ärzte unterliegen dem Wettbewerb, und mittlerweile dürfen sie auf ihren Homepages zumindest darstellen, wel-che Leistungen und Qualifikationen sie anbieten. Für Patienten sind beispielsweise Chiropraktik, Sportmedizin oder Naturheilkunde inte-ressant. Nicht erlaubt ist eine anpreisende, irreführende oder verglei-chende Werbung wie: »Wir sind die Besten auf dem Gebiet der inneren Medizin.« Doch auch den Informationen sind Grenzen gesetzt. Im Jahr 2017 wurde eine Gynäkologin vom Amtsgericht Gießen zu einer Geld-strafe von 6000 Euro verurteilt, weil sie auf ihrer Homepage darüber informiert hatte, dass in ihrer Praxis Schwangerschaftsabbrüche vorgenommen werden können. Damit hatte sie jedoch gegen den Paragrafen 219a im Strafgesetzbuch verstoßen, der das öffentliche »Anbieten, Ankündigen oder Anpreisen von Schwangerschaftsabbrüchen« untersagt. Dadurch wurde eine Debatte ausgelöst, die zumindest bewirkte, dass der Paragraf 219a geändert wurde. Demnach ist die Information über Schwangerschaftsabbrüche mittlerweile erlaubt, allerdings nicht Informationen über die Methoden.[78] Das Werbeverbot schließt übrigens auch Empfehlungen anderer Kollegen aus.

Eine recht neue Möglichkeit, indirekt für die eigene Arztpraxis zu werben, sind die Arztbewertungsportale. Schließlich wird mittlerweile alles online bewertet. Hotels, Bücher, Geschäfte. Warum also nicht auch Ärzte? Doch es handelt sich bei den Arztbewertungsportalen um eine zweischneidige Sache. Denn Bewertungen sind in der Regel höchst subjektiv. Die gängigen Bewertungsportale wie Sanego oder Jameda bieten vor allem die Möglichkeit, äußere Faktoren wie die Schnelligkeit der Terminvergabe, Wartezimmer und Servicepersonal sowie die Freundlichkeit des Arztes zu bewerten. Über die eigentliche Qualifikation und Kompetenz sagen die Bewertungen jedoch wenig aus. Und alles ist anonymisiert. Ärzte fühlen sich durch die Bewertungsportale zunehmend eingeengt. Gerade die Ärzte, die besonders gewissenhaft sind und Gefälligkeitsbescheinigungen verweigern oder die Patienten mit unliebsamen Wahrheiten konfrontieren, haben da schnell das Nachsehen.[79] Das führt dann dazu, dass von einigen Ärzten trotz Bedenken zum wiederholten Mal ein abhängigkeitserzeugendes Beruhigungsmittel verschrieben oder eine Arbeitsunfähigkeitsbescheinigung ausgestellt wird, obwohl der Patient eigentlich längst wieder arbeiten könnte. Statt zur Verbesserung der Qualität können Bewertungsportale dadurch eher zur Verschlechterung beitragen.

Generell gilt, dass es im Schnitt sechs positive Bewertungen braucht, um eine schlechte Bewertung auszugleichen, da das menschliche Bewusstsein evolutionär eher darauf ausgerichtet ist, das Augenmerk auf das Negative zu lenken. Und generell neigen wir Menschen auch dazu, das Negative zu bewerten, um mal »Dampf abzulassen«. Das Positive wird als selbstverständlich erachtet und schnell vergessen. Dennoch haben viele Arztpraxen überwiegend positive Bewertungen. Das liegt daran, dass aufgrund der Anonymisierung natürlich auch Familienangehörige und Freunde positive Bewertungen schreiben können. Doch mit positiven Bewertungen lässt sich sogar Geld verdienen. Es gibt kommerzielle Anbieter, die positive Bewertungen verkaufen. Das soll allerdings nicht für die als weitgehend seriös eingestuften Portale Jameda und Sanego gelten. Auch sei es laut Anne Schallhammer, Pressesprecherin bei Jameda, nicht möglich, gegen Bezahlung negative Bewertungen zu löschen. Übrigens führen Jameda und Sanego sämtliche Ärzte, die irgendwann mal eine Approbation erhalten haben, in ihren Bewertungsportalen mit Namen und Adresse ihres Arbeitsplatzes auf, auch Ärzte in Kliniken oder in der Forschung. Praktisch kann somit jeder in Deutschland tätige Arzt anonym bewertet werden, ob er will oder nicht. Jameda und Sanego bieten den niedergelassenen Ärzten darüber hinaus Premiumpakete an. Das erlaubt ihnen zum Beispiel, auf ihrem Profil ein Foto hochzuladen oder ihre eigene Praxis-Homepage zu hinterlegen und dadurch sichtbarer zu werden und sich von anderen Praxen abzuheben. Außerdem können die Ärzte mit Premiumpaket individuelle Bewertungskriterien festlegen, wodurch sich die Chance auf positive Bewertungen erhöht. Durch die Bewertungsportale wird das Werbeverbot indirekt ausgehebelt, aber ein Verbot ist rechtlich nicht mehr durchsetzbar.

Lobbyisten und Interessenverbände

Wenn gesundheitspolitisch etwas verändert werden soll, benötigen die zuständigen Politiker umfangreiche und möglichst objektive und wertneutrale Informationen zum Thema. Kaum ein Politiker kann sein Ressort überblicken. Und der Gesundheitsminister ist selten Arzt. Daher benötigt er Berater, wenn es zum Beispiel um so sensible Fragestellungen wie Impfpflicht oder Sterbehilfe geht. Dabei müssen viele verschiedene Interessen berücksichtigt werden. Hierfür stehen die Lobbyisten, die bestimmte wirtschaftliche und gesellschaftliche Interessen vertreten und durch persönliche Verbindungen Einfluss auf Politik und Gesellschaft nehmen können. Auch wenn Lobbyismus in der Bevölkerung eher kritisch gesehen wird, sofern er nicht die eigenen Interessen vertritt, ist er legitim und im Rahmen der Verfassung wie die Meinungsfreiheit und das Recht auf politische Partizipation geschützt. Lobbyisten beraten nicht nur Politiker, sondern wirken auch durch Öffentlichkeitsarbeit und die Nutzung der Massenmedien auf die öffentliche Meinung ein.

Leider kommt es immer wieder zu problematischen Formen der Einflussnahme wie Manipulation oder einseitige Einflussnahme bis hin zu Korruption, sodass die Lobbyisten einen schlechten Ruf genießen. Daher grenzen sich die Interessenverbände von den Lobbyisten ab, wobei die Trennung häufig nicht zu objektivieren ist, sondern eher auf begrifflicher Ebene stattfindet. Bei einem Interessenverband schließen sich Menschen zusammen, die bei einem Anliegen mitbestimmen wollen, ohne selbst die direkte Verantwortung für Entscheidungen zu übernehmen. Hierzu gehören die Betriebsräte in Unternehmen, die abhängig von der Unternehmensgröße gesetzlich vorgeschrieben sind, und Bürgerinitiativen, welche die Interessen von Privatpersonen vertreten. Schwierig wird es, wenn die Interessen einzelner Gruppen den Interessen der Gesellschaft entgegenstehen. Wie bei der Windkraft. Die Mehrheit unterstützt die Energiewende, aber keiner möchte Windräder vor der eigenen Haustür. Es liegt in der Natur der Sache, dass es zu komplexen Themen verschiedene Meinungen gibt. Eine hundertprozentige Zufriedenheit aller kann es nicht geben. Daher bemüht sich gute Politik darum, möglichst vielen Bürgern und Wählern, aber eben auch den Wirtschaftsinteressen gerecht zu werden. Denn von der Wirtschaft hängen Arbeitsplätze ab und letztendlich auch Steuereinnahmen, die der Staat benötigt, um zu funktionieren.

Durch die Einflussnahme der Wirtschaftsvertreter steht der Lobbyismus häufig im Verdacht, politische Entscheidungen über finanzielle Zuwendungen zu beeinflussen. Das ist natürlich verboten, passiert aber immer wieder. Die zwar von einigen Kritikern verrissene, aber durchaus sehenswerte ZDFneo-Serie »Die Lobbyistin« überspitzt die Schattenseiten des Lobbyismus. Eben noch Bundestagsabgeordnete mit Gewissen, stürzt die Protagonistin aufgrund einer Intrige und landet direkt in den Armen einer Lobbyagentur, wo sie von nun an damit beschäftigt ist, ihre Ideale zu verraten und, ganz aktuell, die Einführung einer Kennzeichnungspflicht für Lebensmittel ad absurdum zu führen.

Zurück zur Realität. Am Beispiel der lange debattierten, immer wieder verschobenen und schließlich nach langem Ringen am 1. März 2020 in Kraft getretenen Masernimpfpflicht wurde deutlich, wie schwierig es ist, die unterschiedlichen Interessen bei der Gesetzgebung zu berücksichtigen. Auf der einen Seiten standen die Ärztevertreter und Wissenschaftler, die vor den tödlichen Spätkomplikationen einer Maserninfektion warnten, auf der anderen Seite die Impfgegner, die Angst vor Impfschäden hatten. Und nicht zu vergessen die Menschen, die sich durch eine Zwangsimpfung in ihrer persönlichen Freiheit beschränkt fühlen und einen Angriff des Staates auf die körperliche Unversehrtheit ablehnen. Alle Meinungen und Einwände wurden angehört und Risiko und Nutzen gegeneinander abgewogen. Im Falle der Einführung der Masernimpfpflicht stand schließlich der Schutz der Allgemeinheit über dem Individualinteresse.

Wie Meinungen beeinflusst werden: Bots und Live-Abstimmungen

Lobbyarbeit ist aufwendig. Neben der Wissensbeschaffung müssen persönliche Kontakte hergestellt, gepflegt und in unzähligen Diskussionen Positionen ausgelotet und unterschiedliche Interessen angehört werden. Wie verlockend erscheint es da, die mühselige Arbeit zu delegieren. Einen schnellen Erfolg versprechen sogenannte *Social Bots*, kleine Programme, die über *Fake-Accounts* in sozialen Netzwerken wie Twitter oder Facebook menschliche Identitäten vortäuschen und Meinungen, Kommentare und leider auch Fake News verbreiten. Bots lassen sich leicht programmieren, da sie lediglich auf Algorithmen basieren, die über Suchmaschinen das Netz nach Schlüsselwörtern und *Hashtags* durchforsten und dazu passende Beiträge in den sozialen Medien mit vorgefertigten Antworten kommentieren. Dadurch können Randthemen in den Fokus rücken und sehr schnell sehr viel Aufmerksamkeit bekommen. Und es wird eine hohe Zustimmung in der Bevölkerung suggeriert, die der wirklichen Mehrheitsmeinung widerspricht. Mit etwas mehr technischem Know-how ist es auch möglich, Bots dazu zu bringen, wie in einem realen Chat zu kommunizieren, was das Ganze noch lebensechter erscheinen lässt. Hierfür werden zum Beispiel Texte und Antworten aus anderen Beiträgen übernommen. Richtig ausgefeilt wirken die Dialoge so echt, dass niemand darauf käme, dass es sich nicht um echte Menschen, sondern um Computerprogramme handelt, die da miteinander diskutieren. Wohl auch durch die Möglichkeit, anonym Meinungen zu verbreiten, werden die Bots gern von extremen Parteien an den linken und rechten Rändern genutzt, aber auch von wenig beachteten Minderheiten, die sich damit Gehör verschaffen wollen. Aufgrund des hohen Missbrauchspotenzials haben sich alle im deutschen Bundestag vertretenen Parteien selbst verpflichtet, auf Social Bots zu verzichten.

Bis vor wenigen Jahren konnten mit seriösen Meinungsumfragen die vorherrschenden Meinungen und Einstellungen zu politischen Themen recht gut vorhergesagt werden. Bei Wahlen wich das tatsächliche Ergebnis meist nur minimal von den Umfragewerten ab. Das lag unter anderem an der der Methodik der Befragung, die anhand von soziodemografischen Daten wie Alter, Geschlecht, Wohnort und Einkommen einen repräsentativen Querschnitt der Bevölkerung einschloss. Doch in letzter Zeit kam es immer wieder zu großen Überraschungen. Entgegen allen Umfragen wurde Trump 2016 zum US-amerikanischen Präsidenten gewählt, und eine dünne Mehrheit stimmte für den Brexit. Eine Ursache kann sein, dass zunehmend neue Formen der Meinungsumfragen in die Vorhersage mit einfließen. Zum Beispiel über Live-Abstimmungen in sozialen Medien und in Online-Zeitungen. Dadurch kann es zu erheblichen Verzerrungen kommen, da nicht mehr ein repräsentativer Querschnitt der Bevölkerung befragt wird, sondern nur diejenigen, die das entsprechende Medium nutzen und auch Lust haben, mitzumachen. Und jemand, der eine Meinung vertritt, die nicht so gut ankommt, wird sich möglicherweise eher zurückhalten und nicht abstimmen. Das veränderte und verzerrte Meinungsbild findet auch Eingang in politische Diskussionen und beeinflusst sogar die Gesundheitspolitik.

Transsexualität

»Ich bin Sophia!« Unter diesem Titel lief am 30. August 2018 im WDR eine einfühlsame Filmdokumentation über ein zehnjähriges Transmädchen. Sophia kam als Junge zur Welt. Doch wenn man sie in ihrem Alltag beobachtet, gibt es kaum Zweifel daran, dass Sophia ein Mädchen ist. Ein Mädchen im Körper eines Jungen. Seit ihrer frühesten Kindheit ist sich Sophia ihrer weiblichen Identität sicher. Und sie hat Glück. Nach anfänglicher Irritation haben sich ihre Eltern damit arrangiert, statt eines Jungen ein Mädchen zu haben. Freunde, Lehrer und Mitschüler gehen offen mit Sophias Transsexualität um, und sie erhält auch ärztlich-psychologische Unterstützung. Mithilfe von Hormonblockern soll vor Beginn der Pubertät die männliche Entwicklung mit Bartwuchs, Stimmbruch und übermäßigem Körperwachstum gestoppt werden. Wenn dann zu einem späteren Zeitpunkt die operative Geschlechtsangleichung abgeschlossen ist, wird nichts mehr daran erinnern, dass Sophia ursprünglich ein Junge war.

Im Bereich der sexuellen Orientierung und der sexuellen Identität gibt es viele Begriffe, die häufig verwechselt werden und sich nicht immer eindeutig gegeneinander abgrenzen lassen. Klar definiert sind Transsexualität, Homosexualität, Transvestismus und Intersexualität. Homosexuelle fühlen sich ihrem angeborenen Geschlecht zugehörig und begehren Partner des gleichen Geschlechts. Bei Transsexuellen wie Sophia stimmt das gefühlte Geschlecht nicht mit dem angeborenen Geschlecht überein. Die Vorsilbe Trans bezieht sich auf das gefühlte Geschlecht. Frauen, die sich als Mann fühlen, sind Transmänner, und Männer, die sich als Frau fühlen, entsprechend Transfrauen. Trotz der Ähnlichkeit der Begriffe unterscheiden sich Transvestiten von Transsexuellen. Transvestiten oder modern *Cross-Dresser* sind mit ihrem biologischen Geschlecht grundsätzlich zufrieden, schlüpfen aber zeitweise gern in die Rolle des anderen Geschlechts. Und dann gibt es Menschen, bei denen sich das biologische Geschlecht aufgrund einer Entwicklungsstörung der Geschlechtsorgane nicht eindeutig zuordnen lässt, die Intersexuellen. Für diese Menschen, deren geschlechtliche Zuordnung nicht eindeutig ist, wurde der Begriff *divers* eingeführt.

Die meisten Menschen sind mit ihrem Geburtsgeschlecht lebenslang ident. Und eindeutig Transsexuelle wie Sophia sind sehr selten. Doch nicht immer bleibt die sexuelle Identität ein Leben lang konstant. Manche Menschen fühlen sich zeitweise dem biologischen Geschlecht zugehörig und zu anderen Zeitpunkten dem Gegengeschlecht. Und einige wollen sich gar nicht festlegen und bezeichnen sich als non-binär, also weder Mann noch Frau. Und nicht jeder leidet darunter. Ein berühmtes Beispiel ist Conchita Wurst, der/die behauptet: »Ich bin etwas dazwischen.« Als Mann geboren und oben Frau, unten Mann.[80]

Transsexualität galt lange als Ausnahmeerscheinung und war gesundheitspolitisch und gesellschaftlich nicht relevant. Seit Anfang der 1990er-Jahre bis Ende der 2000er-Jahre war der Anteil Transsexueller in der US-amerikanischen und europäischen Bevölkerung mit 4 bis 5 Fällen pro 100 000 Einwohner relativ konstant, egal, ob die Häufigkeit durch Befragung der Bevölkerung ermittelt wurde oder ob auf Krankenkassendaten oder das Vorkommen von Personenstandsänderungen zurückgegriffen wurde. Dabei kam die Transsexualität von Mann zu Frau vier- bis fünfmal häufiger vor als von Frau zu Mann.[81] [82]

Nachdem 2011 mit der Entscheidung des Bundesverfassungsgerichts zum Transsexuellengesetz (TSG) die Notwendigkeit einer geschlechtsangleichenden Operation für die Personenstandsänderung entfiel, kam es zum sprunghaften Anstieg von jährlich etwa 800 Personenstandsänderungen in den 2000er-Jahren auf 1657 Fälle im Jahr 2011 und einer weiteren Steigerung auf 2085 Fälle im Jahr 2017.[83] Und auch die Zahl der geschlechtsangleichenden Operationen stieg in Deutschland seit 2000 um das 2,6-Fache an.[84] Während vorher die Transfrauen lange in der Überzahl waren, glich sich seit 2011 das Verhältnis von Transfrauen zu Transmännern immer mehr an. Dieser Anstieg wird weltweit beobachtet.[85] Und er betrifft vor allem Kinder und Jugendliche, wie der erfahrene Münchner Kinderpsychiater Hans Korte in einem Zeitungsinterview berichtete. Seit 2013 habe sich der Wunsch nach einer Beratung zur Geschlechtsangleichung in der Münchner Universitätsklinik für Kinder- und Jugendpsychiatrie verfünffacht. Während bei den Erwachsenen überwiegend Transfrauen eine Geschlechtsangleichung wünschen, überwiegen bei den Jugendlichen mittlerweile mit 70 bis 80 Prozent die Transjungen[86], nicht nur in München, sondern überall auf der Welt.[87]

Die Frage, wie Transsexualität entsteht, konnte bislang nicht eindeutig beantwortet werden. Transsexuelle weisen weder genetische Abweichungen noch hormonelle Besonderheiten auf. Allerdings werden hormonelle Einflüsse während der Embryonalentwicklung vermutet. Die Keimdrüsen sind zunächst bipotent, das bedeutet, sie können sich zu Beginn der Embryonalentwicklung sowohl in die männliche als auch in die weibliche Richtung entwickeln. Ohne weitere Einflüsse wären wir alle weiblich. Erst das Vorhandensein eines Y-Chromosoms sorgt dafür, dass sich die Keimdrüsen zum Hoden differenzieren und sich die männlichen Geschlechtsorgane ausbilden. Störungen bei der Ausbildung der Geschlechtsorgane sind auf verschiedenen Ebenen möglich, zum Beispiel durch Variationen der Geschlechtschromosomen (45-X, 47-XXY), Anlagestörungen und fehlerhafte Hormone, was zu Intersexualität führen kann. Bei Transsexualität findet man diese offensichtlichen Störungen nicht, aber es wird vermutet, dass ein Ungleichgewicht der Sexualhormone während der Embryonalentwicklung einen Einfluss auf die Entwicklung der sexuellen Identität haben könnte.

Beim *Adrenogenitalen Syndrom* (AGS) ist zum Beispiel die Hormonbildung in der Nebennierenrinde gestört. Bereits im Mutterleib werden vermehrt männliche Geschlechtshormone, die sogenannten Androgene, gebildet, sodass die betroffenen Mädchen mit einer vergrößerten, penisartigen Klitoris zur Welt kommen, aber eine funktionsfähige Gebärmutter und Eierstöcke haben. Gleicht man das Hormonungleichgewicht medikamentös aus, entwickeln sich die Mädchen in der Regel zu gebärfähigen Frauen mit weiblicher Identität. Es sind jedoch Einzelfälle unbehandelter AGS-Frauen bekannt, die sich als Transmänner identifizieren, sodass ein Einfluss des dauerhaften Androgenüberschusses auf die Entwicklung einer männlichen Identität zumindest naheliegt.

In der Vergangenheit hat sich gezeigt, dass Umerziehungsversuche bei sehr früher Manifestation der Transsexualität wie bei Sophia zwecklos sind, sie verursachen nur unnötiges Leiden und sind mittlerweile obsolet. Auf der anderen Seite haben sehr viele Mädchen zumindest phasenweise den Wunsch, ein Junge zu sein. Doch die meisten sind nicht transsexuell, auch wenn sie zuweilen in ihrem Auftreten als Junge sehr überzeugend wirken. Häufig wird nicht der weibliche Körper an sich abgelehnt, sondern die Rollenerwartung an das weibliche Geschlecht. Generationen von Mädchen identifizierten sich mit George alias Georgina aus »Fünf Freunde« von Enid Blyton. Das Leben als Junge erscheint manchmal einfach spannender. Trotz teilweise erfolgreicher Emanzipation sind Frauen in vielen Bereichen immer noch benachteiligt, und die traditionellen Rollenmuster stoßen viele Mädchen und junge Frauen ab.

Als weitere Ursache kommen seelische Faktoren in Betracht, was jedoch sehr kontrovers diskutiert wird. In der aktuell gültigen Fassung der internationalen Klassifikation der Krankheiten (ICD 10) wird die Transsexualität noch unter den psychiatrischen Erkrankungen aufgeführt. Ähnlich wie bei der Homosexualität, die 1991 aus der ICD 10 gestrichen wurde, wird dies in der elften Version der ICD nicht mehr der Fall sein, was für die Betroffenen einen wichtigen Schritt zur Normalisierung und Entstigmatisierung bedeutet. Wünschen die Betroffenen allerdings eine geschlechtsangleichende Operation zulasten der Krankenversicherung, benötigen sie eine abrechnungsfähige Diagnose. Daher ist in der ICD 11 die Diagnose »Geschlechtliche Inkongruenz«, die Nichtübereinstimmung zwischen dem erlebten und dem zugewiesenen Geschlecht, vorgesehen.

Nach heutiger Auffassung sind Transsexuelle nicht psychisch krank, und sie erkranken auch nicht häufiger als die übrige Bevölkerung an schweren psychiatrischen Erkrankungen. Doch das Leiden an der Geschlechtsinkongruenz, verbunden mit der erlebten Stigmatisierung, kann reaktiv psychische Symptome auslösen, vor allem Depressionen und Ängste und manchmal auch Suchtverhalten.

In einigen älteren, heute kontrovers diskutierten Studien ergaben sich Hinweise, dass frühe, schwerwiegende Traumatisierungen die transsexuelle Entwicklung bahnen könnten.[88] [89] Aktuelle Studien liegen leider nicht vor, was bedenklich ist, da auch in der gutachterlichen Praxis eine erhebliche Zunahme von sexuell schwer traumatisierten jugendlichen Mädchen zu verzeichnen ist, die eine Geschlechts: chung Frau zu Mann wünschen. Häufig weisen die Betroffenen i der frühen Traumatisierung sämtliche Symptome einer Borderlir sönlichkeitsstörung auf, die ihrerseits in der Regel mit einer tiefgreifenden Identitätsstörung einhergeht, sodass sich hier die Frage stellt, ob die Betroffenen wirklich primär transsexuell sind oder ob die Ablehnung des weiblichen Geschlechts nicht vielmehr Folge der Traumatisierung ist.

Sucht man nach Gründen für den rasanten Anstieg der Fälle von Transsexualität, liegt der Einfluss der Medien, insbesondere des Internets, nahe. Tatsächlich fällt der sprunghafte Anstieg der Transsexualität mit den enormen Fortschritten des Internets zusammen. Jugendliche und junge Erwachsene, die nach 1990 zur Welt kamen, sind alle »digital natives«. Der Umgang mit dem Internet ist für sie selbstverständlich. Anders als Printmedien bietet ihnen das Internet leicht und schnell verfügbare Informationen in allen Lebenslagen. Was früher die Popstars waren, sind heute die Influencer, die nahezu täglich ein Millionenpublikum erreichen. Jugendliche, die unsicher in ihrer sexuellen Identität sind, finden hier eine Plattform, auf der sie sich untereinander austauschen und Hilfe finden können. Das macht es für sie leichter, denn bis vor wenigen Jahren wurde das Thema Transsexualität wenig beachtet, und die Betroffenen hatten kaum die Möglichkeit, etwas darüber zu erfahren oder gar Gleichgesinnte zu treffen.

Aber das Internet bietet auch einen Rahmen für Selbstdarsteller, und die wirklichen Schwierigkeiten werden allzu oft nicht gezeigt. Alles ist easy, und was nicht auffällt, erscheint langweilig. Plötzlich ist es hip, queer zu sein. Dieser Trend wird auch von den traditionellen Medien bedient. Denn entscheidend ist die Quote. Und Quote wird nur mit spektakulären Bildern gemacht. Jedes Jahr berichtet die Tagesschau vom Kölner CSD. Dabei werden nicht die äußerlich unauffälligen Homosexuellen gezeigt, sondern die Teilnehmer mit den auffälligsten Kostümen. Die Botschaft lautet: Queer ist bunt, bizarr, schrill und laut. Ob diese Art der Berichterstattung zur Normalisierung der unterschiedlichen sexuellen Identitäten und Vorlieben beiträgt, sei dahingestellt. Und selbst TV-Sendungen mit eher konservativem Rollenverständnis wie Germany's next Topmodel haben inzwischen ihre Quotentransfrau.

Mittlerweile ist das Thema Transgender auch bei den etablierten Printmedien angekommen. Die Wochenzeitschrift »Die Zeit« widmete dem Thema in den letzten zwei Jahren fast 20 umfangreiche Artikel. Bei der großen Medienpräsenz ist es nicht auszuschließen, dass sich einige unsichere Jugendliche angesprochen fühlen, da die erheblichen körperlichen und seelischen Veränderungen, die mit der Pubertät einhergehen, gar nicht so selten zu einer vorübergehenden Störung der Geschlechtsidentität führen können. Kommen dann noch Schwierigkeiten im familiären Umfeld oder in der Peergroup hinzu, kann die Identifikation mit anderen transsexuellen Jugendlichen einen vermeintlichen Ausweg aus einer schwierigen Lebenssituation darstellen.[90] Kritiker dieser These führen allerdings an, die Häufigkeit der Transsexualiät sei nicht wirklich angestiegen, es würden sich nur mehr Betroffene trauen, sich zu outen, da das Bewusstsein vorhanden sei und die Akzeptanz höher. Dem kann jedoch entgegengehalten werden, dass die Häufigkeit der Homosexualität, die lange ebenfalls ein Tabu und gesellschaftlich geächtet war, mit der Entstigmatisierung nicht angestiegen ist.[91]

Auch in Politik und Gesellschaft ist das Thema *genderqueer* beziehungsweise nichtbinäre Geschlechtsidentität angekommen. Mit dem momentan weltweiten Erstarken des Populismus steigt das Bedürfnis, Minderheiten, die von Ausgrenzung und Verfolgung bedroht sind, besonders zu schützen. Gesetzesänderungen durchzusetzen ist schwer und benötigt oft Jahre zäher Verhandlungen. Vor diesem Hintergrund überrascht, wie schnell nach der Entscheidung des Bundesverfassungsgerichts vom Herbst 2017 das Gesetz zur Änderung der in das Geburtenregister einzutragenden Angaben verabschiedet wurde. Intersexuelle Menschen, deren Körper weibliche und männliche Merkmale aufweisen, können als drittes Geschlecht künftig »divers« in das Geburtenregister eingetragen lassen. Es wurde von circa 160 000 Intersexuellen ausgegangen. Tatsächlich haben laut »Zeit online« bis April 2019 erst 33 Personen einen Antrag auf Änderung des Geschlechtseintrags in »divers« beantragt, Hochrechnungen zufolge werden etwa 150 Anträge erwartet.[92] Gemessen an rund 83 Millionen Einwohnern in Deutschland betrifft diese Gesetzesänderung nur eine sehr kleine Minderheit. Kritiker bemängeln zudem, dass Transsexuelle, die sich nicht eindeutig zum weiblichen oder männlichen Geschlecht zugehörig fühlen und sich selbst als non-binär bezeichnen, nicht berücksichtigt werden, obwohl gerade auch hier Bedarf bestehe.

Transsexuelle, die nicht unter ihrer Transsexualität leiden, benötigen keine Behandlung, denn sie sind ja nicht krank. Behandlungsbedürftigkeit tritt erst dann ein, wenn sie darunter leiden und Symptome einer psychiatrischen Erkrankung entwickeln. Durch die Erkenntnis, anders als die meisten Menschen im sozialen Umfeld zu sein, kann es zu einer erheblichen Verunsicherung und zu Selbstzweifeln kommen. Bleiben die Betroffenen mit ihren Ängsten und Zweifeln allein und geraten sie gar in eine soziale Isolation, kann sich in der Folge eine Depression oder Angststörung entwickeln, die bei starker Ausprägung behandlungsbedürftig wird.

In einigen Fällen reicht es aus, dass sich Transsexuelle an Beratungsstellen wenden. In allen größeren deutschen Städten gibt es mittlerweile Spezialisten aus dem Bereich der Sexualmedizin, bei denen sie Informationen und Hilfe bekommen können. Auch den Austausch mit Gleichgesinnten, der über das Internet einfacher geworden ist, empfinden viele als hilfreich. Zu sehen, dass sie als Transsexuelle nicht allein sind, und von anderen Betroffenen zu erfahren, dass das Leben mit der Transsexualität positiv gelebt werden kann, wirkt entlastend.

Entwickeln Transsexuelle eine psychische Störung, kann eine Psychotherapie erforderlich sein und gegebenenfalls auch eine Behandlung durch Fachärzte für Psychiatrie. Ganz wichtig ist in diesem Zusammenhang, dass das Ziel der psychiatrisch-psychotherapeutischen Behandlung nicht darin liegt, die Transsexuellen umzupolen und die Transsexualität wegzutherapieren. Vielmehr geht es in erster Linie darum, die eigene Transsexualität zu akzeptieren. Akzeptanz bedeutet, aus der Verzweiflung des Andersseins herauszukommen und sich nicht mehr als Opfer zu fühlen, im falschen Körper geboren zu sein. Wenn Akzeptanz gelingt, werden psychische Symptome in der Regel deutlich gelindert. Darüber hinaus hilft die Psychotherapie bei der Bewältigung ganz konkreter Schwierigkeiten im Zusammenhang mit der Transsexualität, zum Beispiel beim Umgang mit Abwertung und Stigmatisierung, bei der Vorbereitung des Coming-outs, bei Problemen mit der Partnersuche oder in einer bestehenden Partnerschaft, um nur einige zu nennen. Die meisten Transsexuellen haben den Wunsch, nach außen hin im Transgeschlecht erkannt zu werden. Vielen reicht es, sich entsprechend zu kleiden, und es gibt mittlerweile sehr gut funktionierende Hilfsmittel wie Brustprothesen, Brustbänder, Vibratoren oder Penis-Epithesen. Der Vorteil liegt darin, dass keine Operation erforderlich ist.

Doch einige Transsexuelle leiden so sehr darunter, im falschen Körper zu leben, dass sie eine Geschlechtsangleichung wünschen. Hierbei ist der erste Schritt eine Hormonbehandlung für Transmänner mit Testosteron und für Transfrauen mit Östrogenen. Durch Testosteron wird die Stimme tiefer, es kommt zum Bartwuchs und zum Muskelwachstum. Mithilfe von Östrogenen kann auch bei erwachsenen Transfrauen noch ein Brustwachstum angeregt werden, das bis Körbchengröße A reichen kann. Ergänzend können Hormonblocker zum Einsatz kommen, die bei Transfrauen die Testosteronbildung blockieren und bei Transmännern die Östrogenbildung. Letzteres ist auch durch die Entfernung der Eierstöcke möglich, wodurch auch die Menstruation beendet wird.

In den letzten Jahren hat es im Bereich der geschlechtsangleichenden Operationen viele Fortschritte gegeben. Geschlechtsverkehr und das Empfinden eines Orgasmus sind auch nach operativem Umbau der Genitalien möglich. Um das bestmögliche Ergebnis zu erzielen, sind allerdings mehrere Operationen erforderlich, zum Beispiel Kehlkopfoperationen, Haartransplantationen und Epilationen gegen Bartwuchs und übermäßige Körperbehaarung.

Transsexuelle, die sich einer Geschlechtsangleichung unterziehen wollen, müssen bislang viele Hürden bewältigen. Damit die Kosten von der Krankenkasse übernommen werden, muss die Diagnose Transsexualität durch einen Facharzt für Psychiatrie zweifelsfrei festgestellt werden, und andere Gründe für die Ablehnung des biologischen Geschlechts, insbesondere schwere psychische Erkrankungen, müssen ausgeschlossen werden. Weitere Voraussetzungen sind die Personenstandsänderung und eine Alltagserprobung über eineinhalb Jahre im Transgeschlecht. Und der Leidensdruck muss so stark sein, dass als letzter Ausweg nur eine operative Geschlechtsangleichung bleibt. Die Krankenkasse beauftragt zur Entscheidungsfindung geschulte und mit dem Thema Transsexualität vertraute Gutachter des unabhängigen Medizinischen Dienstes, die unter Berücksichtigung aller verfügbaren Informationen eine Empfehlung aussprechen.[93] Ob die Operation letztendlich bezahlt wird, entscheidet jedoch allein die Krankenkasse.

Transsexuelle beklagen, dass durch dieses langwierige Verfahren das Leiden unzumutbar verlängert wird, und fordern einen leichteren Zugang zu geschlechtsangleichenden Maßnahmen mit weniger bürokratischen Hindernissen. In diesem Wunsch werden sie von der Deutschen Gesellschaft für Sexualforschung (DGfS) bestärkt. Mit der 2018 überarbeiteten Leitlinie zur Transsexualität soll den Betroffenen der Zugang zu geschlechtsangleichenden Maßnahmen erheblich erleichtert werden. Dies bedeutet im Wesentlichen den Verzicht auf die psychiatrische Diagnostik und auf die Alltagserprobung im neuen Geschlecht.[94] Auch eine schwere emotional-instabile Persönlichkeitsstörung, die durch massive Stimmungsschwankungen, Suizidgedanken und eine tiefgreifende Störung der Identität gekennzeichnet ist, soll kein Ausschlusskriterium mehr darstellen, da sie aus Sicht der Herausgeber der neuen Leitlinie eher Folge der Schwierigkeiten im Erleben der Transsexualität seien und nicht Ausdruck einer Persönlichkeitsstörung. Der Wunsch nach möglichst wenigen Hürden vor einer geplanten Geschlechtsangleichung ist verständlich, und den meisten Operierten geht es anschließend wesentlich besser. Endlich stimmen äußeres Erscheinungsbild und inneres Erleben der eigenen Identität weitgehend überein, und von außen erinnert im besten Fall nichts mehr an das ursprüngliche biologische Geschlecht.

Dennoch ist die Geschlechtsangleichung nicht so unproblematisch, wie es vor allem die sozialen Netzwerke und die Medien erscheinen lassen. Auch wenn heute die operativen Möglichkeiten sehr ausgereift sind, kann durch die Operationen immer nur eine bestmögliche Annährung an das neue Geschlecht erreicht werden. Eine vollständige Geschlechtsumwandlung ist nicht möglich, und es bleiben trotz allem immer Einschränkungen. Transfrauen können selbst nicht schwanger werden, da die Gebärmutter nicht ersetzt werden kann. Und sofern Transfrauen die Pubertät durchlaufen haben und sich erst in späteren Jahren zu einer Geschlechtsangleichung entscheiden, leiden viele nach der Geschlechtsangleichung an der Körpergröße und den gröberen männlichen Gesichtszügen. Umgekehrt bleiben Transmänner oft sehr klein. Dem versucht man dadurch zu begegnen, dass bei sehr früher Manifestation der Transsexualität im Kindesalter die Pubertätsentwicklung durch Hormonblocker gestoppt wird. Eine Hormonbehandlung ist ab 14 Jahren und eine operative Geschlechtsangleichung ab 18 Jahren möglich. Damit können der Hochwuchs und die Vergröberung der Gesichtszüge bei Transfrauen vermieden werden. Bei Transmännern bildet sich keine Brust aus, und durch Gabe von Testosteron kann das Längenwachstum angeregt werden. Dies ist aber nicht so einfach, da Hormone nicht linear funktionieren und die Dosisfindung individuell erfolgen muss. Dosiert man beispielsweise bei Transmännern Testosteron zu hoch, kann es zum vorzeitigen Schluss der Wachstumsfugen kommen, und sie bleiben klein.

Jede Operation birgt darüber hinaus auch Risiken wie beispielsweise Narkosezwischenfälle, Thrombosen, Blutungen und Verlust der sexuellen Empfindungsfähigkeit. Und mit jeder weiteren Operation potenziert sich das Risiko. Letztendlich wird bei der Geschlechtsangleichung, und das ist einmalig in der Medizin, in ein gesundes und funktionstüchtiges Organsystem eingegriffen. Die Hormonbehandlung gilt zwar als relativ sicher, allerdings umfassen die Untersuchungen hierzu meist nur kurze Zeiträume unter fünf Jahren. Es gibt nur sehr wenige Studien, die sich mit dem Langzeitverlauf nach geschlechtsangleichenden Maßnahmen befassen. In einer häufig zitierten Studie profitieren immerhin 80 Prozent von der Operation, allerdings bleibt offen, was aus den übrigen 20 Prozent geworden ist.[95] In einer anderen Studie kam heraus, dass die

Hormonbehandlung mehr Wohlbefinden brachte als die anschließende Operation.[96] Über die langfristigen psychischen und gesundheitlichen Folgen liegt aktuell nur eine Studie aus Schweden vor, die einen Zeitraum von 30 Jahren umfasst. Es wurden insgesamt 324 Personen untersucht, die sich zwischen 1973 und 2003 einer geschlechtsangleichenden Operation unterzogen hatten. Dabei kam heraus, dass die Lebenserwartung der Operierten im Vergleich zu repräsentativen Stichproben aus der Allgemeinbevölkerung insgesamt geringer war. Häufigste Todesursachen waren Suizid, Herz-Kreislauf-Erkrankungen und Karzinome.[97] Diese Unterschiede traten allerdings erst in einem Nachbeobachtungszeitraum von mehr als zehn Jahren auf, was im Wesentlichen darauf zurückzuführen ist, dass sich die beiden Letztgenannten langsam und über lange Zeiträume entwickeln. Es ist sehr wahrscheinlich, dass die Hormonbehandlung hier einen wesentlichen Faktor darstellt, da Ähnliches auch bei Frauen nach der Menopause beobachtet wird. Und auch die erhöhte Suizidrate ist nicht zu vernachlässigen. Die Gründe hierfür sind vielfältig, zum Beispiel ein unbefriedigendes Operationsergebnis, Schwierigkeiten, in der neuen Geschlechterrolle zurechtzukommen, vorbestehende schwerwiegende psychische Erkrankungen und nicht zuletzt Fehldiagnosen.

Denn nicht immer ist die Transsexualität so eindeutig und zweifelsfrei festzustellen wie bei Sophia. Auch bei zunächst eindeutiger Sachlage gibt es immer wieder Fälle, bei denen die Betroffenen die Geschlechtsangleichung im Nachhinein bedauern und am liebsten rückgängig machen würden. So erging es auch Joachim, der seine Geschichte 2018 im Tagesspiegel öffentlich machte.

Viele Jahre war sich Joachim unsicher. War er Mann oder war er Frau oder etwas dazwischen? Als er sich in einer schwierigen Lebenssituation befand, suchte er schließlich einen bekannten Sexualmediziner auf, der recht schnell die Diagnose Transsexualität stellte und eine operative Geschlechtsangleichung zur Frau empfahl. Zeitgleich wurde Transsexualiät in den Medien immer präsenter, und so keimte in ihm die Hoffnung, mit der Operation nicht nur einen neuen Körper, sondern auch ein neues Leben zu erhalten. Um die Operation zu erwirken, erzählte Joachim Gutachtern und Therapeuten genau das, was sie hören wollten. Das Wissen hatte er sich über Internetforen angeeignet. Und obwohl er sich hinsichtlich seiner Transsexualität keinesfalls sicher fühlte, beteuerte er vor den Gutachtern und seiner Psychotherapeutin, er habe immer schon ausschließlich als Frau leben wollen. Und keiner zweifelte die Transsexualität an. Die psychischen Schwierigkeiten, die Joachim thematisierte, wurden einzig mit der Transsexualität in Verbindung gebracht. Schließlich wurde die Operation durchgeführt. Doch schon bald kam die Ernüchterung. Joachim konnte sich mit dem weiblichen Körper nicht identifizieren. Alle seine Erwartungen an die Operation hielten der Realität nicht stand. Mittlerweile lebt Joachim wieder als Mann und würde die Operation am liebsten rückgängig machen. Im Nachhinein fühlte er sich durch den Zeitgeist verführt, der ihm suggeriert hätte, das Leben als Transfrau würde alles besser machen. Doch nun stellen sich ihm andere Hürden in den Weg. Als er seine Geschichte in einem Artikel für »Transleute« öffentlich machen wollte, lehnte der Trans-Verband mit der Begründung ab, seine Geschichte könne durch evangelikale und konservative Gruppen missbraucht werden.[98]

Die Retransition, also der Wunsch, die Geschlechtsangleichung rückgängig zu machen, ist wenig untersucht. Es wurden bisher nur Einzelfälle beschrieben, bei denen die Betroffenen als Gründe vor allem Unzufriedenheit mit dem Operationsergebnis und eine Störung der Sexualität angaben. Andere kamen mit der neuen Rollenerwartung nicht zurecht, oder die Transsexualität war wie bei Joachim eine Fehldiagnose. Und es scheint so, als sei eine Auseinandersetzung mit der Retransition nicht erwünscht. Als der Psychiater James Caspian von der Bath Spa Universität in Cornwall im Rahmen einer Studie herausfinden wollte, warum einige Transsexuelle ihre Geschlechtsangleichung bedauern, wurde ihm die Untersuchung von der Universitätsleitung mit der Begründung verboten, der Ruf der Universität könne Schaden nehmen. Zu groß war die Angst vor der *political correctness* und der Transgender-Lobby. Caspian reichte Klage ein, zunächst ohne Erfolg. Doch seit die Ablehnung seiner Studie 2017 in die Schlagzeilen geriet, haben sich 50 Betroffene bei ihm gemeldet, die ihre Geschlechtsangleichung bedauern.[99] Und auch der Spezialist für Geschlechtsangleichungen Miroslav Djordjevic wurde in den letzten fünf Jahren von über 15 Patienten mit dem Wunsch nach Retransition kontaktiert. Die Betroffenen waren ohne vorherige Diagnostik und Beratung auswärts operiert worden. Daher fordert er bei jedem Patienten eine mindestens einjährige psychiatrische Beratung und Hormontherapie und fordert strenge Regeln.[100]

Begründete Zweifel an der Diagnose Transsexualität finden gegenwärtig kaum Gehör. Joachims Beispiel ist dabei leider kein Einzelfall. Im Rahmen der medizinischen Begutachtung sehe ich immer wieder Fälle, bei denen bereits nach der Erstvorstellung in einem Institut für Sexualmedizin die Diagnose Transsexualität festgestellt wurde, ohne dass andere Gründe für die Ablehnung des biologischen Geschlechts wie schwere Persönlichkeitsstörungen und Traumatisierungen hinreichend berücksichtigt wurden. Mir ist eine schwer sexuell traumatisierte junge Frau bekannt, die aufgrund ihrer posttraumatischen Belastungsstörung über viele Jahre immer wieder für mehrere Monate in psychiatrischen Kliniken behandelt werden musste. Die traumatischen Erfahrungen waren so überwältigend, dass sie sich das Leben nehmen wollte. Sie war in ihrer sexuellen Identität stark verunsichert und lehnte ihren weiblichen Körper ab, äußerte aber immer wieder, im Grunde fühle sie sich als Frau. Als sie einen jungen Transsexuellen kennenlernte, reifte in ihr allmählich der Wunsch, sich die Brüste entfernen zu lassen und zukünftig als Mann zu leben. Schließlich stellte sie sich bei einem Sexualtherapeuten vor, der bereits nach dem ersten Termin die Diagnose Transsexualität bestätigte und die Operation empfahl. Im Rahmen der Begutachtung ergaben sich aufgrund der Vorgeschichte erhebliche Zweifel an der Diagnose Transsexualität. Doch obwohl die Kostenübernahme für die Operation in mehreren unabhängigen Gutachten nicht empfohlen wurde, entschied schließlich das Sozialgericht, dass die Krankenkasse die Kosten für die Brustentfernung übernehmen müsse. Die junge Frau wurde operiert, doch schon bald zeigte sich, dass sie sich nicht in das Leben als Mann einfinden konnte. Die Symptome der posttraumatischen

Belastungsstörung holten sie umso mehr ein, und sechs Monate später nahm sie sich das Leben.

Dass die Transsexualität in den Medien so präsent ist, hat viel zur Entstigmatisierung und Normalisierung beigetragen. Die Gesellschaft ist offener geworden, und die Betroffenen können sich leichter öffnen und Hilfsangebote wahrnehmen. Selbst im Schulunterricht wird Transsexualität zunehmend im Sexualkundeunterricht besprochen. Und trotz aller bürokratischen Hürden werden bei gesicherter Transsexualität und hohem Leidensdruck die Kosten für Hilfsmittel und Operationen von der gesetzlichen Krankenversicherung übernommen.

Dennoch ist es meines Erachtens vor dem Hintergrund der Risiken und der langfristigen gesundheitlichen Folgen nach wie vor wichtig, dass die Diagnose Transsexualität vor einer geplanten Geschlechtsangleichung durch unabhängige Gutachter gesichert wird. Wie für uns alle besteht auch für Ärzte und Psychotherapeuten, die sich auf Transsexualität spezialisiert haben, die Gefahr einer kognitiven Verzerrung. Das bedeutet grob vereinfacht: »Ich sehe das, was ich erwarte.« Spiele ich zum Beispiel mit dem Gedanken, mir ein rotes Auto kaufen zu wollen, fallen mir plötzlich überall rote Autos auf. Das geschieht unbewusst und ist völlig normal. Wie die obigen Beispiele von Joachim und der jungen traumatisierten Frau gezeigt haben, kann es fatal enden, wenn die Diagnose Transsexualität unkritisch und zu schnell gestellt wird und etwaige Unstimmigkeiten unbewusst ausgeblendet werden. Diese Gefahr besteht umso mehr, wenn die Sexualspezialisten selbst transsexuell sind, was in der Praxis gar nicht so selten vorkommt. Sie haben einerseits den Vorteil, dass sie sich besonders gut in ihr Gegenüber hineinversetzen können, da sie den Leidensweg aus eigener Erfahrung kennen und vielleicht selbst darunter gelitten haben, dass man ihre Transsexualität lange Zeit nicht ernst genommen hat. Andererseits werden andere Ursachen für die Abneigung des biologischen Geschlechts möglicherweise nicht wahrgenommen, da die Gefahr einer größeren Identifikation der Therapeuten mit den Patienten besteht und sie unbewusst eigene Anteile auf die Patienten projizieren. Steht die Diagnose Transsexualität erst einmal fest, gibt es oft keinen Weg mehr zurück, wie Joachims Beispiel eindrücklich gezeigt hat.

Eine besondere Herausforderung stellt auch die erhebliche Zunahme der sexuellen Identitätsstörungen bei Kindern und Jugendlichen dar und die damit einhergehende Forderung, geschlechtsumwandelnde Maßnahmen immer früher, möglichst schon vor Einsetzen der Pubertät, zu beginnen. Bei einer seit der frühen Kindheit bestehenden und gesicherten Transsexualität, wie sie Sophia betrifft, ist die Möglichkeit, die Pubertät mit Hormonen zu blockieren, ein Segen, da das Körperwachstum gebremst und Stimmbruch und Bartwuchs verhindert werden und somit ein sehr gutes kosmetisches Ergebnis erzielt werden kann. Auf der anderen Seite sind Störungen der sexuellen Identität im Kindes- und Jugendalter relativ häufig, und nur bei einer Minderheit überdauert der Wunsch, im anderen Geschlecht leben zu wollen, die Pubertät.

Der Münchner Kinder- und Jugendpsychiater Korte sieht die Praxis, Hormonbehandlungen immer früher und häufiger zu beginnen, daher kritisch, denn in den meisten Fällen liegen der Ablehnung des biologischen Geschlechts andere Ursachen zugrunde, die zunächst überprüft werden sollten. Hierbei handelt es sich um sexuelle Reifungskrisen, auch eine bisher nicht eingestandene Homosexualität kann dahinterstecken oder eine schwere Traumatisierung oder eine Persönlichkeitsstörung. Im Zusammenhang mit der zu beobachtenden massiven Zunahme der Identifikation als transsexuell im Jugendalter fragt sich Korte, ob es sich hierbei in vielen Fällen nicht eher um eine unbewusste Lösungsstrategie bei in der Pubertät auftretenden Schwierigkeiten handelt, vor allem bei Jugendlichen, die in schwierigen familiären und psychosozialen Verhältnissen aufgewachsen sind. Daher sei es aus seiner Sicht umso wichtiger, vor geschlechtsangleichenden Maßnahmen erst einmal die Lebensbedingungen und Schwierigkeiten im Umfeld von Familie und Peergroup anzuschauen und mögliche zugrunde liegende psychiatrische Diagnosen abzuklären. Sofern Hormonblocker zum Einsatz kommen, plädiert er für die reversible Hemmung, sodass im Zweifelsfall später doch noch die Pubertät durchlaufen werden kann.[101]

Momentan gibt es, wie die oben skizzierten neuen Leitlinien zur Transsexualität zeigen, die Haltung, den Wunsch nach Geschlechtsangleichung eher großzügig zu bescheiden und Zweifel an der Diagnose zurückzustellen. Mit der Herausnahme der Diagnose Transsexualiät aus den psychischen Erkrankungen und Umbenennung in »Geschlechtliche Inkongruenz« und der Einordnung in die Kategorie Probleme/Zustände im Bereich der sexuellen Gesundheit in der zukünftigen Klassifikation der Erkrankungen der ICD 11 ist ein weiterer Schritt zur Entpathologisierung geschafft. Streng genommen wird die Transsexualität nicht mehr als Krankheit betrachtet, sondern nur noch das Leiden darunter. Und damit könnte sich für die Betroffenen mit dem Wunsch nach einer Geschlechtsangleichung eine neue Hürde auftun. Wenn Transsexuelle nicht mehr als krank gelten, stellt sich die Frage, ob und inwieweit die Operationskosten noch von der Solidargemeinschaft der Versicherten, also allen, die Krankenkassenbeiträge bezahlen, zukünftig übernommen werden sollen. Wenn jemand zum Beispiel unter Segelohren oder einer großen Nase leidet, ist eine Kostenübernahme durch die Kasse ausgeschlossen. Denn Segelohren oder eine große Nase stellen auch keine Erkrankung dar, sondern nur das Leiden darunter, zum Beispiel die Entwicklung einer sozialen Phobie – der Angst, unter Leute zu gehen –, was schlimmstenfalls in der sozialen Isolation und in einer schweren Depression enden kann. Operationen werden nur von der Krankenkasse bezahlt, wenn eine erhebliche Entstellung oder eine Gesundheitsgefahr vorliegt, die zum Beispiel durch eine Fehlbildung, einen Unfall oder wie beim Brustkrebs durch eine notwendige Operation verursacht wurde. Eine Gesundheitsgefahr durch psychische Erkrankungen gehört nicht dazu, da hier nicht das Skalpell, sondern die Psychotherapie die richtige Behandlung darstellt.

Wie sich die Änderungen der ICD 11 für die Betroffenen auswirken werden, ist gegenwärtig noch nicht absehbar. Werden momentan Geschlechtsangleichungen bei gesicherter Transsexualität noch von der Krankenkasse bezahlt, könnte es zukünftig eher schwieriger werden, zumal auch ohne Operation allein mit Hilfsmitteln bereits ein gutes alltagstaugliches Ergebnis erzielt werden kann.

Das Thema Transsexualität ist komplex und stellt diagnostisch und in der Behandlung eine Herausforderung dar. Im Interesse aller Betroffenen ist es wichtig, dass auch wohlmeinende kritische Stimmen Gehör finden und nicht vor dem Hintergrund einer vermeintlichen political correctness aus der Diagnostik und Behandlungsplanung ausgeschlossen werden. Insbesondere vor dem Hintergrund der massiven Zunahme der Transsexualität im Jugendalter und dem immer früher einsetzenden Wunsch nach Geschlechtsangleichung wäre eine offene und differenzierte Diskussion wünschenswert. Unabhängige Forschung, die auch diejenigen einschließt, die eine Geschlechtsangleichung später bedauern, ist notwendig, um zukünftig das Langzeitergebnis sicherer vorhersagen zu können. In der Abwägung von Risiko und Nutzen halte ich es weiter für unumgänglich und den Betroffenen zumutbar, sich vor einer geplanten Geschlechtsangleichung der erforderlichen psychiatrischen Diagnostik und Alltagserprobung zu unterziehen, um Fehldiagnosen, Fehlbehandlungen und damit zusätzliches Leiden zu vermeiden.

Die Rolle der Medien

Zeitungen, Radio, Fernsehen und Internet spielen als Massenmedien eine wichtige Rolle bei der Verbreitung von Nachrichten und Informationen. Doch auch der Unterhaltungswert ist wichtig, um die Nutzer bei Laune zu halten. Einige der Zeitungen, manche Gesundheitssendungen und gut recherchierte Medizinportale tragen sicherlich viel zur gesundheitlichen Aufklärung bei. Die meisten Menschen kennen mittlerweile die typischen Anzeichen eines Herzinfarkts, wissen zumindest in der Theorie, wie man sich gesund ernährt, und haben Grundkenntnisse über die großen Volkskrankheiten. Auch über seltene Erkrankungen und alternative Behandlungsmethoden wird berichtet. Egal unter welchen Symptomen man leidet, »Doktor Google« liefert die Diagnose. Das ist für einige Menschen hilfreich, bringt aber so manchen Hausarzt zur Verzweiflung, der dann seinen Patienten davon überzeugen muss, dass er nicht an einer tödlichen Erkrankung leidet, sondern unter einer banalen Verstimmung, die auch ohne Behandlung von alleine wieder verschwinden wird.

In Chats und Foren können sich Betroffene über ihre Krankheiten austauschen. Dies ist besonders für Menschen mit seltenen Erkrankungen hilfreich. Hier finden sie Gleichgesinnte und Menschen, die sie ernst nehmen. Und manchmal bekommen sie tatsächlich wertvolle Tipps. Informationen, wie man nach einem Fressanfall noch leichter erbricht, sich selbst verletzt oder was die beste Methode ist, aus dem Leben zu scheiden, können hingegen einen erheblichen Schaden anrichten. Einige Influencer zelebrieren ihre Erkrankungen und verharmlosen auf fatale Weise die schlimmen Folgen, wie etwa die Bewegung ProAna, welche die Magersucht als einzig wahre Lebensform verherrlicht. Auch Pseudokrankheiten bekommen ein Forum und werden zu Modekrankheiten. Aus empfindsamen Menschen werden Hochsensible, Kinder, die sich nicht benehmen, sind allesamt hochbegabt, und Schüchternheit kombiniert mit außergewöhnlichen Hobbys wird zum Hinweis auf ein »hochfunktionales« Asperger-Syndrom. Und alles kann man online testen. Nur wenige Fragen, und schon wird die passende Diagnose ausgespuckt. Um allem einen wissenschaftlichen Anstrich zu geben, werden gern Quellen zitiert und Fotos »namhafter Professoren« abgebildet. Das Problem besteht darin, dass es zunächst schwer erkennbar ist, ob die Quelle seriös ist oder ob sich dahinter ein Scharlatan verbirgt. Mit etwas Recherche entpuppt sich so mancher freundlich lächelnde Professor als Model, das an anderer Stelle als Immobilienmakler auftritt.

Durch die immer schnellere Verbreitung von Informationen sind die Massenmedien anfällig für Missbrauch. Mit Aufkommen des *New Journalism* in den 1960er-Jahren wandelte sich die nüchterne Nachricht zur Erzählung. Fakten rückten in den Hintergrund, was zählte, waren eine gute Story und ein eingängiger Schreibstil. Das brachte dann auch Medienskandale wie die gefälschten Hitler-Tagebücher oder erfundene Reportagen wie die von Claas Relotius hervor, dem selbst seriöse Zeitungen auf den Leim gingen, und das, obwohl Faktenchecker vorgehalten werden, die anhand der Quellen überprüfen, ob der Journalist sauber recherchiert hat.

In den sozialen Netzwerken fehlt häufig eine Kontrollinstanz, sodass sich Fake News, Hatespeech und Verschwörungstheorien ungehindert verbreiten können. Daher wird immer wieder der Ruf nach Regeln für das Internet laut. Gleichzeitig ist die Freiheit im Netz ein hohes Gut, das wiederum durch eine staatliche Zensur totalitärer Staaten bedroht wird. Der Facebook-Gründer Mark Zuckerberg hat 2017 immerhin auf die Kritik, dass Falschmeldungen, verstörende Postings, Bilder und Videos sowie strafbare Inhalte zu lange sichtbar bleiben würden, reagiert und 3000 zusätzliche Content-Moderatoren eingestellt, um das soziale Netzwerk von unerwünschten Inhalten zu säubern.[102]

Die Massenmedien werden mitunter als »vierte Gewalt« im Staat bezeichnet, da sie durch ihre Berichterstattung die öffentliche Meinung und dadurch indirekt politische Entscheidungen beeinflussen können. In einer sich entwickelnden offenen Gesellschaft wurde es so möglich, über lange tabuisierte Themen wie Abtreibung und Sterbehilfe zu diskutieren und bestehende Gesetze zu ändern. Journalisten ist es auch zu verdanken, dass Medizinskandale wie beispielsweise der Einsatz minderwertiger Brustimplantate oder auch der Contergan-Skandal aufgedeckt wurden.

Doch trotz aller Bemühungen um Neutralität müssen sich Zeitungen, Internetseiten und die meisten Rundfunk- und Fernsehsender irgendwie finanzieren, und das tun sie vor allem über Werbung. Da passiert es schon mal, dass neben einem Artikel über Magersucht Diätpillen beworben werden. Obwohl die gesundheitsschädigenden Folgen des Tabakrauchens seit Jahrzehnten bekannt waren, konnte laut Wikipedia erst zum 1. Januar 2007 ein EU-weites Verbot gegen Tabakwerbung in Zeitungen und im Internet durchgesetzt werden. Damit fielen lukrative Werbeaufträge weg, was nicht allen gefallen haben dürfte. Ein Verbot der Außenwerbung an Litfaßsäulen und Werbetafeln ist seit Jahren in der politischen Diskussion, wurde aber noch nicht umgesetzt. Hier stehen Gesundheitspolitik und Wirtschaftspolitik im Widerstreit, denn die Tabaksteuer ist eine wichtige staatliche Einnahmequelle.

Autismus-Spektrum-Störung

Bis vor einigen Jahren war Autismus kaum bekannt und fand nur wenig Beachtung. Das änderte sich mit der zunehmenden medialen Präsenz, angefangen vom Filmklassiker »Rain Man« bis hin zur aktuellen europäischen Serie »Professor T.« über einen Dozenten der Kriminologie und Kriminalpsychologie, der frei von Emotionen und Vorurteilen Zusammenhänge erkennt, die anderen Menschen verborgen bleiben, und mit seinen direkten Äußerungen gleichermaßen fasziniert und verstört. Obwohl autistische Eigenschaften aufgegriffen werden, nährt die mediale Darstellung von Autisten einen Mythos über Autisten als liebenswürdige Genies mit Inselbegabung, die zuweilen durch ihre direkte Art anecken und merkwürdigen Zwängen unterliegen. Interessant ist bei Professor T. auch, dass er am Ende seinen Autismus überwindet, was dafür spricht, dass es sich um eine Fehldiagnose gehandelt hat. Denn Autismus wird nicht durch ein Trauma ausgelöst, sondern ist eine angeborene Störung des Gehirns, die schon im Mutterleib entsteht.

Traditionell wurden zwei Formen des Autismus unterschieden, der schwere frühkindliche Typ nach dem Erstbeschreiber Leo Kanner und die mildere Ausprägung, die nach Hans Asperger benannt wurde. Beide Formen galten lange als seltene Erkrankung. Doch in den letzten Jahrzehnten kam es zu einem kontinuierlichen Anstieg autistischer Störungen. Schon 1965 stellte Leo Kanner überrascht fest, dass das Land quasi über Nacht durch eine Vielzahl autistischer Kinder bevölkert worden sei, und warnte vor einer unkritischen Vergabe der Diagnose.[103] Doch mittlerweile hat sich der Autismusbegriff immer mehr aufgeweicht, und das hat in den letzten Jahren zu einer extremen Zunahme der Diagnose Autismus geführt. Unter dem Sammelbegriff Autismus-Spektrum-Störung vereinen sich neben dem Kanner- und Asperger-Typ noch der atypische Autismus und der hochfunktionale Autismus.

Alle Störungen aus dem Bereich des Autismus-Spektrums haben gemeinsame Kernsymptome. Bereits in der frühen Kindheit fallen Defizite in der sozialen Kommunikation und Interaktion auf. Die Kinder vermeiden Blickkontakt und scheinen wenig Interesse am Gegenüber zu haben. Sie wirken ganz auf sich bezogen, daher der Begriff Autismus. Schwer Betroffene lernen nie zu sprechen, einige können aber lernen, mithilfe von Bildtafeln oder Sprachcomputern zu kommunizieren. Gegenstände erscheinen interessanter als Menschen. Ein soziales Spielen findet nicht statt, stattdessen wird das Spielzeug immer wieder in einer immer gleichen Reihenfolge sortiert. Bestimmte Verhaltensweisen werden ritualisiert immer wiederholt. Die meisten Autisten sind auf einen geregelten Tagesablauf und eine vertraute Umgebung angewiesen. Minimale Veränderungen können sie so überfordern, dass es zum totalen Zusammenbruch, einem *meltdown*, kommt, der mitunter mit ausgeprägten Aggressionen gegen sich selbst, Gegenstände oder Personen einhergeht. Einige Asperger-Autisten weisen Spezialinteressen auf wie das Sammeln und Auswendiglernen von Zugfahrplänen. Die Kontaktschwierigkeiten beruhen unter anderem auf einer fehlenden *theory of mind*, der Fähigkeit eines Menschen, sich in andere Menschen hineinzuversetzen und deren Überzeugungen, Wünsche, Emotionen oder Absichten zu erkennen. Ihnen fehlt die Vorstellung davon, was der Angesprochene empfindet, wenn sie Beobachtungen wie »der ist dick« direkt aussprechen. Autisten nehmen Worte ungefiltert wahr und haben Schwierigkeiten, Witze oder Ironie zu verstehen.

Das Autismus-Spektrum reicht von »low functioning« mit schwerer geistiger Behinderung bis zu »high functioning« mit normaler Intelligenz. Hochbegabte Autisten sind allerdings viel seltener, als die mediale Präsenz erwarten lässt, und auch Inselbegabungen sind selten. Die Mehrzahl der Menschen mit einer Störung aus dem Autismus-Spektrum ist unterdurchschnittlich begabt, 62 bis 83 Prozent der Betroffenen haben einen Intelligenzquotienten unter 85. Nur drei Prozent weisen eine überdurchschnittliche Intelligenz auf.[104]

Neuropathologische und genetische Untersuchungen sprechen für eine neurobiologisch verankerte Entwicklungsstörung des Gehirns, die bereits im Mutterleib entsteht. Auch wenn kein Autismus-Gen identifiziert werden konnte, ergaben sich Auffälligkeiten an verschiedenen Genorten, die für die Entwicklung der Nervenzellen, deren Ausrichtung in der Gehirnarchitektur und der Synapsenbildung verantwortlich sind. Bei eineiigen Zwillingen lag die Erblichkeit bei 64 bis 91 Prozent. Das männliche Geschlecht überwiegt bei einem Geschlechterverhältnis männlich zu weiblich von vier bis fünf zu eins, weshalb auch Einflüsse durch das Geschlechtshormon Testosteron während der Schwanger-schaft vermutet werden.[105]

Da den Autismus-Spektrum-Störungen eine neurobiologische Ur-sache in der Gehirnentwicklung zugrunde liegt, ist sie nicht heilbar. Dennoch können mithilfe einer spezifischen Verhaltenstherapie auf-fällige Verhaltensweisen wie Stereotypien oder aggressives Verhalten abgebaut und soziale und kommunikative Fertigkeiten gestärkt werden. Außerdem gibt es ein Training für Eltern, das ihnen hilft, im Umgang mit dem autistischen Kind entspannter und souveräner zu werden, was dem Kind Sicherheit gibt und Verhaltensauffälligkeiten mindern kann. Eine »Antiautismuspille« gibt es nicht, und Medikamente werden nur im Ausnahmefall bei massiver Unruhe, schweren Aggressionen und Schlafstörungen unterstützend angewendet. Möglicherweise vor dem Hintergrund der hirnorganischen Störung reagieren die Betroffenen auf Medikamente mitunter auch paradox. Statt zu einer Beruhigung kommt es dann zu verstärkter Unruhe.

Autismus-Spektrum-Störungen nehmen seit den 1990er-Jahren zu. Laut einer US-amerikanischen Erhebung war im Jahr 1975 eines von 5000 Kindern betroffen, im Jahr 2009 bereits eines von 110 Kindern.[106] Weltweit liegt die Häufigkeit aktuell bei 0,62 bis 0,70 Prozent der Bevöl-kerung. Die Gründe für die sprunghafte Zunahme liegen vor allem in der Ausweitung der diagnostischen Kriterien und der unscharfen Ab-grenzung von anderen Erkrankungen, der hohen medialen Präsenz und vermehrten therapeutischen Angeboten. In einigen Gegenden scheint die Autismus-Spektrum-Störung geradezu zu boomen. In einem Um-kreis von 900 Quadratmetern rund um den Hügel von Hollywood lei-den viermal so viele Kinder an Autismus als im übrigen Kalifornien.[107] Als Grund wurde eine Verunreinigung des Wassers angenommen, die sich aber nicht bestätigt hat, da die nicht betroffene Nachbarschaft die-selbe Wasserversorgung hat. Vielmehr scheint hier das Angebot vieler spezialisierter Therapeuten einen Markt zu schaffen. Das enge nach-barschaftliche Verhältnis mit regem Austausch und besonderem Au-genmerk auf jegliche Abweichungen scheint ebenfalls dazu beizutragen.

Dabei fällt insgesamt auf, dass der generelle Anstieg der Autismus-Spektrum-Störung vor allem das Asperger-Syndrom betrifft und hier insbesondere Menschen mit überdurchschnittlicher Intelligenz, die vor allem durch Schwierigkeiten in der sozialen Interaktion, mangelndes Einfühlungsvermögen, Spezialinteressen und fehlende Flexibilität bei Veränderungen auffallen. Manche Asperger-Autisten erhalten erst im höheren Erwachsenenalter ihre Diagnose. Kritiker vermuten allerdings, dass das Asperger-Syndrom zu häufig fehldiagnostiziert wird. Daher werden in den neuen Klassifikationssystemen die Einschlusskriterien enger gefasst. Eine Untersuchung ergab, dass nur noch 19 Prozent der als Asperger diagnostizierten Patienten die Kriterien in den neuen Klassifikationssystemen DSM V und ICD 11 erfüllen.[108] Das Asperger-Syndrom wird häufiger bei Kindern aus Familien mit einem hohen sozioökonomischen Status diagnostiziert. Hier fallen Abweichungen früher auf und werden schneller als störend und behandlungsbedürftig empfunden. Zeigt ein Kind Verhaltensauffälligkeiten, benötigt es eine Diagnose, um zum Beispiel eine Schulbegleitung zu bekommen oder andere Hilfen.

Dies beschreibt auch Malena Ernman, die Mutter von Greta Thunberg, in dem Buch »Szenen aus dem Herzen«.[109] Im Alter von elf Jahren entwickelte Greta eine schwere Magersucht, und es folgte eine Odyssee durch die Mühlen der Diagnostik. Am Ende stand die Diagnose Asperger-Syndrom, was die Familie in gewisser Weise entlastete. Endlich gab es eine Diagnose und damit endlich auch Hilfe. Doch schon beim ersten Verdacht kamen der Mutter Zweifel, denn »kein einziges Autismus- oder Asperger-Klischeebild trifft auf Greta zu«. Wenn man sich Gretas Geschichte anguckt, kommen tatsächlich Zweifel an der Diagnose auf. Dass Greta mit den Mächtigen der Welt kommuniziert, ihre Botschaft mit spürbaren Emotionen rüberbringt und strapaziöse Reisen schafft, spricht eher gegen eine tiefgreifende Entwicklungsstörung aus dem Autismus-Spektrum. Und sie hat durchaus Humor, versteht nach eigener Aussage Ironie und besitzt die Fähigkeit zur Empathie. Als ihre ebenfalls belastete Schwester mit dem Vater in den Urlaub fliegen wollte, erklärte Greta: »Fliegen ist das absolut Schlimmste, was man machen kann.« Aber sie sollten fahren, wenn es ihrer kleinen Schwester helfe.

Wir wissen nicht, wie es Greta in den ersten elf Lebensjahren ging. Die Schwierigkeiten begannen laut Malena Ernman jedoch erst, als Greta in die fünfte Klasse kam und dort Schwierigkeiten mit den Mitschülern bekam. Autismus beginnt aber nicht mit elf Jahren, sondern ist angeboren. Auffälligkeiten hätte es also schon früher geben müssen. Wie wir aus »Szenen aus dem Herzen« erfahren, verbrachte die Familie bis dahin die meiste Zeit auf Reisen, da die Mutter als gefragte Opernsängerin Engagements auf der ganzen Welt hatte. Ob und wie Greta vorher beschult wurde und ob sie bereits Auffälligkeiten zeigte, wissen wir nicht. Natürlich steht es mir nicht zu, eine Ferndiagnose zu stellen, ohne Greta jemals persönlich kennengelernt zu haben. Ich stelle mir aber vor, wie sie aufwuchs. Durch das permanente Unterwegssein, das ja auch weiterhin ihr Leben als engagierte Klimaschutzaktivistin prägt, dürfte es ihr um ein Vielfaches schwerer fallen als anderen Menschen, enge Kontakte und Bindungen einzugehen, einfach weil sie durch die ständigen Ortswechsel in ihren ersten zehn Lebensjahren vermutlich kaum tiefe Freundschaften zu gleichaltrigen Kindern schließen konnte. Die einzige kindliche Bezugsperson war vermutlich ihre jüngere Schwester. Ansonsten war sie wohl überwiegend mit Erwachsenen zusammen. Auch wenn diese liebevoll waren und nur das Beste für Greta wollten, fehlte Greta vermutlich die Erfahrung im Umgang mit Gleichaltrigen. Und eckte dadurch an, als sie in die Schule kam. Als Klimaschutzaktivistin fand Greta schließlich im positiven Sinne eine Kompensation. Indem sie sich ganz auf den Klimawandel, der uns alle angeht, konzentrierte, hat sie Wichtiges geleistet und viele Gleichaltrige erreicht, die mit ihr zusammen für mehr Klimaschutz auf die Straße gehen und den Mächtigen der Welt kräftig einheizen.

Die Autismusdiagnostik ist eine besondere Herausforderung. Da es so viele Überschneidungen mit anderen, wahrscheinlicheren psychischen Störungen gib, stellt die Autismus-Spektrum-Störung vor allem bei den atypischen und hochfunktionalen Fällen eine Ausschlussdiagnose dar. Doch auch bei den schweren frühkindlichen Formen, die mit einer geistigen Behinderung einhergehen, müssen andere hirnorganische Erkrankungen wie Gehirnfehlbildungen oder Epilepsie ausgeschlossen werden. Die häufig verwendeten Screeningtests sind sehr unzuverlässig und führen schnell zu falsch positiven Ergebnissen, da sie zu unspezifisch sind. Um die Diagnose zu sichern, ist eine umfangreiche Verhaltensbeobachtung an spezialisierten Zentren erforderlich. Doch auch hier gibt es immer noch viele Fehldiagnosen, gerade bei den hochfunktionalen Störungen. Autistische Symptome treten einfach bei sehr vielen Erkrankungen als Begleitsymptome auf. Und wie so oft unterliegen die Spezialisten einer kognitiven Verzerrung, sie sehen, was sie sehen wollen. Und die »Nachfrage« nach einer Diagnose aus dem Autismus-Spektrum ist hoch. Das liegt nicht nur an den zusätzlichen Hilfen, die den betroffenen Familien sonst verwehrt wären, sondern auch an dem positiven Image vor allem der hochbegabten Autisten.

Für viele Eltern ist die Diagnose Autismus leichter zu akzeptieren als eine geistige Behinderung. Besonders schwierig verhält es sich bei der Diagnostik von Erwachsenen, die bisher ganz gut durchs Leben gekommen sind und zum Beispiel nach einer Scheidung erstmals wegen einer Depression in Behandlung kommen. Nicht selten haben die Betroffenen nach einem Fernsehbericht über Autismus einen Selbsttest im Internet gemacht. Da fällt ihnen dann ein, dass sie als Kind mal gemobbt wurden und dass die Exfrau ihnen vorgeworfen hat, sie seien so »unempathisch«. Die Vorliebe für exotische Eidechsen passt dann auch ins Bild. Untersuchungen ergaben jedoch, dass bei 58 Prozent der in den Autismustests auffälligen Patienten eine Persönlichkeitsstörung vorlag. Und auch gesunde Menschen tragen zuweilen autistische Züge.

Vielen vermeintlichen frühkindlichen autistischen Störungen liegt eine schwere geistige Behinderung zugrunde. Daher haben diese Kinder Schwierigkeiten mit dem Sprechenlernen, die sozialen Fähigkeiten sind stark eingeschränkt, und nicht wenige zeigen stereotype Verhaltensmuster, denn die ständige Wiederholung gibt ihnen Sicherheit. Da auch die Bewältigungsstrategien eingeschränkt sind, reagieren sie auf Frust mit Aggressionen. Häufig sind sie auch hyperaktiv. Auch normal intelligente Kinder mit einer Sprachentwicklungsverzögerung können als Autisten verkannt werden, da ihre Kommunikationsfähigkeit ebenfalls eingeschränkt ist. Selbstunsichere Kinder, die unter einer sozialen

Angststörung leiden, haben häufig Kontaktschwierigkeiten, Angst vor Veränderungen und vermeiden den Blickkontakt. Ein Drittel der Kinder mit Angststörung sind in den Autismustests auffällig. Bei genauer Beobachtung zeigt sich jedoch, dass die beschriebenen Auffälligkeiten sich in einer vertrauten Umgebung nicht so ausgeprägt zeigen. Stärkt man ihr Selbstwertgefühl, entwickeln sie sich ganz normal.

ADHS und Autismus treten häufig zusammen auf. Etwa 21 bis 41 Prozent der Kinder mit einer Autismus-Spektrum-Störung haben auch ADHS. Und etwa ein Drittel der Kinder mit ADHS zeigen autistische Züge. Daher werden genetische und neurobiologische Gemeinsamkeiten vermutet. Die in der Kinder- und Jugendpsychiatrie häufig vorkommende Störung des Sozialverhaltens wird ebenfalls immer häufiger einer autistischen Störung zugeschrieben, was besonders fatal ist, da eine Störung des Sozialverhaltens gut behandelbar ist. Anders als beim Autismus ist hier eine Heilung möglich. Bekommen diese Patienten fälschlicherweise die Diagnose Autismus, nimmt man ihnen diese Chance auf eine normale Entwicklung.

Wird das Asperger-Syndrom erst im Erwachsenenalter diagnostiziert, handelt es sich häufig um eine Fehldiagnose. Viel wahrscheinlicher ist das Vorliegen einer Persönlichkeitsstörung. Die meisten Persönlichkeitsstörungen gehen mit Umstellungsschwierigkeiten, Schwierigkeiten der sozialen Interaktion und einer gewissen Rigidität einher. Vor dem Hintergrund einer tiefen Selbstwertstörung und leichter Kränkbarkeit wirken viele Menschen mit einer Persönlichkeitsstörung sehr selbstbezogen. Und vor allem die narzisstische, die schizoide und die dissoziale Persönlichkeitsstörung weisen eine eingeschränkte Empathiefähigkeit auf. Aber es scheint für einige Betroffene attraktiver zu sein, sich als Asperger-Autist mit dem Beiklang des Besonderen zu identifizieren als mit dem »Stigma« einer Persönlichkeitsstörung. Dass in der heutigen Zeit ein Erwachsener mit einer unentdeckten Autismus-Spektrum-Störung durchs Leben geht, ist eher unwahrscheinlich, da zumindest in den letzten 40 Jahren Kinder sehr früh durch Erzieher und Pädagogen auf alle möglichen Auffälligkeiten gescannt wurden und so kaum durchs Raster gefallen sein dürften. Die Gefahr einer Fehl- und Überdiagnostik ist um ein Vielfaches höher. Und sie wird durch die Aufmerksamkeit, die dieses Krankheitsbild bekommt, noch geschürt.

Außer Kontrolle: Corona hält die Welt in Atem

Die Welt liegt im Fieber. Als in den Nachrichten Anfang Januar 2020 über eine schwer verlaufende Lungenentzündung mit vielen Todesfällen berichtet wurde, die erstmals Ende Dezember 2019 in der chinesischen Stadt Wuhan aufgetreten war, machte sich hierzulande kaum jemand ernsthafte Sorgen. China war schließlich weit weg. Wie sich bald herausstellte, hatten sich die Betroffenen mit dem neuartigen Coronavirus SARS-CoV-2 infiziert. Die dadurch ausgelöste Krankheit wurde Covid-19, kurz »Corona« genannt. SARS, das hatten wir doch schon mal, dachten sich viele.

Bereits im November 2002 war SARS, ein durch Coronaviren ausgelöstes akutes schweres respiratorisches Syndrom (auf Englisch: *Severe Acute Respiratory Syndrome*), erstmals in Südostasien aufgetreten. Weltweit erkrankten damals etwa 8000 Menschen an SARS. Doch trotz der 744 Todesfälle verlief die Infektion letztendlich glimpflich, und Ende 2003 war der Spuk auch schon wieder vorbei. Dennoch ließ diese Erkrankung einige Wissenschaftler aufmerken, denn Coronaviren waren bisher lediglich als Erreger meist harmloser Erkältungen bei Erwachsenen in Erscheinung getreten. Doch schon im Jahr 2012 machte eine weitere schwere Coronaviruserkrankung von sich reden, das *Middle East Respiratory Syndrome* (MERS), das erstmals auf der arabischen Halbinsel aufgetreten war. Bis dahin waren vor allem Influenzaviren für weltweite Pandemien verantwortlich gewesen, zuletzt die Schweinegrippe im Jahr 2009, die sich dank einer rasch verfügbaren Impfung schnell wieder erledigt hatte. Leider kam es mit Corona anders. Nach wenigen Wochen hatte sich SARS-CoV-2 weltweit verbreitet, und am 11. März 2020 rief die WHO die Pandemie aus.

Seit jeher wurde die Menschheit von Seuchen heimgesucht, seien es die Pest, die Cholera oder die Spanische Grippe im Jahr 1918. Viele Infektionskrankheiten haben mittlerweile ihren Schrecken verloren, da es

Impfungen und Behandlungsmöglichkeiten gibt. Und die Erfahrungen mit MERS und der Schweinegrippe hatten scheinbar gezeigt, dass diese Erkrankungen mithilfe der modernen Medizin zu beherrschen waren. Doch das war ein Trugschluss. Mittlerweile ist die Pandemie außer Kontrolle.

Die Politiker müssen den Balanceakt zwischen dem Schutz der Bevölkerung und der vorübergehenden Beschränkung der Freiheitsrechte hinbekommen. Dazu benötigen sie die Akzeptanz der Bevölkerung. Unterstützt durch die seriösen Medien konnte über Aufklärung eine breite Zustimmung erreicht werden. Und die Maßnahmen zeigten Wirkung. Im Rahmen des ersten Lockdowns konnte der rasante Anstieg der Neuinfektionen gebremst werden. Seither gelten die AHA-Regeln: Abstand halten, Hygienemaßnahmen und das Tragen von Alltagsmasken. Die Pandemie schien zumindest in Deutschland unter Kontrolle, und nach und nach wurden wieder Lockerungen zugelassen. Im Sommer 2020 gab es kurzfristig fast so etwas wie eine Normalität. Reisen war wieder möglich, der Besuch von Kulturveranstaltungen, wenn auch unter strengen Hygieneauflagen, Familie und Freunde konnten sich wieder in größerer Zahl treffen, und schließlich öffneten auch wieder die Schulen. Trotz aller Euphorie warnten die Virologen und Epidemiologen vor einer zweiten Welle im Herbst. Und leider behielten sie recht. Seit November 2020 befinden wir uns im zweiten Lockdown. Und angesichts der über den Jahreswechsel hinaus weiter hohen Inzidenz sind wesentliche Lockerungen vor Ostern 2021 nicht zu erwarten.

Der erste Lockdown hatte einen hohen Preis. Durch die Schulschließungen kamen Familien an den Rand ihrer Belastbarkeit, und vor allem für Familien, die nicht die Möglichkeit zum Homeoffice hatten, wurde es schwer, die Versorgung der Kinder sicherzustellen. Denn die Großeltern kamen für die Kinderbetreuung nicht infrage, da sie die Gruppe mit dem höchsten Risiko schwerer Verläufe von Covid-19 darstellten. Vor allem Kinder aus armen und bildungsfernen Familien hatten das Nachsehen, da sie und ihre Eltern mit dem Onlineunterricht überfordert waren, der manchmal schon aufgrund eines fehlenden Computers scheiterte. Erziehungswissenschaftler befürchten, dass die Lernrückstände vor allem in den ersten Grundschuljahren für einige Kinder kaum aufzuholen sein werden und sich dadurch die Ungleichheit der Bildungschancen weiter verstärkt. Daher kommt dem Offenhalten der Schulen eine wichtige Bedeutung zu.

Die Wirtschaft konnte sich im Zuge der Lockerungen im Sommer überraschend gut erholen, was allerdings nicht für alle Branchen galt. Besonders betroffen sind nach wie vor Soloselbstständige, die Tourismusbranche, die Gastronomie, die Eventveranstalter und die Kulturschaffenden. Um die schlimmsten wirtschaftlichen Folgen für den Einzelnen abzumildern, sind von der Regierung umfangreiche Hilfspakete geschnürt worden, wodurch einige Konkurse verhindert werden konnten. Dennoch gehen vielen Betroffenen diese Maßnahmen nicht weit genug, da nicht in jedem Einzelfall verhindert werden kann, dass jemand Hartz IV beantragen muss. Andererseits müssen die Kosten der Hilfsmaßnahmen auch wieder erwirtschaftet werden, und Steuererhöhungen sind nicht unbegrenzt zumutbar.

Verglichen mit dem Rest der Welt stehen wir in Deutschland gut da, denn unsere soziale Sicherung funktioniert auch in der Krise. Alle haben gleichermaßen Zugang zu einem der besten Gesundheitssysteme der Welt, was sich vor allem zu Beginn der Pandemie gezeigt hat. Während in anderen Teilen Europas und in den USA das Gesundheitssystem kollabiert ist und Corona viele Todesopfer gefordert hat, waren in Deutschland aufgrund der flächendeckenden Ausstattung mit Intensivbetten die Todeszahlen bisher verhältnismäßig gering. Sollten die Fallzahlen allerdings weiter steigen, sind auch bei uns die Kapazitäten irgendwann erschöpft. Daher zielen alle Anti-Corona-Maßnahmen darauf ab, die Zahl der Neuinfektionen so niedrig wie möglich zu halten. Denn die Infektion verläuft nicht linear, sondern exponentiell. Leider haben die jahrelangen Einsparungen vor allem beim Pflegepersonal dazu geführt, dass die Kliniken rasch an ihre Grenzen kommen. Breitet sich das Infektionsgeschehen unkontrolliert weiter aus, droht auch unserem Gesundheitssystem der Kollaps.

Neben Kontaktbeschränkungen, Quarantänemaßnahmen und AHA-Regeln kommt daher der Infektionsnachverfolgung durch die Gesundheitsämter eine hohe Bedeutung zu. Leider sind auch sie von jahrelangen Sparmaßnahmen betroffen. Während der ersten Welle wurde daher auch Amtshilfe durch den Medizinischen Dienst und durch die Bundeswehr geleistet, um Kontakte nachzuverfolgen und Infektionsketten zu unterbrechen. Während das demokratische Land Südkorea gute Erfahrungen mit einer App gemacht hat, tat sich Deutschland mit der Einführung einer Corona-Warn-App sehr schwer, und das lag vor allem am Datenschutz, der in Deutschland extrem hochgehalten wird. Die aktuelle App ist daher nur eine Kompromisslösung, die bisher wenig genutzt wird. Denn noch nicht einmal eine Vernetzung mit den Gesundheitsämtern war möglich, sodass Infektionen nur freiwillig von den Betroffenen über einen Code übermittelt werden können.

Ein Grundproblem der Coronapandemie besteht darin, dass anders als bei der durch Influenza ausgelösten Grippe anfangs kein Impfstoff und kein wirksames Medikament zur Behandlung von Covid-19 zur Verfügung standen. Und über die Gefährlichkeit des SARS-CoV-2 herrscht Uneinigkeit. In Deutschland waren die Todesraten bisher ähnlich wie bei der Influenza. Allerdings war die Ansteckungsgefahr bei SARS-CoV-2 von Anfang an sehr viel höher. Als Grund wurde zunächst angenommen, dass die Bevölkerung aufgrund der bereits bestehenden hohen Durchseuchung besser vor Influenza geschützt ist. Beim Coronavirus besteht gegenwärtig noch keine nennenswerte Durchseuchung. Um eine Herdenimmunität auszulösen, müssten 70 Prozent der Bevölkerung eine Covid-19-Erkrankung durchgemacht haben. Doch es ist noch nicht einmal sicher, dass eine durchgemachte Infektion vor einer Zweitinfektion schützt. Es wurden bereits erste Fälle von Zweitinfektionen mit einem durch Mutation etwas veränderten Coronavirus berichtet. Aufgrund der schnellen Verbreitung sind Mutationen wahrscheinlich. Und tatsächlich sind bisher zwei Varianten des Coronavirus bekannt, die zuerst in Großbritannien und Südafrika entdeckt wurden und sich auch hierzulande rasch verbreiten. Die Variante B.1.1.7 aus Großbritannien ist zwar nicht gefährlicher als die ursprüngliche Variante, aber erheblich ansteckender. Aufgrund des exponentiellen Anstiegs der Infektionen wird daher eine massive Zunahme der Todesfälle befürchtet. Die Erfahrung hat allerdings gezeigt, dass sich bei anderen Infektionskrankheiten im Verlauf die Gefährlichkeit durch Mutationen vermindert hat.

Weltweit wurde mit Hochdruck an der Entwicklung eines Impfstoffes gegen SARS-CoV-2 gearbeitet. Normalerweise dauert die Entwicklung eines Impfstoffes mindestens fünf bis zehn Jahre. Jetzt kamen innerhalb eines Jahres die ersten Impfstoffe auf den Markt. Russland war mit »Sputnik« vorgeprescht, doch hiesige Wissenschaftler haben Zweifel, ob es sich dabei wirklich um einen wirksamen Impfstoff handelt. Neben dem Wirksamkeitsnachweis muss bei der Entwicklung auch die Ungefährlichkeit nachgewiesen werden. Und beides ist schwierig. Denn es ist ethisch nicht vertretbar, Menschen mit SARS-CoV-2 zu infizieren und dann zu gucken, ob der Impfstoff schützt. Es bleibt nur die Beobachtung, ob sich jemand mit dem Impfstoff im Rahmen der zufälligen Kontakte infiziert oder nicht. Mit Beginn der ersten Impfungen ist Corona noch lange nicht aus der Welt. Denn der Impfstoff muss auch flächendeckend produziert werden. Kritiker befürchten schon einen Verteilungskampf zwischen den reichen Industrienationen und den armen Ländern. Und auch innerhalb Deutschlands stehen zu Beginn nur begrenzte Impfdosen zur Verfügung, die anhand eines Stufenplanes an Risikopatienten und die Menschen, die in Pflegeeinrichtungen und Kliniken arbeiten, verteilt werden. Alle anderen werden vorerst weiterhin mit den Einschränkungen leben müssen. Experten gehen davon aus, dass die Pandemie noch Jahre andauern wird.

Und wenn man es einfach laufen ließe? Angesichts der wirtschaftlichen Schäden wird immer wieder Kritik an den gravierenden Anti-Corona-Maßnahmen laut. Doch die Erfahrung hat gezeigt, dass ein ungebremster Verlauf für die betroffenen Länder fatale Folgen hatte und immer noch hat. Länder wie Großbritannien und Schweden sind schnell davon abgekommen, weil es zu schlimm wurde. Ohne Gegenmaßnahmen würden wir in die Situation kommen, nicht mehr alle retten zu können. Doch es würden nicht nur viel mehr Menschen an Corona sterben, sondern auch die Versorgung von anderen Patienten wäre gefährdet und würde vermehrt Todesopfer fordern. Sind die Intensivstationen mit Coronapatienten voll, fehlt möglicherweise ein Behandlungsplatz für Patienten, die einen Herzinfarkt erlitten haben. Und Krebspatienten könnten möglicherweise nicht rechtzeitig operiert werden.

Durch die Anti-Corona-Maßnahmen werden mehrere Freiheitsrechte vorübergehend eingeschränkt. Dem gegenüber steht das Recht auf körperliche Unversehrtheit. Trotz der inzwischen überall deutlichen Coronamüdigkeit werden die Einschränkungen weiterhin von der Mehrheit der Bevölkerung akzeptiert. Das Vertrauen in unsere Politiker und in die Demokratie ist weiterhin hoch. Und das zu Recht, wie die jüngsten Gerichtsurteile zeigten. Beherbergungsverbote wurden wieder gekippt. Und auch Demonstrationen blieben unter der Auflage, den Mindestabstand zu wahren und eine Maske zu tragen, möglich. Denn das Recht auf Meinungs- und Versammlungsfreiheit ist auch in der Coronapandemie unantastbar, und das betrifft leider auch die Verbreitung von Fake News und Verschwörungsmythen. Zu Beginn der Pandemie ging eine Sprachnachricht viral, dass Ibuprofen schuld am tödlichen Verlauf von Corona sein könne und dass man bei Kopfschmerzen doch bitte auf ein anderes Mittel zurückgreifen solle für den Fall, dass man das Virus bereits in sich trage. Diese Nachricht wurde sogar von den seriösen Nachrichtenmagazinen verbreitet und dann wenige Tage später wieder dementiert. Bis sich wiederum die WHO einschaltete, dass Ibuprofen möglicherweise doch schade. In diesen Chaostagen ist es nicht leicht, den Überblick zu behalten. Was ist eine seriöse Nachricht, was ist Hysterie, wie unterscheidet man Fakten von Fake News? Viele Mythen ranken sich um den Ursprung des Virus. Der erste dokumentierte Patient hat sich aller Wahrscheinlichkeit nach auf einem Tiermarkt in Wuhan infiziert. Dabei wurde eine Tier-zu-Mensch-Übertragung angenommen, und der heißeste Kandidat war das Schuppentier, das dort als Delikatesse gilt. Dieser Infektionsweg ist durchaus denkbar, denn in der Vergangenheit hat es immer wieder Übertragungen von Tieren auf den Menschen gegeben, zum Beispiel bei der Vogelgrippe. Mittlerweile konnte auch der umgekehrte Übertragungsweg vom Menschen auf seine Haustiere festgestellt werden.

Doch schon bald kamen Gerüchte auf, dass das Virus aus einem chinesischen Labor entwichen sein sollte. Wohlmeinende vermuteten einen Unfall. Verschwörungsmystiker hielten dagegen, das Virus sei gezüchtet worden, um die amerikanische Wirtschaft zu ruinieren. Die Amerikaner wiederum sollen das Virus in den Iran geschickt haben. Doch in Wirklichkeit stecke Bill Gates dahinter. Oder ist alles eine Strafe Gottes gegen die sündige Welt? Manche dieser Nachrichten lassen sich schnell ad absurdum führen. Aber wer weiß, vielleicht ist doch etwas dran, mag sich mancher denken. Verschwörungsmythen gedeihen dann am besten, wenn etwas unfassbar Schreckliches passiert, für das es keine einfache Erklärung gibt. Der Geist fordert aber eine Lösung, um das Unaushaltbare erträglich zu machen. Die Verschwörungsmythen lenken dabei von den eigenen Ängsten ab und richten die Wut der Hilflosigkeit auf einen äußeren Feind. Mit Fake News werden Ängste und Panik geschürt. Und das garantiert Aufmerksamkeit.

Die Coronapandemie fordert jeden Einzelnen von uns heraus. Menschen mit psychischen Störungen leiden besonders unter Ängsten, Einsamkeit und Depression, ebenso wie alte und kranke Menschen, denen die Kontakte mit der Familie fehlen. Auch eine Zunahme der häuslichen Gewalt wurde während des ersten Lockdowns verzeichnet. Auf Dauer geht uns allen die Lebensfreude verloren, wenn Familienfeiern, Theater, Kunst, Fußball und Festivals nicht mehr stattfinden können. Es bleiben weiterhin viele Fragen offen, und wir befinden uns in einem großen Live-Experiment. Täglich prasseln neue Push-Nachrichten auf uns ein. In Echtzeit-Apps werden stündlich die aktuellen Coronafallzahlen weltweit angezeigt. Wie wir mit der Coronapandemie umgehen, haben wir auch ein Stück weit selbst in der Hand. Es geht uns besser, wenn wir die Schutzmaßnahmen aus Einsicht umsetzen und eigenverantwortlich handeln, anstatt uns von den Politikern drangsaliert zu fühlen. Und mit Humor lässt sich die Situation für alle ein bisschen besser aushalten. Und an dieser Stelle können die sozialen Medien mit lustigen Videos über Klopapier, Anleitungen zum Maskenbau, Katzenvideos im Homeoffice und Marathonchallenges im Wohnzimmer punkten.

Jenseits der Krankheit

Die Coronapandemie hat uns gezeigt, dass sich unser Leben von heute auf morgen grundlegend verändern kann und dass es im Leben nur eine Sicherheit gibt: dass nichts ewig währt. In meinem Beruf als Psychiaterin und Gutachterin begegnen mir immer wieder Menschen, die mit ihrem Leben, ihrem Äußeren oder ihren körperlichen Beschwerden hadern. Und Menschen, die ihr halbes Leben darunter leiden, dass ihnen das Schicksal übel mitgespielt hat, während ihnen die wertvolle Lebenszeit unter den Händen zerrinnt.

Die erste der vier edlen Wahrheiten, die Buddha schon vor 2600 Jahren lehrte, besagt: Leben ist Leiden. Doch es ist nicht hoffnungslos, denn die gute Nachricht lautet, dass das Leiden überwunden werden kann. Denn nur, was wir als leidvoll empfinden, kann uns Schmerzen zufügen. Aber wir haben eine Wahl. Wenn wir das Leben mit all seinen Facetten, Freude, Liebe, Trauer und Schmerz annehmen und unsere Vergänglichkeit akzeptieren, können wir zu einer inneren Gelassenheit und Freiheit gelangen.

Schmerz verstärkt sich, wenn wir ihn zum Mittelpunkt unseres Lebens machen. Wir können gegen den Schmerz leben oder mit ihm. Im ständigen Vergleich mit anderen Menschen können wir nur verlieren. Es gibt immer jemanden, der schöner, größer, klüger oder erfolgreicher ist als wir selbst. Und dennoch ist jeder Mensch auf seine ganz eigene Art besonders. Oft sind es die kleinen Unzulänglichkeiten, die wir an anderen Menschen so lieben. Denn alles, was perfekt ist, macht uns Angst, weil es uns mit unseren eigenen vermeintlichen Mängeln konfrontiert.

Unter einer ernsthaften Erkrankung zu leiden, kann einen ganz schön herausfordern. Doch selbst im Hospiz trifft man lachende Menschen, die jede Minute ihres Lebens auskosten. Und dazwischen weinen sie. Das Wichtigste: Diese Menschen leben bis zuletzt. Vielleicht hat erst die schwere Erkrankung dazu geführt, dass sie sich mit Menschen aussöhnen konnten, mit denen sie seit Jahren im Streit lagen. Oder sie unternahmen endlich die Reise, die sie ihr Leben lang aufgeschoben hatten, weil immer etwas anderes wichtig war. Erfahrungsgemäß sind die Menschen im Hospiz nicht einsam. Viele Besucher empfinden den Umgang mit diesen schwer kranken Menschen am Ende ihres Weges als Bereicherung.

Vielleicht haben Sie sich beim Lesen an der einen oder anderen Stelle wiedergefunden. Manche Dinge sehen Sie möglicherweise anders als ich, vor allem wenn Sie selbst betroffen sind. Das ist vollkommen in Ordnung, denn Sie sind sich selbst der nächste Mensch, und nur Sie können ermessen, wie es Ihnen geht. Dennoch möchte ich Sie ermutigen, das Wagnis einzugehen, den Menschen zu erfahren, der hinter Ihrem Leiden steckt.

Wenn Sie beispielsweise unter einem Reizdarmsyndrom leiden, könnten Sie sich die Frage stellen, ob Sie sich wirklich den Rest Ihres Leben mit Ihrem Darm unterhalten wollen oder lieber mit lebenden Menschen. Hören Sie sich gern die Klagen Ihrer Freunde, Eltern oder Partner an oder bevorzugen Sie ein geselliges Beisammensein, bei dem Sie Ihre Sorgen für einen Augenblick vergessen können? Wenn Sie Kinder haben, die auf ihre ganz eigene Art besonders sind und Ihnen manchmal den letzten Nerv rauben, könnten Sie sich die Frage stellen, was es für das Leben Ihres Kindes bedeutet, wenn es eine schwere Psychodiagnose erhält, eine Nummer, aus der es womöglich lebenslang nicht mehr herauskommt. Auch wenn Sie unter einer Erkrankung oder einer Traumatisierung leiden, müssen Sie nicht Opfer bleiben. Als erwachsener Mensch haben Sie die Möglichkeit, Verantwortung für Ihr

Leben zu übernehmen. Sie müssen nicht in einer Dauerdepression verharren, um Schonung und Zuwendung zu bekommen. Wenn Sie sich den Zumutungen des Lebens stellen, werden Sie gestärkt daraus hervorgehen.

Das Leben ist kurz. Carpe diem!

Glossar

ACE-Hemmer ACE-Hemmer sind Medikamente zur Behandlung des Bluthochdrucks und der Herzschwäche. Über die Hemmung des Angiotensin-Converting-Enzyms wirken sie gefäßerweiternd und vermindern dadurch den Gefäßwiderstand. Folglich kann das Herz ökonomischer arbeiten und muss weniger Druck aufbauen, um die Durchblutung des Körpers zu gewährleisten.

Adrenogenitales Syndrom Beim adrenogenitalen Syndrom (AGS) können die betroffenen Mädchen bereits bei der Geburt durch eine Vermännlichung des äußeren Genitals auffallen. Ursache ist eine vermehrte Bildung männlicher Hormone durch eine angeborene Störung der Hormonbildung in der Nebennierenrinde. Bei beiden Geschlechtern setzt die Pubertät vorzeitig ein, wodurch das Körperwachstum gestoppt wird und die Betroffenen klein bleiben. Unbehandelt sind Frauen durch Ausbleiben der Regelblutung und Männer durch eine verminderte Spermienproduktion unfruchtbar. Dem kann durch eine frühzeitige Hormonbehandlung entgegengewirkt werden.

Amplitude Die Amplitude ist die maximale Auslenkung einer sinusförmigen Spannungs-, Strom- oder Schallkurve. Wellenlänge, Amplitude und die Frequenz, mit der eine Welle schwingt, hängen miteinander zusammen. Je höher die Amplitude, desto höher ist die Frequenz und desto kürzer die Wellenlänge.

Amylase-Trypsin-Inhibitoren (ATI) Amylase-Trypsin-Inhibitoren sind Eiweiße, die unter anderem in *gluten*haltigem Getreide wie Weizen stecken. Sie aktivieren das Darmimmunsystem und stehen im Verdacht, Entzündungen im Körper zu verstärken und bei einigen Menschen Verdauungsbeschwerden auszulösen. Ob diese Getreide-Proteine für die kontrovers diskutierte *Glutensensitivität* verantwortlich sind, ist nach dem jetzigen Forschungsstand allerdings umstritten.

Amyloidose Amyloidose ist eine seltene Erkrankung, bei der abnorm gefaltete *Proteine* Fasern bilden, die sich in verschiedenen Geweben und Organen ansammeln und mitunter zu Organfehlfunktionen, Organversagen und Tod führen.

Antigen Ein Antigen ist ein Eiweißstoff, der vom Immunsystem als fremd erkannt wird und im Körper die Bildung von *Antikörpern* bewirkt.

Antikörper Antikörper sind spezifische *Proteine*, die vom Immunsystem als Reaktion auf bestimmte Fremdstoffe zur Abwehr, zum Beispiel gegen Viren, gebildet werden.

Antipsychotikum Ein Antipsychotikum ist ein Medikament aus der Gruppe der Psychopharmaka, die gegen psychotische Symptome wie Halluzinationen und Wahnvorstellungen wirken. Gleichzeitig haben sie oft eine beruhigende, dämpfende Wirkung. Sie werden zum Beispiel zur Behandlung einer Schizophrenie eingesetzt, und zwar sowohl zur Linderung der akuten Symptome als auch als Langzeitbehandlung, um Rückfälle zu verhindern.

Atherosklerose Atherosklerose bezeichnet die krankhafte Einlagerung von Cholesterinestern und anderen Fetten in die innere Wandschicht arterieller Blutgefäße.

Autoantikörper Autoantikörper sind *Antikörper*, die vom Immunsystem gebildet werden und sich gegen körpereigenes, gesundes Gewebe richten. Die durch Autoantikörper verursachten Erkrankungen werden als *Autoimmunerkrankungen* bezeichnet.

Autoimmunerkrankungen Bei einer Autoimmunerkrankung handelt es sich um eine Fehlfunktion des Immunsystems, bei der der Körper eigenes Gewebe angreift, da es nicht mehr zwischen »fremd« und »selbst« unterscheiden kann. Typische Autoimmunerkrankungen sind Schuppenflechte, rheumatoide Arthritis und entzündliche Darmerkrankungen wie Morbus Crohn und Colitis ulcerosa.

Beamforming Das Beamforming gehört zu den elementaren Schlüsseltechniken des 5G-Mobilfunkstandards. Hierbei wird ein Funksignal durch die Verwendung mehrerer Antennen »geformt« und damit gezielt auf einen Empfänger ausgerichtet und nur dann abgerufen, wenn es benötigt wird.

Body-Mass-Index (BMI) Der BMI ist ein Mess- und Richtwert zur Beurteilung des Körpergewichts, der neben dem Körpergewicht auch die Körpergröße berücksichtigt. Die Berechnung erfolgt mit der Formel BMI = kg (Körpergewicht)/m² (Körpergröße im Quadrat). Bei der Auswertung wird zwischen Untergewicht, Normalgewicht, Übergewicht und starkem Übergewicht

unterschieden. Als Normalgewicht ist der Bereich zwischen 18,5 und 25 kg/m² definiert.

Borderline-Persönlichkeitsstörung Die BPS ist eine tiefgreifende und überdauernde Störung der Persönlichkeit, die mit einer ausgeprägten Impulsivität und Instabilität von Emotionen und Stimmung, der Identität sowie zwischenmenschlichen Beziehungen einhergeht.

Chelatbildner Chelatbildner sind Substanzen, die zur Behandlung von Schwermetallvergiftungen eingesetzt werden. Dabei binden sie die aus dem Gewebe freigesetzten und im Blut zirkulierenden Schwermetallionen wie beispielsweise Blei und ermöglichen deren Ausscheidung über die Niere.

Chiropraktik Der Begriff Chiropraktik setzt sich aus den griechischen Wörtern für Hand (cheiro) und Handlung (praxis) zusammen und bezeichnet ein Behandlungsverfahren, bei dem mit speziellen Handgriffen versucht wird, Gelenkblockaden, die mit Muskelverspannungen und Schmerzen einhergehen, zu lösen.

Craniosacraltherapie Die Craniosacrale Therapie ist die am häufigsten ausgeübte Form der *Osteopathie*. Mit sanften Manipulationen an Schädelknochen (Cranium), Wirbelsäule und Becken (Sacrum) versucht der Craniosacraltherapeut, Blockaden zu erspüren und zu lösen. Dadurch sollen Schmerzen gelindert und die Selbstheilungskräfte aktiviert werden.

Cross-Dressing Cross-Dressing bezeichnet das absichtliche Tragen von Kleidung des anderen Geschlechts. Die Absichten reichen von der Lust am Verkleiden oder dem Ausdruck eines persönlichen Modestils über den Protest gegen Geschlechter-Stereotypen bis hin zum Ausdruck einer Geschlechtsidentität, die nicht mit dem biologischen Geschlecht übereinstimmt.

CSD Der Christopher Street Day ist eine Demonstration für die Rechte von Lesben, Schwulen, Bisexuellen, *Transsexuellen*, *Intersexuellen* und *genderqueeren* Menschen. Er erinnert an den Aufstand von Homosexuellen und anderen sexuellen Minderheiten gegen die Polizeiwillkür in der New Yorker Christopher Street in den frühen Morgenstunden des 28. Juni 1969 in der Bar Stonewall Inn.

Cut-off-Wert Der Cut-off-Wert bezeichnet in der psychologischen Diagnostik den Grenzwert in einem Testverfahren, der zwischen »auffällig« und »unauffällig« unterscheidet.

Debriefing Als Debriefing wird die unmittelbar nach schweren Unfällen oder Naturkatastrophen einsetzende Betreuung der Betroffenen durch Helfer und Psychologen bezeichnet, um das traumatische Erlebnis aufzuarbeiten und die Entwicklung einer *posttraumatischen Belastungsstörung* zu vermeiden.

Degression (PEPP) Im *PEPP*-System bedeutet die Degression, dass mit zunehmender Verweildauer im Krankenhaus die Vergütung der Behandlungstage stufenweise abnimmt.

Dialektisch-behaviorale Therapie (DBT) Die dialektisch-behaviorale Therapie (DBT) ist eine Form der Verhaltenstherapie, die von der amerikanischen Psychologin Marsha M. Linehan zur Behandlung einer Borderline-Persönlichkeitsstörung entwickelt wurde. Im Rahmen einer dialektischen Betrachtungsweise sollen Widersprüche im Erleben und Denken der Betroffenen erkannt und alternative Handlungsweisen ermöglicht werden.

Diastole Bei der Blutdruckmessung werden der *systolische* und der diastolische Wert unterschieden. Während der systolischen Phase zieht sich die Muskulatur der linken Herzkammer zusammen und stößt das Blut ins Gefäßsystem aus. Bei der anschließenden Erschlaffung des Herzmuskels entsteht die Diastole.

Dissoziation Dissoziation bedeutet in der Psychologie die Trennung von Wahrnehmungs- und Gedächtnisleistungen, die normalerweise zusammengehören. Jeder Mensch erlebt in gewissem Ausmaß Dissoziation, zum Beispiel beim Tagträumen während einer Routinetätigkeit. Bei der dissoziativen Störung spalten die Betroffenen Erinnerungen und Emotionen an belastende Ereignisse ab, sodass sie dem Bewusstsein nicht zugänglich sind. Durch äußere *Trigger* können Bruchstücke der Erinnerung ins Bewusstsein drängen und heftige Emotionen auslösen, schlimmstenfalls auch dissoziative Symptome, zum Beispiel in Form von Ohnmachtsanfällen.

Divers Der Geschlechtseintrag »divers« bildet seit 2018 in Deutschland eine dritte rechtliche Option für Menschen, die sich weder dem weiblichen noch dem männlichen Geschlecht zugehörig fühlen.

DRG Diagnosis Related Groups bezeichnen im Abrechnungssystem von stationären und ambulanten Leistungen diagnosebezogene Fallgruppen, die Patientenfälle mit ähnlichen Kosten zusammenfassen. Dabei werden Leistungen nicht mehr einzeln vergütet, sondern als Pauschale.

Dysgnosie Der Begriff Dysgnosie wurde im Zusammenhang mit der *Kopfgelenk-induzierten Symmetrie-Störung (KiSS)* geprägt und bezeichnet eine Wahrnehmungsstörung, die das Erlernen von Denkabläufen beeinträchtigt oder das Abrufen von bereits Gelerntem verhindert.

Dyspraxie Der Begriff Dyspraxie findet vor allem im Zusammenhang mit der *Kopfgelenk-induzierten Symmetrie-Störung (KiSS)* Verwendung und bezeichnet eine angeborene Koordinationsstörung, bei der die Betroffenen Schwierigkeiten haben, Bewegungen und Handlungen in Einklang zu bringen oder zielorientiert zu planen.

EEG Ein EEG (Elektroenzephalografie) ist eine Untersuchungsmethode, bei der mittels Elektroden die elektrische Aktivität der Hirnrinde gemessen wird. Es wird zum Beispiel bei der Diagnostik von Epilepsien angewendet.

Endokrine Störungen Endokrine Störungen sind Erkrankungen, die durch eine vermehrte Freisetzung oder den Mangel eines Hormons ausgelöst werden. Hierzu gehört zum Beispiel die Unterfunktion der Schilddrüse, bei der zu wenig Schilddrüsenhormon gebildet wird.

Enzym Enzyme sind in der Regel *Proteine*, die als Katalysatoren chemische Reaktionen im Körper steuern und beschleunigen können. Eine wichtige Rolle spielen sie bei der Verdauung und anderen Stoffwechselvorgängen, aber auch bei der Zellteilung.

Epidemiologie Die Epidemiologie bezeichnet die Wissenschaft von der Entstehung, Verbreitung, Bekämpfung und den sozialen Folgen von Epidemien, zeittypischen Massenerkrankungen und Zivilisationsschäden.

Epigenetik Alle Zellen eines Organismus enthalten in ihrer DNS die gleiche Erbinformation. Doch nicht alle Gene sind gleichzeitig aktiv. Sie können an- und ausgeschaltet werden. Die Epigenetik erklärt, welche Faktoren die Aktivität eines Gens und damit die Entwicklung der Zelle, aber auch die Entstehung von Krankheiten beeinflussen.

Essenziell Essenziell bedeutet lebensnotwendig, aber auch wesensmäßig, aus sich selbst heraus. Eine Aminosäure, die ein Organismus benötigt, aber selbst nicht aufbauen kann, wird als essenzielle Aminosäure bezeichnet. Sie muss mit der Nahrung aufgenommen werden. Im Zusammenhang mit der essenziellen *Hypertonie* ist Bluthochdruck gemeint, für den keine organische Ursache festgestellt werden kann. Das betrifft etwa 90 Prozent aller Hypertoniefälle.

Evidenzbasierte Medizin (EBM) Die evidenzbasierte Medizin, kurz EBM, bezeichnet eine medizinische Versorgung, welche die Erkrankung eines Patienten auf der Grundlage des aktuellen Wissenstandes behandelt. Dabei werden neben systematischen klinischen Studien und Leitlinien auch die Erfahrungen der behandelnden Ärzte und die Bedürfnisse der Patienten berücksichtigt.

Exposition Exposition bedeutet in der Medizin das Ausgesetztsein von Lebewesen gegenüber schädigenden Umwelteinflüssen wie Krankheitserregern, Umweltgiften oder physikalischen Einflüssen wie Hitze, Lärm oder Strahlung.

Fake-Account In den sozialen Netzwerken wird ein gefälschter Account, hinter dem sich eine Person verbirgt, die vorgibt, eine andere reale oder fiktive Person zu sein, als Fake-Account bezeichnet.

Fibromyalgie Die Fibromyalgie bezeichnet eine chronische Schmerzstörung der Muskulatur, die von Müdigkeit, Schlafstörungen und psychischen Symptomen begleitet sein kann. Früher wurde die Fibromyalgie auch als Weichteilrheuma bezeichnet, allerdings lassen sich keine entzündlich-rheumatischen Veränderungen nachweisen. Die Ursache konnte bislang nicht geklärt werden, vermutet wird eine gestörte Schmerzverarbeitung.

Flashback Ein Flashback bezeichnet eine plötzliche unwillkürliche Erinnerung an ein vergangenes Erlebnis oder an einen Gefühlszustand. Flashbacks treten häufig im Zusammenhang mit einer *posttraumatischen Belastungsstörung* auf. Ausgelöst werden sie durch einen Schlüsselreiz (*Trigger*). Sie können mit heftigen Gefühlen (Angst, Wut) und körperlichen Symptomen wie Schwitzen, Zittern und Herzklopfen einhergehen.

Freie Radikale Freie Radikale entstehen als Zwischenprodukte des Stoffwechsels. Es handelt sich um hochreaktive Sauerstoffmoleküle oder organische Verbindungen, die Sauerstoff enthalten. Sie können Zellen und Gewebe schädigen und dadurch Alterungsprozesse beschleunigen und schlimmstenfalls die Krebsentstehung begünstigen. Rauchen, Umweltgifte und UV-Strah-

lung fördern die Entstehung freier Radikale. Vitamine und bestimmte Bestandteile der pflanzlichen Nahrung können die freien Radikale unschädlich machen.

Frequenz Die Frequenz bezeichnet die Anzahl der Schwingungen pro Sekunde, zum Beispiel bei Schallwellen, Pulswellen oder Strahlen. Je schneller die Schwingungen, desto höher wird die Frequenz, sie wird in der physikalischen Einheit Hertz (Hz) angegeben.

Galenik Die Bezeichnung Galenik bezieht sich auf den griechischen Arzt Galen und bedeutet die Herstellung und Zusammensetzung von Arzneimitteln, um aus einem Wirkstoff ein Medikament zu machen, das dann als Lösung, Salbe oder Tablette verabreicht werden kann.

Genderqueer Genderqueer oder kurz queer ist ein Überbegriff für Menschen, die sich weder als Frau noch als Mann identifizieren oder sowohl als Frau und Mann (gleichzeitig oder abwechselnd).

Generikum Ein Generikum oder Nachahmerpräparat ist ein Arzneimittel, das den gleichen Wirkstoff eines bereits früher zugelassenen Originalpräparats enthält, aufgrund des aufgehobenen Patentschutzes aber günstiger angeboten werden kann. Die enthaltenen Hilfsstoffe können sich dabei vom Originalpräparat unterscheiden.

Gewebetransglutaminase Die Gewebetransglutaminase (Transglutaminase 2, TG2) ist ein *Enzym* der Dünndarmschleimhaut, das beim Abbau von *Gluten* beteiligt ist. Bei der *Zöliakie* richten sich *Autoantikörper* gegen die körpereigene Gewebetransglutaminase. Der Nachweis dieses Autoantikörpers (IgA-anti-TG2-Antikörper) gilt als wichtigster laborchemischer Test zum Nachweis einer Zöliakie.

Gluten Gluten ist ein *Protein*, das in Weizen, Roggen, Gerste und vielen weiteren Getreidesorten vorkommt. Es wird auch als Klebereiweiß bezeichnet, da es beim Brotbacken das Mehl zusammenhält und den Teig geschmeidig macht. Glutenhaltige Nahrungsmittel werden in der Regel gut vertragen. Bei Menschen, die unter der Krankheit *Zöliakie* leiden, löst es jedoch eine entzündliche Reaktion aus, die zu Darmschädigungen führt.

Hämopyrrollaktamurie (HPU) Bei der HPU handelt es sich um eine in der Schulmedizin nicht anerkannte Erkrankung, für die es keine wissenschaftlichen Belege gibt. In der alternativen Medizin wird sie jedoch als Stoffwechselstörung postuliert, bei der die Bildung von Häm, einem Bestandteil der roten Blutkörperchen, gestört sein soll. Dies führe zur vermehrten Ausscheidung von Pyrrol, einem Baustein von Vitaminen, und somit zu einem Mangel an Vitamin B6, Zink und Mangan. Unerkannt soll die HPU für zahlreiche psychische Erkrankungen verantwortlich sein.

Hashtag Als Hashtag wird ein Wort oder auch eine Wortkette bezeichnet, denen das Rautezeichen # vorangestellt wurde. Es dient dazu, Nachrichten mit bestimmten Inhalten oder zu bestimmten Themen in sozialen Netzwerken zu finden.

Hirudin Hirudin ist die im Speichel von Blutegeln (Hirudo medicinalis) enthaltene gerinnungshemmende Substanz.

Histamin Histamin ist ein Gewebshormon, das im menschlichen Körper in fast allen Organen vorkommt, aber auch in zahlreichen Nahrungsmitteln (Käse, Tomaten, Schokolade, Rotwein) enthalten ist. Es wirkt gefäßerweiternd und löst bei allergischen Reaktionen die Schwellung des Gewebes und Juckreiz aus.

HLA-DQ2/8 Das HLA-DQ-Molekül ist eine Eiweißstruktur, die auf der Zelloberfläche von Zellen des Immunsystems vorkommt und dem Immunsystem zur Unterscheidung zwischen körpereigenen und körperfremden Strukturen dient. Bei Patienten, die an *Zöliakie* erkrankt sind, finden sich in mehr als 99 Prozent der Fälle HLA-DQ-Moleküle vom Typ 2 und/oder 8.

Humoralpathologie Die Humoralpathologie bezeichnet eine in der Antike ausgebildete Krankheitslehre von den vier Körpersäften Blut, Schleim, gelbe und schwarze Galle. Nach damaliger Auffassung soll deren richtige Mischung Gesundheit bedeuten, deren Ungleichgewicht hingegen zu Krankheiten führen.

Hydroxylgruppe Eine Hydroxylgruppe bezeichnet die in chemischen Verbindungen auftretende OH-Gruppe, die aus einem Atom Wasserstoff und einem Atom Sauerstoff besteht.

Hydrocolontherapie Die Hydrocolontherapie gehört in der Naturheilkunde zu den ausleitenden Verfahren. Sie wird in Form einer Darmspülung zur Darmreinigung angewendet. Dadurch sollen in den Darmwänden eingelagerte Giftstoffe entfernt werden. Der medizinische Nutzen konnte bisher allerdings nicht nachgewiesen werden, da der Darm grundsätzlich die Fähigkeit zur Selbstreinigung besitzt.

Hypersomnie Eine Hypersomnie ist eine Schlafstörung, die durch ein erhöhtes Schlafbedürfnis vor allem am Tag gekennzeichnet ist.

Hypertonie Hypertonie bezeichnet in der Medizin eine Druckerhöhung oder vermehrte Spannung. Sie kann zum Beispiel die Muskulatur (muskuläre Hypertonie), den Blutdruck (arterielle Hypertonie) oder den Hirndruck betreffen.

Idiopathisch Idiopathisch bedeutet in der Medizin, dass es für eine Erkrankung keine erkennbare Ursache gibt.

Indikation Die Indikation bedeutet, welche medizinische Maßnahme bei einem bestimmten Krankheitsbild angebracht ist. Bei Arzneimitteln bezeichnet die Indikation das Anwendungsgebiet.

Interagieren Interaktion bezeichnet wechselseitiges Aufeinandereinwirken, zum Beispiel Wechselwirkungen zwischen verschiedenen Medikamenten, die gleichzeitig verabreicht werden.

Interdisziplinär Interdisziplinär bedeutet im medizinischen Zusammenhang, dass verschiedene Berufsgruppen und Fachrichtungen zusammenarbeiten.

Intersexualität Der Begriff Intersexualität bezeichnet angeborene Besonderheiten bei der Entwicklung der Geschlechtsorgane. Intersexuelle Menschen weisen gleichzeitig Merkmale vom weiblichen und vom männlichen Geschlecht auf.

Kapillaren Als Kapillaren werden in der Medizin die feinsten Verästelungen der Blutgefäße bezeichnet.

Karenz Karenz bezeichnet einen Verzicht oder eine Enthaltsamkeit, zum Beispiel Nahrungskarenz während eines Magen-Darm-Infekts.

Kernspintomografie Die Kernspintomografie oder auch Magnetresonanztomografie (MRT) gehört zu den bildgebenden Untersuchungsverfahren, die anders als das Röntgen oder die Computertomografie ohne Röntgenstrahlung funktioniert. Mithilfe eines starken Magnetfelds und durch Radiowellen können detaillierte Bilder des Körperinneren erzeugt werden.

KiDD-Syndrom KiDD ist die Abkürzung für Kopfgelenk-induzierte *Dyspraxie* und *Dysgnosie*, die als Folgestörung eines unbehandelten *KiSS-Syndroms* auftreten und für weitere Störungen wie ADHS, Lern- und Konzentrationsstörungen, Kopfschmerzen und Migräne oder Bettnässen verantwortlich sein soll. Das KiDD-Syndrom ist ebenso umstritten wie das KiSS-Syndrom

KiSS-Syndrom KiSS ist die Abkürzung für Kopfgelenk-induzierte Symmetrie-Störung, die mit einer Störung der Körperhaltung im Säuglingsalter einhergehen und zu Verhaltensstörungen (»Schreibabys«) führen soll. Als Ursache wird eine Wirbel-Fehlstellung des Kopf-Hals-Gelenks angenommen. Unbehandelt droht schlimmstenfalls der Übergang in das *KiDD-Syndrom*. Allerdings wird die Diagnose KiSS-Syndrom, die vor allem in der alternativen Medizin vertreten wird, in der *evidenzbasierten Medizin* nicht anerkannt, da sie bislang wissenschaftlich nicht belegt werden konnte.

Kognitive Verzerrung Unter einer kognitiven Verzerrung wird die unbewusste Neigung verstanden, Wahrnehmungen und Informationen so auszuwählen und zu interpretieren, dass sie die eigenen Erwartungen bestätigen.

Kontraindikation Die Kontraindikation oder Gegenanzeige bezeichnet einen Umstand, der die Anwendung einer an sich angezeigten diagnostischen oder therapeutischen Maßnahme verbietet oder nur unter strenger Abwägung sich dadurch ergebender Risiken zulässt, zum Beispiel eine Röntgenuntersuchung in der Schwangerschaft.

Körperdysmorphe Störung
Menschen, die unter einer körperdysmorphen Störung leiden, nehmen bestimmte Körperteile als missgestaltet oder entstellt wahr, obwohl für Außenstehende kein Makel erkennbar ist.

Lactase Lactase ist ein im Darm vorkommendes *Enzym*, das den Milchzucker Lactose in seine Bestandteile Galactose und Glucose spaltet und deren Aufnahme durch die Dünndarmschleimhaut ermöglicht. Lactose selbst ist unverdaulich. Bei Lactasemangel leiden die Betroffenen unter Lactoseintoleranz, der Verzehr von Milchprodukten führt dann zu Blähungen und Durchfall.

Laxanzien Laxanzien sind Abführmittel, die bei Verstopfung zur Förderung und Erleichterung der Darmentleerung eingesetzt werden.

Leberzirrhose Bei der Leberzirrhose handelt es sich um eine chronisch fortschreitende Erkrankung der Leber, bei der die Leberzellen zugrunde gehen und durch Bindegewebe ersetzt werden. Dadurch kommt es zur Verhärtung und Schrumpfung des Organs und im Endstadium zum Leberversagen.

Lipödem Das Lipödem ist eine Fettverteilungsstörung, die mit einer überproportionalen Vermehrung von Fettgewebe vor allen an den Beinen und seltener auch an den Armen einhergeht. Es betrifft überwiegend Frauen und ist von Fettablagerungen im Rahmen von Übergewicht abzugrenzen.

Liposuktion Bei der Liposuktion handelt es sich um ein Verfahren, bei dem Fettzellen an bestimmten Stellen unter der Haut mit Kanülen abgesaugt werden.

Liquor cerebrospinalis Der Liquor cerebrospinalis ist die Gehirn-Rückenmarksflüssigkeit, die in den Hohlräumen des Gehirns und des Wirbelkanals zirkuliert.

Lymphologische Fachkliniken Lymphologische Fachkliniken sind auf die stationäre Behandlung von Patienten mit Lymphödemen und *Lipödemen* spezialisiert. Sie bieten verschiedene Verfahren zur Entstauung an.

MCM6-Gen Das MCM6-Gen spielt eine wichtige Rolle bei der Lactoseintoleranz, da es an der Bildung des *Enzyms Lactase* beteiligt ist. Es existieren verschiedene Varianten, die darüber entscheiden, ob jemand im Erwachsenenalter Milchzucker verdauen kann oder nicht.

Medicare und Medicaid Medicare bezeichnet eine öffentliche und bundesstaatliche Krankenversicherung innerhalb des Gesundheitssystems der USA für ältere oder behinderte Bürger. Darüber hinaus steht Menschen mit geringem Einkommen, Kindern, älteren Menschen und Menschen mit Behinderungen in den USA das Gesundheitsfürsorgeprogramm Medicaid zur Verfügung, das staatlich finanziert wird.

Meltdown Als Meltdown wird im Zusammenhang mit Autismus ein unkontrollierter Affektausbruch bezeichnet. Er ähnelt einem heftigen

Wutausbruch, ist aber nicht Ausdruck von Wut, sondern eine Reaktion auf eine massive Reizüberflutung.

Metabolisches Syndrom Das metabolische Syndrom fasst die vier Faktoren Übergewicht, gestörter Fettstoffwechsel, Bluthochdruck und Diabetes mellitus zusammen. Es gilt als wichtigster Risikofaktor für Herz-Kreislauf-Erkrankungen.

Methylphenidat Methylphenidat, auch unter dem Handelsnamen Ritalin bekannt, ist ein Arzneimittel mit stimulierender Wirkung, das hauptsächlich zur Behandlung von ADHS eingesetzt wird.

Monoklonale Antikörper Monoklonale Antikörper sind *Antikörper*, die von einer einzigen Zelllinie (»Zellklon«) produziert werden.

Multimodale Behandlung Unter einer multimodalen Behandlung wird ein Behandlungskonzept verstanden, das verschiedene Berufsgruppen und Behandlungsverfahren beinhaltet, die sich untereinander abstimmen, zum Beispiel Ärzte, Pflegefachkräfte, Ergotherapeuten und Physiotherapeuten bei der Behandlung eines Schlaganfalls.

Multisystemerkrankung Als Multisystemerkrankung werden alle Krankheiten bezeichnet, die sich auf mehrere Organsysteme gleichzeitig auswirken, zum Beispiel Diabetes mellitus oder Rheuma.

New Journalism New Journalism (deutsch: »neuer Journalismus«) bezeichnet einen Schreib- und Reportagestil, der in den 1960er- und 1970er-Jahren in den USA geprägt wurde. Weg von den Berichten über nüchterne Fakten hin zu einer Erzählung. Nicht mehr die Nachricht an sich stand im Vordergrund, sondern die Geschichte dahinter.

NLP (Neurolinguistisches Programmieren) NLP ist ein Verfahren, das vor allem im Coaching zur Anwendung kommt. Es beinhaltet Elemente aus verschiedenen psychotherapeutischen Techniken, mit denen Denken, Fühlen und Verhalten (Neuro) mittels Sprache (Linguistik) systematisch verändert (programmiert) werden sollen.

Non-binär Non-binär steht für Geschlechtsidentitäten, die sich außerhalb der binären Einteilung in Mann oder Frau einordnen.

Oberflächenantigen Oberflächen*antigene* sind Strukturen auf der Oberfläche von Zellen, Bakterien und Viren, die vom Immunsystem erkannt werden. Sie spielen nicht nur eine große Rolle bei der Immunabwehr, sondern auch bei der Erkennung körpereigener Strukturen.

Osteopathie Die Osteopathie ist eine physiotherapeutische Behandlungsform, die auf dem Konzept beruht, dass der Körper eine Einheit bildet und Bewegungsapparat, Schädel, Rückenmark und Organe zusammenhängen. Blockaden in einem Bereich wirken sich demnach auf das gesamte System aus. Mithilfe manueller Techniken sollen die Blockaden gelöst und die Selbstheilungskräfte aktiviert werden.

Parietale Osteopathie Die parietale Osteopathie ist ein Teilgebiet der *Osteopathie*, bei der die Behandlung von Blockaden in den Gelenken, Muskeln, Sehnen, Bändern und Faszien im Vordergrund steht. Andere Teilgebiete sind die *Craniosacraltherapie* und die *viszerale Osteopathie*.

Pathologisierung Pathologisierung bedeutet die Bewertung von Verhaltensweisen, Empfindungen, Wahrnehmungen als krankhaft.

Pathophysiologie Als Pathophysiologie bezeichnet man die Lehre von der Entstehung und Entwicklung von krankhaften Körperfunktionen.

Pauschalierendes Entgeltsystem Psychiatrie und Psychosomatik (PEPP) Beim PEPP handelt es sich um ein neues Entgeltsystem für die Vergütung stationärer Leistungen in der Psychiatrie und Psychosomatik. Anstelle der bis vor Kurzem üblichen Pflegesätze, bei denen jeder Behandlungstag im Krankenhaus unabhängig von der Erkrankung und den damit verbunden Behandlungskosten mit dem gleichen Basispflegesatz vergütet wurde, soll mithilfe von PEPP der unterschiedliche Behandlungsaufwand von medizinisch unterscheidbaren Patientengruppen in Form von Fallpauschalen ähnlich wie bei den *DRG* berücksichtigt werden.

Persönlichkeitsstörung Von einer Persönlichkeitsstörung spricht man, wenn bestimmte Charaktermerkmale wie beispielsweise Impulsivität, Zwanghaftigkeit oder Selbstunsicherheit so ausgeprägt sind, dass das Verhalten des betroffenen Menschen für ihn selbst und für seine Umgebung zur Belastung wird. Dabei sind die Verhaltensmuster überdauernd und nicht nur in einer bestimmten Lebensphase vorhanden. Auf Anforderungen oder Schwierigkeiten reagieren die Betroffenen mit starren und unflexiblen Verhaltensmustern, die unangemessen erscheinen können.

Phlebologie Die Phlebologie ist ein medizinisches Fachgebiet, das sich mit der Behandlung von Venenerkrankungen wie Venenentzündungen, Krampfadern und Hämorrhoiden befasst.

Pleuramesotheliom Das Pleuramesotheliom ist ein seltener, bösartiger Tumor des die Lunge umgebenden Brustfells (Pleura). In über 90 Prozent der Fälle liegt eine Asbest*exposition* zugrunde. Daher ist es eine anerkannte Berufskrankheit. Zwischen der Einatmung asbesthaltiger Stäube und dem Auftreten eines Pleuramesothelioms können Jahrzehnte vergehen.

Political Correctness Political Correctness steht für eine Einstellung, die alle Ausdrucksweisen und Handlungen ablehnt, durch die Menschen zum Beispiel aufgrund ihrer ethnischen Herkunft, ihres Geschlechts, einer Behinderung oder der Zugehörigkeit zu einer Minderheit diskriminiert werden.

Polycythaemia vera Die Polycythaemia vera ist eine seltene Erkrankung der blutbildenden Zellen im Knochenmark, bei der es zu einer Vermehrung vor allem der roten Blutkörperchen kommt. Dadurch kann die Fließfähigkeit des Blutes abnehmen, und es können Durchblutungsstörungen sowie Blutgerinnsel auftreten.

Polysomnografie Die Polysomnografie ist ein Untersuchungsverfahren zur diagnostischen Abklärung von Schlafstörungen, die in der Regel in einem Schlaflabor stattfindet. Mithilfe eines EEGs werden die Schlafstadien erfasst. Zusätzlich gehören ein EKG sowie die Messung der Muskelaktivität und des Sauerstoffgehalts des Blutes dazu.

Posttraumatische Belastungsstörung (PTBS) Eine PTBS kann als Reaktion auf eine außergewöhnliche existenzielle Bedrohung mit katastrophenartigem Ausmaß wie das Überleben von massiver (sexueller) Gewalt oder dem Erleben einer Naturkatastrophe entstehen, die mit einem Gefühl der Ohnmacht und des Ausgeliefertseins einhergeht. Typische Symptome sind eine ständige innere Anspannung, Schreckhaftigkeit, Panikattacken und quälende Erinnerungen in Form von *Flashbacks* und Albträumen, aber auch emotionale Stumpfheit.

Präfrontaler Cortex Als präfrontaler Cortex wird der vordere Abschnitt des Stirnhirns bezeichnet. Er ist für die höheren geistigen Funktionen zuständig wie Planen, Abwägen und Entscheiden sowie die Fähigkeit, Bedürfnisse aufzuschieben, wenn es die Situation erfordert. Er gilt auch als Sitz der Persönlichkeit.

Probiotika Probiotikum bedeutet wörtlich übersetzt »für das Leben«. Als Probiotika (Mehrzahl von Probiotikum) werden mit speziellen Mikroorganismen (z. B. Milchsäurebakterien) angereicherte Lebensmittel oder Kapseln zum Einnehmen bezeichnet, die die Darmflora und das Immunsystem unterstützen sollen.

Prodrug Ein Prodrug ist die inaktive oder weniger aktive Vorstufe eines Arzneistoffs, die erst im Körper durch Verstoffwechselung in einen aktiven Wirkstoff überführt wird.

Protein Proteine, deutsch Eiweiße, werden auch als »Baustoffe des Lebens« bezeichnet, da sie im menschlichen Organismus wichtige Funktionen übernehmen. Sie setzen sich aus Aminosäuren zusammen, die in ihrer Grundsubstanz aus Kohlenstoff, Wasserstoff, Sauerstoff, Stickstoff und Schwefel bestehen.

Purin Purin ist ein Baustein der DNS. Es setzt sich aus zwei ringförmig verbundenen Kohlenstoff- und Stickstoffverbindungen zusammen.

Regression Regression bedeutet das Zurückfallen auf frühere Stufen der Entwicklung. In der Psychoanalyse wird die Regression genutzt, um die strenge Kontrolle des Über-Ichs zeitweise aufzugeben und die darunterliegenden Bedürfnisse aufzudecken und therapeutisch zu bearbeiten.

Relativgewicht (PEPP) Das Relativgewicht oder auch Kostengewicht einer *PEPP* ist ein Faktor zur Bemessung der Höhe einer Vergütung und stellt die Relation des Aufwandes dar, den ein Leistungserbringer zur Behandlung eines Patienten leisten musste.

Retransition Als Retransition (auch Detransition) wird im Zusammenhang mit der *Transsexualität* das Ablegen der Identifikation mit einem anderen Geschlecht und das ganz oder teilweise Rückgängigmachen der geschlechtsangleichenden Maßnahmen in sozialer, rechtlicher oder körperlicher Hinsicht bezeichnet.

Rigidität Rigidität bezeichnet in der Psychologie das starre Festhalten an Einstellungen, Gewohnheiten und Meinungen, verbunden mit einer geringen Bereitschaft oder Fähigkeit zur Umstellung.

Sartane Sartane (AT1-Rezeptorantagonisten) bezeichnen eine Gruppe von Medikamenten zur Behandlung des Bluthochdrucks, die als Weiterentwicklung der *ACE-Hemmer* ebenfalls am Renin-Angiotensin-Aldosteron-System eingreifen.

Seltene Erkrankung Als seltene Erkrankung wird eine Krankheit bezeichnet, die weltweit nur wenige Menschen betrifft. In Europa wird eine Krankheit als selten klassifiziert, wenn weniger als 5 von 10 000 Menschen betroffen sind.

Sensation Seeking Sensation Seeking bedeutet die ständige Suche nach Abwechslung und neuen Erlebnissen, die starke Gefühle und eine hohe Erregung auslösen.

Serotonin Das Serotonin ist ein wichtiger Botenstoff, der dafür sorgt, dass Informationen von einer Nervenzelle zur anderen weitergegeben werden. Da es unter anderem die Emotionen positiv beeinflusst, wird es auch als »Glückshormon« bezeichnet.

Skills Unter Skills werden im Bereich der Psychotherapie Fertigkeiten und Techniken verstanden, die es den Patienten ermöglichen, mit bestimmten unangenehmen Situationen besser umgehen zu können.

Social Bots Social Bots sind Programme, die in sozialen Netzwerken eine menschliche Präsenz vortäuschen, indem sie menschliche Verhaltensmuster simulieren und als *Fake-Account* auftauchen. Sie benutzen einfache Algorithmen, die in den sozialen Netzwerken bestimmte Begriffe herausfiltern und in die entsprechenden Diskussionen mit vorprogrammierten Antworten eingreifen.

Sonografie Sonografie bezeichnet ein bildgebendes Verfahren mit der Anwendung von Ultraschall zur Untersuchung von Organen und Gewebsstrukturen, die beim Röntgen nur schlecht zu sehen sind.

Statine Statine sind Arzneistoffe, die in den Fettstoffwechsel eingreifen und als Cholesterinsenker eingesetzt werden.

Systole Bei der Blutdruckmessung werden der systolische und der diastolische Wert unterschieden. Während der systolischen Phase zieht sich die Muskulatur der linken Herzkammer zusammen und stößt das Blut ins Gefäßsystem aus. Bei der anschließenden Erschlaffung des Herzmuskels entsteht die *Diastole*.

T- und B-Lymphozyten Die T-Lymphozyten bilden zusammen mit den B-Lymphozyten eine Gruppe von weißen Blutzellen, die der Immunabwehr dient. Die B- und die T-Lymphozyten haben ihre Namen aufgrund der unterschiedlichen Reifungsorte im Knochenmark (bone marrow) für die B-Lymphozyten und Thymus für die T-Lymphozyten. Die B-Lymphozyten produzieren Antikörper, die sich jeweils spezifisch gegen ein als körperfremd erkanntes Antigen richten. Die T-Lymphozyten erkennen Antigene, die auf der Oberfläche von körpereigenen Zellen gebunden sind, und sorgen dafür, dass die entsprechenden kranken oder veränderten Zellen zerstört werden.

Theory of Mind Theory of Mind ist ein Begriff aus der Psychologie, der die Fähigkeit eines Menschen bezeichnet, eine Vorstellung darüber zu entwickeln, was eine andere Person fühlt, denkt und meint. Kurz, die Fähigkeit, sich in andere Menschen hineinzuversetzen und deren Beweggründe und Handlungen zu verstehen.

Transsexualität Transsexualität bezeichnet die psychische Identifizierung eines Menschen mit dem Geschlecht, das seinem eigenen biologischen Geschlecht entgegengesetzt ist.

Transvestismus Transvestismus oder auch *Cross-Dressing* bedeutet, mittels

Kleidung, Schminke und Gestik die Rolle des anderen Geschlechts anzunehmen. Die sexuelle Identität ist dabei erhalten.

Tumeszenz-Lokalanästhesie Die Tumeszenz-Lokalanästhesie ist ein örtliches Betäubungsverfahren, das bei der Fettabsaugung (*Liposuktion*) zur Anwendung kommt mit dem Ziel, größere Gewebeflächen zu betäuben. Dabei wird ein großes Volumen an Flüssigkeit, die mit einem Schmerzmittel versetzt wurde, in das Fettgewebe injiziert.

Virostatika Virostatika sind Arzneimittel, die die Vermehrung von Viren hemmen und zur Behandlung von Virusinfektionen eingesetzt werden.

Viszerale Osteopathie Die viszerale Osteopathie ist ein Teilgebiet der *Osteopathie*, das sich auf die Behandlung der inneren Organe konzentriert. Ihr liegt die Auffassung zugrunde, dass die freie Beweglichkeit und Rhythmik der miteinander verbundenen Organe durch Fehlfunktionen der Organe und Fehlhaltungen gestört werden können. Durch sanften Druck mit den Händen soll deren freie Beweglichkeit im Bauch- und Brustraum wiederhergestellt werden.

Vulnerabilität Der Begriff Vulnerabilität bedeutet Verwundbarkeit oder Verletzbarkeit. Bei der Entstehung von Krankheiten wird darunter die Anfälligkeit für eine Erkrankung verstanden.

Zellpathologie Die Zellpathologie bezeichnet krankhafte Veränderungen und Funktionsstörungen von Körperzellen.

Zöliakie Zöliakie ist die Bezeichnung für eine entzündliche Erkrankung der Dünndarmschleimhaut, die durch eine Überempfindlichkeit gegen das besonders in Getreide und Getreideprodukten vorkommende *Gluten* verursacht wird.

Anmerkungen

KAPITEL 1

1 Bakels, C. C. (1982): Der Mohn, die Linearbandkeramik und das westliche Mittelmeergebiet. Archäologisches Korrespondenzblatt 12, 11–13

2 Gulliermond, V. (1957): Ueber die gelbe Chinarinde. Pharmaceutisches Zentralblatt, 508–510

3 Müller-Jahncke, W.-D., Friedrich, C. und Meyer, U. (2. Aufl. 2005): Arzneimittelgeschichte. Wissenschaftliche Verlagsgesellschaft, Stuttgart

4 Historisches Museum der Pfalz Speyer (2019): Medicus. Die Macht des Wissens. Wissenschaftliche Buchgesellschaft Theiss, Darmstadt

5 Sneader, W. (2000): The discovery of aspirin: a reappraisal. British Medical Journal 321 (7276), 1591–1594

6 Eckel, R. H., Grundy, S. M. und Zimmet, S. Z. (2005): The metabolic syndrome. The Lancet 365 (9468), 1415–1428

7 American Heart Association (2017): Guideline for High Blood Pressure in Adults.

8 Neuhauser, H., Thamm, M. und Ellert, U. (2013): Blood pressure in Germany 2008–2011: results of the German Health Interview and Examination Survey for Adults (DEGS1). Bundesgesundheitsblatt Gesundheitsforschung Gesundheitsschutz 56 (5–6), 795–801

9 Blech, J. (2005): Die Krankheitserfinder. Wie wir zu Patienten gemacht werden. Fischer Taschenbuch Verlag, Frankfurt am Main

10 Weber, R. (2001): Die Ritalin-Story. 50 Jahre Therapie psychischer Störungen mit Methylphenidat. Deutsche Apotheker Zeitung 141 (9)

11 Hoffmann, H. (2013): Der Struwwelpeter: Ungekürzte Fassung. Schwager & Steinlein, Köln

12 Banaschewski, T. et al. (2017): Attention-Deficit/Hyperactivity Disorder. Deutsches Ärzteblatt 114 (9), 149–159

13 ebd.

14 Hütten, F. (2015): »Pink Viagra«: So wirkt die neue »Sexpille« für Frauen. Süddeutsche Zeitung

15 Hennings, S. (2020): Aktueller Stand der Kostenübernahme von Behandlungskosten bei Erektionsstörungen. Veröffentlicht auf www.impotenz-selbsthilfe.org

16 Scherzer, B. (2017): Darm in Aufruhr. Deutsche Apotheker Zeitung, 157 (13), 42

17 Andresen, V. et al. (2011): Irritable bowel syndrome – the main recommendations. Deutsches Ärzteblatt, 108 (44), 751–760

18 Scherzer, B. (2017): Darm in Aufruhr. Deutsche Apotheker Zeitung, 157 (13), 42

19 Hildebrandt, M. (2019): Neurodiät. Wie Sie den Schalter im Gehirn umlegen, Ihr Hungergefühl in den Griff bekommen und endlich schlank werden. Riva Verlag, München

20 Quigley, E. M. (2016): Leaky gut – concept or clinical entity? Current Opinion in Gastroenterology 32 (2), 74–79

21 Henstrom, M. et al. (2018): Functional variants in the sucrase-isomaltase gene associate with increased risk of irritable bowel syndrome. Gut 67 (2), 263–270

22 Dimidi, E. et al. (2014): The effect of probiotics on functional constipation in adults: a systematic review and meta-analysis of randomized controlled trials. The American Journal of Clinical Nutrition 100 (4), 1075–1084

23 Hauser, W. et al. (2019): The Prevalence, Comorbidity, Management and Costs of Irritable Bowel Syndrome. Deutsches Ärzteblatt 116 (27–28), 463–470

KAPITEL 2

24 Grimm, H.-U. (2014): Die Suppe lügt. Die schöne neue Welt des Essens. Droemer Verlag, München

25 Itan, Y. et al. (2009): The origins of lactase persistence in Europe. PLOS Computational Biology 5 (8), e1000491

26 Gießelmann, K. (2017): Randnotiz: Intoleranzen unlimited. Deutsches Ärzteblatt 114 (4), 141

27 Irle, M. (2017): Lukrativer Irrglaube. brand eins (2)

28 Schuppan, D. und Zimmer, K. S. (2013): The diagnosis and treatment of celiac disease. Deutsches Ärzteblatt 110 (49), 835–846

29 Gießelmann, K. (2018): Selbstdiagnose meistens falsch. Deutsches Ärzteblatt 115 (16)

30 Andresen, V., Menge, D. und Layer, S. (2018): Die »Nicht-Zöliakie-Glutensensitivität« (NCGS). Arzneiverordnung in der Praxis 45 (2)

KAPITEL 3

31 Rencz-Baasch, S. (2017): Krankheit (SGB V), 21.08.2017 auf: www.etl-rechtsanwaelte.de

32 Sonnenmoser, M. (2007): Körperdysmorphe Störungen: Der eingebildete Mangel. Deutsches Ärzteblatt 6 (1), 29–31

33 Borkenhagen, A., Brähler, E. und Kentenich, H. (2009): Intimchirurgie: Ein gefährlicher Trend. Deutsches Ärzteblatt 106 (11), 500–502

34 Chang, S. et al. (2013): Vaginal labiaplasty: defense of the simple »clip and snip« and a new classification system. Aesthetic Plastic Surgery 37 (5), 887–891

35 Krause, M. (2011): Modetrend: Schönheitschirurgie im Intimbereich. Die Hebamme 24 (4), 214–216

36 Lloyd, J. et al. (2005): Female genital appearance: »normality« unfolds. BJOG – An International Journal of Obstetrics and Gynaecology 112 (5), 643–646

37 Kasten, E. und Hoffmann, K. (2019): Weibliche Genitalästhetik. Journal für Ästhetische Chirurgie 12, 95–103

38 Kreutz, I. (2009): Schamlippenreduktion – Danach muss mit taktilen Störungen gerechnet werden. Ärzte Zeitung, veröffentlicht auf www.aerztezeitung.de am 27.02.2009

39 Spalding, K. L. et al. (2008): Dynamics of fat cell turnover in humans. Nature 453 (7196), 783–787

40 Brauner, W. et al. (2015): S1-Leitlinie Lipödem. AWMF online

41 Meier-Vollrath, I., Schneider, W. und Schmeller, W. (2005): Lipödem: Verbesserte Lebensqualität durch Therapiekombination. Deutsches Ärzteblatt 102 (15), 1061–1067

42 Schönberger, K. et al. (2013): Epidemiology of subacute sclerosing panencephalitis (SSPE) in Germany from 2003 to 2009: a risk estimation. PLOS ONE 8 (7), e68909

43 Wakefield, A. J. et al. (1998): Ileal-lymphoid-nodular hyperplasia, non-specific colitis, and pervasive developmental disorder in children. The Lancet 351 (9103), 637–641

44 Stutz-Lämmli, B. (2017): Masern. Abrufbar unter: www.kinderhomöopathie.ch

45 Robert Koch-Institut (RKI) (2014): RKI-Ratgeber für Ärzte: Masern. rki.de/DE/Content/Infekt/EpidBull/Merkblaetter/Ratgeber_Masern.html

46 Deutsche Heilpraktikerschule (2019): HPU – Die unbekannte Stoffwechselstörung. Abrufbar unter: www.deutsche-heilpraktikerschule.de

47 Hellmann, U. (2012): Kryptopyrrolurie – Was ist davon zu halten? Arznei-Telegramm 43 (87)

48   Der Spiegel (2015): Frau durch Ayurveda-Medikamente vergiftet. (36)

49   Schröder, K. und Meyer, T. (2016): Schwermetallvergiftungen mit Quecksilber und Blei bei »Ayurveda-Touristen« in Sri Lanka. Dissertation zur Erlangung des Grades eines Doktors der Medizin/Zahnmedizin an der Medizinischen Fakultät der Universität Hamburg

50   Werner, O. (2004): Ayurvedische Produkte: In Europa mit hohem Sicherheitsstandard. Deutsches Ärzteblatt 101 (34–35) A, 2285

51   Cullen, M. R. (1987): Multiple chemical sensitivities: summary and directions for future investigators. Occupational Medicine 2 (4), 801–804

52   Nasterlack, M., Kraus, T. und Wrbitzky, R. (2002): Multiple chemical sensitivity: Eine Darstellung des wissenschaftlichen Kenntnisstandes aus arbeitsmedizinischer und umweltmedizinischer Sicht. Deutsches Ärzteblatt 99 (38), 2474–2483

53   Rossi, S. und Pitidis, A. (2018): Multiple Chemical Sensitivity: Review of the State of the Art in Epidemiology, Diagnosis, and Future Perspectives. Journal of Occupational and Environmental Medicine 60 (2), 138–146

54   Leitgeb, N. et al. (2008): EMF-protection sleep study near mobile phone base stations. Somnologie 12, 234–243

55   Belyaev, I. et al. (2016): EUROPAEM EMF-Leitlinie 2016 zur Prävention, Diagnostik und Therapie EMF-bedingter Beschwerden und Krankheiten.

56   Cardis, E. (2010): Brain tumour risk in relation to mobile telephone use: results of the INTERPHONE international case-control study. International Journal of Epidemiology 39, 675–694

57   Frei, S. et al. (2011): Use of mobile phones and risk of brain tumours: update of Danish cohort study. BMJ (British Medical Journal) 343, d6387

58   International Agency for Research on Cancer, WHO (2011): IARC classifies Radiofrequency Electromagnetic Fields as possibly carcinogenic to humans. Press Release N° 208, 31.05.2011

59   DGPPN (2019): Zahlen und Fakten der Psychiatrie und Psychotherapie. www.dgppn.de

60   Dowideit, A. und Neller, M. (2011): Das kranke Milliardengeschäft mit der wunden Seele. Die Welt, veröffentlicht auf www.welt.de am 07.11.2011

61   (2017): WHO: Millionen leiden an Depressionen. Deutsches Ärzteblatt, veröffentlicht auf www.aerzteblatt.de am 23.02.2017

62   Staeck, F. (2015): Depressionsatlas. Immer mehr Fehltage wegen Depressionen. Ärzte Zeitung, veröffentlicht auf www.aerztezeitung.de am 28.01.2015

63   Kessler, R. C. et al. (1995): Posttraumatic stress disorder in the National Comorbidity Survey. Archives of General Psychiatry 52 (12), 1048–1060

64   Clemens, K. und Lüdke, C. (2002): Psychologische Soforthilfe: Debriefing kann schaden. Deutsches Ärzteblatt (7), 316

65   Williams, S. et al. (2012): Kinesio taping in treatment and prevention of sports injuries: a meta-analysis of the evidence for its effectiveness. Sports Medicine 42 (2), 153–164

66   Guillaud, A. et al. (2018): Reliability of diagnosis and clinical efficacy of visceral osteopathy: a systematic review. BMC Complementary and Alternative Medicine 18 (1), 65

67   Upledger, J. E. und Vredevoogd, J. D. (1983): Craniosacral Therapy. Eastland Press, Seattle. Deutsche Ausgabe: Upledger und Vredevoogd (2003): Lehrbuch der Craniosacralen Therapie I. Karl F. Haug Verlag, Stuttgart

68   Haas, N. S., Hoppe, J.-D. und Scriba, S. C. (2009): Wissenschaftliche Bewertung osteopathischer Verfahren. Deutsches Ärzteblatt 106 (46), 2325–2334

69   Biedermann, H. (1991): Kopfgelenk-induzierte Symmetriestörungen bei Kleinkindern. Der Kinderarzt 22 (9), 1475–1482

70   Karch, D. et al. (2000): Behandlung motorischer Störungen mit manueller Therapie (einschließlich der Vorgehensweise nach Kozijavkin). Stellungnahme der Gesellschaft für Neuropädiatrie. Memento vom 2. Dezember 2013 im Internet Archive

71   Happle, C. et al. (2009): »Cases against KiSS«: Ein diagnostischer Algorithmus des frühkindlichen Torticollis. Klinische Pädiatrie 221 (7), 430–435

KAPITEL 4

72   Statista (2017): Welche Dinge im Leben sind Ihnen außerordentlich wichtig und erstrebenswert? Veröffentlicht auf https://de.statista.com

73   Bundesamt für Gesundheit (2019): Daten des Gesundheitswesens. Veröffentlicht auf www.bundesgesundheitsministerium.de

74   Simon, M. und Mehmecke, S. (2017): Nurse-to-Patient Ratios: Ein internationaler Überblick über staatliche Vorgaben zu einer Mindestbesetzung im Pflegedienst der Krankenhäuser. Working Paper der Forschungsförderung der Hans-Böckler-Stiftung (27)

75   Fath, R. (2018): Knie-Totalendoprothesen: Ein anspruchsvoller Gelenkersatz. Deutsches Ärzteblatt 115 (8), 332–333

76   Henriksen, H. E. (2019): Digitalisierung in der Neuordnung des dänischen Krankenhausmarktes. In: Klauber, J. et al. (Hg): Krankenhaus-Report 2019. Springer Verlag, Berlin, Heidelberg

KAPITEL 5

77   Deutsches Ärzteblatt (2019): Spahn will Homöopathie auf Kassenkosten nicht antasten. Veröffentlicht auf www.aerzteblatt.de am 18.09.2019

78   Deutsches Ärzteblatt (2019): Hänel wegen Werbung für Schwangerschaftsabbrüche erneut zu Geldstrafe verurteilt. Veröffentlicht auf www.aerzteblatt.de am 12.12.2019

79   Emmert, M. et al. (2017): Arztbewertungsportale: Die Kritik der Ärzte. Deutsches Ärzteblatt 114 (15), 731–734

80   Schwarzer, A. (2014): Conchita & Alice bei Maischberger. Veröffentlicht auf www.Emma.de am 03.06.2014

81   De Cuypere, G. et al. (2007): Prevalence and demografy of transsexualism in Belgium. European Psychiatry 22 (3), 137–141

82   Wilson, S., Sharp, C. und Carr, S. (1999): The prevalence of gender dysphoria in Scotland: a primary care study. British Journal of General Practice 49 (449), 991–992

83   Bundesamt für Justiz (2017): Zusammenstellung der Geschäftsübersichten der Amtsgerichte für die Jahre 1995 bis 2017. Veröffentlicht auf www.bundesjustizamt.de

84   Brunner, F. et al. (2017): In-patient hospital care of selected sexual disorders: An analysis of data from the German Federal Statistical Office from 2000 to 2014. Bundesgesundheitsblatt Gesundheitsforschung Gesundheitsschutz 60 (9), 987–998

85   Arcelus, J. et al. (2015): Systematic review and meta-analysis of prevalence studies in transsexualism. European Psychiatry 30 (6), 807–815

86   Hardinghaus, B. und Großekathöfer, M. (2019): Kinderpsychiater Alexander Korte über Transgender: Wir erleben einen enormen Zulauf an Jugendlichen, die ihr Geschlecht wechseln wollen. Veröffentlicht auf www.spiegel.de am 18.01.2019

87 Zucker, K. J. (2017): Epidemiology of gender dysphoria and transgender identity. Sex Health 14 (5), 404–411

88 Coates, S. (1990): Ontogenesis of boyhood gender identity disorder. The Journal of the American Academy of Psychoanalysis 18 (3), 414–438

89 Meyer, J. K. (1982): The theory of gender identity disorders. Journal of the American Psychoanalytic Association 30 (2), 381–418

90 Korte, A., Beier, K. M. und Bosinski, H. A. G. (2016): Behandlung von Geschlechtsidentitätsstörungen (Geschlechtsdysphorie) im Kindes- und Jugendalter – Ausgangsoffene psychotherapeutische Begleitung oder frühzeitige Festlegung und Weichenstellung durch Einleitung einer hormonellen Therapie? Sexuologie 23 (3–4), 117–132

91 Sigusch, V. (1998): Jugendsexualität – Veränderungen in den letzten Jahrzehnten. Deutsches Ärzteblatt 95 (20), 1240–1243

92 dpa-Meldung (2019): Bisher wenige Menschen als divers gemeldet. Veröffentlicht auf www.zeit.de am 24.04.2019

93 Medizinischer Dienst des Spitzenverbandes Bund der Krankenkassen e. V. (MDS) (Hg) (2009): Begutachtungsanleitung Geschlechtsangleichende Maßnahmen bei Transsexualität. Essen

94 Nieder, T. O. und Strauß, B. (2018): Geschlechtsinkongruenz, Geschlechtsdysphorie und Trans-Gesundheit: S3-Leitlinie zur Diagnostik, Beratung und Behandlung. Leitlinien der Arbeitsgemeinschaft der Wissenschaftlichen Medizinischen Fachgesellschaften e. V. (AWMF), veröffentlicht auf www.awmf.org (AWMF-Register-Nr. 138|001)

95 Murad, M. H. et al. (2010): Hormonal therapy and sex reassignment: a systematic review and meta-analysis of quality of life and psychosocial outcomes. Clinical Endocrinology (Oxford, England) 72 (2), 214–231

96 Heylens, G. et al. (2014): Effects of different steps in gender reassignment therapy on psychopathology: a prospective study of persons with a gender identity disorder. Journal of Sexual Medicine 11 (1), 119–126

97 Dhejne, C. et al. (2011): Long-term follow-up of transsexual persons undergoing sex reassignment surgery: cohort study in Sweden. PLOS ONE 6 (2), e16885

98 Rojkov, A. (2018): Nach der Geschlechtsangleichung – »Es hat alles nur schlimmer gemacht«. Veröffentlicht auf www.tagesspiegel.de am 19.12.2018

99 Johnson, J. (2019): Proposal to research ›trans regret‹ rejected by university for fear of backlash, claims psychotherapist. The Telegraf, 19.02.2019

100 Djordjevic, M. L. et al. (2016): Reversal Surgery in Regretful Male-to-Female Transsexuals After Sex Reassignment Surgery. Journal of Sexual Medicine 13 (6), 1000–1007

101 Hardinghaus, B. und Großekathöfer, M. (2019): Kinderpsychiater Alexander Korte über Transgender: Wir erleben einen enormen Zulauf an Jugendlichen, die ihr Geschlecht wechseln wollen. Veröffentlicht auf www.spiegel.de am 18.01.2019

102 Krause, T. und Grassegger, H. (2017): 3000 neue Kontrolleure sollen Facebook säubern. Veröffentlicht auf www.sueddeutsche.de am 03.05.2017

103 Kamp-Becker, I., Stroth, S. und T. Stehr, T. (2020): Autismus-Spektrum-Störungen im Kindes- und Erwachsenenalter: Diagnose und Differenzialdiagnosen. Der Nervenarzt 91, 457–470

104 ebd.

105 Elsabbagh, M. et al. (2012): Global prevalence of autism and other pervasive developmental disorders. Autism Research 5 (3), 160–179

106 Weintraub, K. (2011): The prevalence puzzle: Autism counts. Nature 479 (7371), 22–24

107 King, M. D. und Bearman, S. S. (2011): Socioeconomic Status and the Increased Prevalence of Autism in California. American Sociological Revue 76 (2), 320–346

108 Bennett, M. und Goodall, E. (2016): A Meta-analysis of DSM-5 Autism Diagnoses in Relation to DSM-IV and DSM-IV-TR. Review Journal of Autism and Developmental Disorders 3, 119–124

109 Ernman, B. et al. (2019): Szenen aus dem Herzen. Unser Leben für das Klima. S. Fischer Verlag, Frankfurt am Main